脑电图检查及神经疾病治疗实践

王超 南在元 李鹤 主编

中国纺织出版社有限公司

图书在版编目（CIP）数据

脑电图检查及神经疾病治疗实践 / 王超，南在元，李鹤主编. -- 北京：中国纺织出版社有限公司，2023.9
ISBN 978-7-5229-0979-0

Ⅰ.①脑…　Ⅱ.①王…②南…③李…　Ⅲ.①脑电图—应用—神经系统疾病—诊疗　Ⅳ.①R741

中国国家版本馆CIP数据核字（2023）第170539号

责任编辑：樊雅莉　　责任校对：高　涵　　责任印制：王艳丽

中国纺织出版社有限公司出版发行
地址：北京市朝阳区百子湾东里A407号楼　邮政编码：100124
销售电话：010—67004422　传真：010—87155801
http://www.c-textilep.com
中国纺织出版社天猫旗舰店
官方微博 http://weibo.com/2119887771
三河市宏盛印务有限公司印刷　各地新华书店经销
2023年9月第1版第1次印刷
开本：787×1092　1/16　印张：12.5
字数：295千字　定价：88.00元

编　委　会

前　言

近年来，随着神经科学的飞速发展，新的发现接踵而至，新的成就层出不穷，使许多神经系统疾病在诊疗上的一些难点和盲点已逐步被攻克，神经系统疾病的检查、诊断和治疗也更加科学、有效、规范。

本书首先对神经电生理学和神经系统疾病的脑电图表现进行简单阐述，然后对神经内科临床常见病的诊治进行介绍，具体包括脑血管疾病、中枢神经系统感染性疾病、神经肌肉接头和肌肉疾病、周围神经疾病、癫痫、痴呆与认知障碍、运动障碍性疾病等，并在其中融入了作者们大量宝贵的临床经验，因而具有较强的实用性；同时还广泛吸收国外现代内科学理论的最新进展。全书紧扣临床，简明实用，内容丰富，资料新颖，适用于临床相关科室的医护人员，尤其是主治医师、研究生和医学生参考。

本书的作者们具有丰富的临床经验和深厚的理论功底，希望本书能为相关科室医务工作者处理相关问题提供参考。在本书编写过程中，由于作者较多，写作方式和文笔风格不一，再加上时间有限，难免存在疏漏和不足之处，望广大读者提出宝贵的意见和建议，谢谢。

编　者
2023 年 5 月

目　录

第一章

神经电生理学

第一节　脑电生理检查

一、概述

（一）定义

脑电图（electroencephalography，EEG）是关于脑生物电活动的检查技术，该检查应用电子放大技术将脑部自发的有节律的生物电流放大 100 万倍，通过头皮上两点间电位差，或头皮和无关电极或特殊电极之间的电位差，描记出脑电波图形，以了解脑功能状态。脑电图检查可以客观反映大脑皮质功能，对于区别脑部器质性或功能性病变、弥漫性或局限性损害，以及癫痫的诊断及病灶定位，脑炎的诊断，中毒性和代谢性等各种原因引起的脑病等的诊断均具有辅助价值，为多种疾病的病情及预后判断提供依据。

（二）脑电图描记的基本技术

记录脑电图（EEG）需要：①电极，收集脑电活动，并通过电极线与脑电图机相连；②放大器，因为脑电节律的波幅仅属微伏级；③滤波器，因为很慢或很快的（伪迹）节律需要从脑电图描记中滤出；④描记单位，将脑电节律描记在记录纸上，走纸速度通常为 30 mm/s（也可为 15 mm/s 或 60 mm/s）。

二、脑电图的基本内容

脑电图是通过头皮上的 2 个电极间脑细胞群电位差的综合记录。一个电位差称为"波"，接连 2 个同样的电波谓之"活动"，3 个电波以上、形状一样的称为"节律"。在 1 秒内重复出现的次数称为频率。以纵坐标反映其波幅（电压）的高度，横坐标反映其电位活动时间的长短，电位活动间的关系称为位相。这些时间、波幅和位相等构成脑波的基本要素。

1. 周期

一个波从它离开基线到返回基线所需要的时间（从波底到下一个波底），称为周期，其单位通常用毫秒（ms）来表示。

2. 频率

每秒出现的周期数。常见的有下列几种频率带，δ 波：0.5 ~ 4 Hz，θ 波：4 ~ 7 Hz，α波：8 ~ 13 Hz，β 波：13 ~ 30 Hz（图 1-1）。

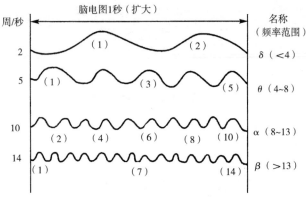

图 1-1　脑电图各种背景节律

3. 波幅

波幅代表脑电活动的大小，是指波顶到波底间垂直高度，用微伏（μV）表示之。按波幅的高度，将脑波分 4 类，低波幅：< 25 μV，中等波幅：25 ~ 75 μV，高波幅：75 ~ 100 μV，极高波幅：> 150 μV。

4. 位相

位相是指同一部位在同一导程中不同时间里，或不同部位在同一时间（某一瞬间）里，所导出的脑波的位置关系，即时间关系。脑波以基线为标准，波顶朝上的波称为负相波（阴性波），波顶朝下的波称为正相波（阳性波）。观察同一半球不同部位和双侧半球对称部位在同一纸速下，其波顶之间有时可有时间性错位，称位相差。当两个波的位相差为 180°时称为位相倒置，当位相差为 0 时，则两个波的极性（波顶的方向）和周期长短完全一致时，称为同位相。

5. 正常背景节律

不同年龄的患者以及不同的情况之下有不同的脑电节律。一般来说，每次记录均有一个优势频率，就是在记录中最为突出和明显的节律，这就叫"背景节律"。

背景节律可以认为是中枢神经系统兴奋性的总体指标，其频率随年龄增大（至成人期）而加快，睡眠时，尤其是深睡时减慢。

（1）清醒时的背景节律：婴儿 = 4 ~ 5 周/秒（δ 和 θ 波）；儿童 = 5 ~ 8 周/秒（θ 波）；成人 = 8 ~ 10 周/秒（α 波）。

（2）睡眠时的背景节律：浅睡 = 5 ~ 6 周/秒（θ 波）；深睡 = 2 ~ 3 周/秒（δ 波）。

6. 异常波形

也称病理波，是指在生理条件下不应出现的波。可表现为频率、波幅、波形、位相、出现方式与出现部位等方面的异常。

（1）棘波：是一种典型的突发性异常波。波的上升支及下降支均极陡峭，周期为 20 ~ 70 ms。棘波是由于大脑皮质神经元超同步放电的结果，是癫痫的一种特异性放电，尤以颞叶癫痫多见。多棘波出现常与肌阵挛直接有关，有规律的棘节律常见于癫痫大发作。14 Hz

及 6 Hz 正相棘节律见于间脑癫痫，也可见于其他神经及精神病患者和正常人。

（2）尖波：外形似棘波，但周期较长，为 70～200 ms，波幅常在 200 μV 以上，波顶较钝，上升支较陡直，下降支较缓慢。尖波出现的临床意义与棘波大致相同，是神经元癫痫性同步放电结果。其发生原理可能与神经元放电的同步化时间延长有关；另外可能因癫痫病灶较深（位于皮质下灰质团或位于对侧半球），其神经元放电传到相应皮质的时间有所延搁所致。

（3）棘—慢综合波：是由一个周期短于 70 ms 的棘波之后跟随一个 200～500 ms 的慢波或在慢波上升支上重有棘波，称为棘—慢综合波。一般认为棘波代表皮质兴奋，慢波代表皮质或皮质下的抑制过程。此波以 3 Hz、对称、同步性有规律地反复出现者，为癫痫失神小发作的典型脑电图表现。

（4）多棘—慢综合波：是由 2 个以上的棘波之后跟随一个慢波组成的综合波。见于肌阵挛性小发作、肌阵挛性癫痫。

（5）尖—慢综合波：是由一个尖波和一个慢波组成的复合波，尖波的周期在 70～200 ms，慢波的周期在 500～1 000 ms，见于局限性癫痫和癫痫失神小发作。

（6）三相波：一种在基线相反的方向偏转 3 次的慢波，周期第 3 个波最长，第 2 波波幅最高。在浅昏迷或中昏迷时出现，其背景脑波为慢活动，多见于肝昏迷等疾病。

（7）高度失律：又称高幅节律异常，是以不规则的多发性高波幅慢波和棘波及或（尖）波混合组成的一种波形，有多发性特点，见于婴儿痉挛症。

（8）棘波：是指正常脑电图中应该出现的脑波被抑制或减弱，是脑功能降低的一种表现。如 α 波节律变慢（＞13 Hz）；α 波节律减弱（指数减少、波幅降低）或消失；β 波减弱或消失；睡眠纺锤波、K-综合波减弱或消失；正常诱发反应减弱或消失。

（9）爆发性抑制活动：在平坦活动的背景上，突然出现高波幅慢活动，可合并尖波和伴随抽搐，是大脑皮质和皮质下广泛性损害的表现，见于婴儿痉挛、恶性胶质瘤、脑炎极期或麻醉过深者。

（10）平坦活动：又称电沉默现象，为各种频率电活动受到严重抑制，见于大脑严重损害或各种原因所致极度昏迷者以及表浅肿瘤。

三、常见脑部疾患的脑电图表现

（一）颅脑外伤

1. 脑震荡

受伤当时记录脑电图为没有节律的低幅平坦波，数分钟后患者仍在昏迷状态时则出现广泛性 δ 波和 θ 波，这可能与中脑网状结构功能低下有关。患者开始清醒后，δ 波和 θ 波减少，α 波逐渐恢复。24 小时内记录有如下 4 种类型。①正常脑电图：占 70%，患者在伤后 3～7 天出现一侧或双侧散在性 θ 波或短暂性 θ 波，经 2～3 周消失，可能与脑水肿有关。②广泛性 α 波：占 15%，频率为 8～9 Hz，无明显调幅，额颞导联 α 波明显增多、增高，伤后 3～7 天好转。③广泛性高幅快波：占 5%，表明大脑皮质兴奋性增高，3 天后好转。④去同步化脑电图：占 10%，脑电图呈广泛性低幅快波，混有少量低幅 θ 波或 α 波。患者因脑震荡致脑干功能低下，清醒后中脑网状结构处于兴奋状态，故呈广泛性低幅快波，称为去同步化脑电图，过度换气不恢复 α 波节律为脑震荡特征。

2. 脑挫伤

因轻、中、重度脑挫伤不同，脑电图可有不同表现。

（1）轻度脑挫伤：若伤后立即进行脑电图描记，多呈现低幅的平坦波，α波显著减少或完全被抑制，随后转变为慢波。随着意识的恢复，慢波减少，α波节律逐渐恢复，一般在几小时或 1~2 天内恢复正常。有时遗有某些轻度的普遍性或局限性异常，如散在性低幅慢波、α波节律调节及（或）调幅不佳、两侧波幅不对称等，也可在 1~2 周内完全恢复。脑电图迅速恢复，表示伤情较轻，为预后良好之征象。

（2）中度脑挫伤：伤后记录到的脑电图有广泛性和局限性慢波 2 种。广泛性慢波常出现在伤后 1 个月内，经广泛性慢波过渡到正常脑电图。若临床上有好转而脑电图上异常波仍然存在，为预后不良征象。局限性慢波多数是一过性出现在伤后急性期，外伤后 1 周逐渐消退，1~2 个月内即恢复正常，如不恢复应考虑有硬膜下血肿或脑软化灶存在的可能。

（3）重度脑挫伤：受伤初期通常处于严重抑制状态，为完全没有基本节律的平坦波；若伤情好转，则脑波波幅增高，脑挫伤急性期脑电图表现为广泛性慢波，基本节律慢至 2~4 次/秒以下，α波节律完全消失。其夜间脑电图若为较正常的睡眠波，则预后较好，反之则预后差。伤后 1 周左右有异常波增多，应考虑并发症的可能；恢复期则由广泛性异常过渡到局限性异常，一般要 6~12 个月才能恢复正常。若 3 个月还未出现 α波，则预后不良。若 6 个月后仍有局限性、阵发性高幅慢波或棘波、棘—慢综合波等病理波，提示有癫痫的可能。

3. 脑内血肿

在血肿部位出现高波幅局限性、多形性 δ 活动，α波节律减弱，与大脑半球肿瘤相似，但结合外伤史不难鉴别。

4. 硬膜下血肿

其脑电图改变有 3 种形式：①局限性高幅慢波（占 50%）单个或数个连续出现，病侧α波频率变慢或快波减慢；②局限性低波幅（25%）多见于急性期，血肿侧或血肿部位波幅均降低或成为平坦波；③以局限性双侧性中等波幅 θ 波和慢波为主（25%）。

（二）癫痫

癫痫是神经系常见病，是多种病因引起的一组综合征，临床表现为发作性意识障碍及各种精神、运动、感觉、自主神经症状，呈反复性、周期性、突发性发作。脑电图表现为阵发性高波幅电活动，称为痫样放电。其波形有散发性棘波、尖波、棘—慢综合波或尖—慢综合波或这些波的混合。但临床无癫痫症状，脑电图虽出现痫样放电并不能诊断为癫痫。

1. 与部位有关的（局灶性、部分性）癫痫

（1）良性儿童期中央—颞区棘波灶癫痫：中央—颞区呈钝性高幅棘波，经常继发出现慢波，这些异常可用睡眠激发，并有由一侧向另一侧扩展和偏移之倾向。

（2）儿童期枕叶阵发癫痫：发作间期在闭眼时，一侧或两侧枕区或后颞区反复而有节律地出现阵发性高幅棘—慢综合波或尖波。发作时枕区放电可向中央区或颞区扩展。

（3）儿童期慢性进行性部分性癫痫持续状态：脑波在正常背景上出现局灶性阵发性棘波或慢波。

（4）颞叶癫痫：常有单侧或双侧之颞叶棘波，也可见单侧或双侧背景活动中断，颞叶或多脑叶低幅快活动，节律性棘波或节律性慢波。

（5）额叶癫痫：脑波可呈背景不对称，前额区出现棘（尖）波或慢波。少数在临床发作前，在额叶或多脑叶（通常双侧性）出现低波幅快活动、混合的棘波，节律性棘波，节律性慢波，或者双侧高幅单个尖波，随后是弥漫性扁平波。

（6）枕叶癫痫：痫样放电见于颞顶枕区连接部，可向其他部位扩展，诱发一侧后颞部、海马、杏仁核放电。

2. 全身癫痫综合征

（1）良性婴儿期肌阵挛癫痫：睡眠早期有短暂的广泛性棘—慢综合波爆发。

（2）儿童期失神癫痫（小发作）：脑电图在正常背景上出现双侧同步对称性 3 Hz 棘—慢综合波，过度呼吸易被诱发出来。

（3）少年期失神癫痫：脑电图有小于 3 Hz 之棘—慢综合波。

（4）少年期肌阵挛癫痫：脑电图有快速广泛但常是不规则的尖—慢综合波和多棘波，棘波与临床之抽动无关联。

（5）觉醒时全身性强直—阵挛发作性癫痫：即通常所说的大发作，分为以下 4 期。

1）先兆期：患者有奇异的感觉、情感、观念，历时数秒。脑电图基本节律波幅下降，出现低幅快波和散在性慢波、棘波及不规则棘—慢综合波。

2）强直期：患者突然尖叫一声，意识丧失而跌倒，全身肌肉强直，呼吸暂停，持续 10~20秒。脑电图表现为额区、中央区呈广泛性高幅 20~50 Hz 棘节律，随后棘波频率渐慢，波幅逐渐增高。

3）阵挛期：肌肉呈阵挛性抽搐，幅度由小逐渐增大，频率渐慢，伴心率增快、血压上升、瞳孔散大，历时 20~40 秒。脑电图表现为连续性棘节律消失，阵挛性肌肉收缩一次，随之出现一阵棘波，肌肉松弛又出现一阵节律性慢波或间歇性电静息。在最末一次阵挛后棘波也消失。

4）恢复期：强直痉挛逐渐停止，呼吸恢复正常，此时患者口吐白沫、肌肉松弛，持续约 3 分钟。脑电图表现为电静息或低幅慢波。若进入睡眠，可出现睡眠波。随着患者的意识逐渐恢复，δ 波增高变快转为 θ、α 节律。直至清醒后才恢复到发病前的脑波水平。

70%~80% 发作间歇期患者可有不同程度的脑波异常。①发作性异常波：棘（尖）波、棘（尖）—慢综合波或爆发性高幅慢波发作。②非发作性异常波：见于不同程度的基本节律的慢化和不规则化。原发性癫痫背景脑波多属正常，继发性癫痫脑电图背景多为异常或呈局限性改变，两侧脑波不对称不同步。

（6）West 综合征（婴儿痉挛症）：呈高幅失律脑波。

（7）Lennox-Gastaut 综合征：脑电图有异常的背景活动，小于 3 Hz 的棘—慢综合波，常有很多灶性异常，睡眠时见快节律爆发。

3. 不能确定为局灶性或全身性的癫痫和综合征

（1）多见于新生儿发作：脑电图常出现抑制爆发活动。

（2）婴儿期重度肌阵挛癫痫：脑电图呈广泛性棘—慢综合波和多棘—慢综合波，有光敏感性和局灶异常。

（3）慢波睡眠相持续性棘—慢综合波癫痫：慢波睡眠时出现持续性弥漫性棘—慢综合波。

（4）获得性癫痫失语症：脑电图见多灶性棘波，以及棘波和慢波发放结合在一起。

四、脑电图在康复功能评定中的应用

脑电图检查属于康复评定中的一项评定方法，对患者的功能状况（包括性质、程度及其影响）及潜在能力作出评估和分析，应贯穿整个康复的始终。①能客观地反映大脑皮质功能，对病情及康复过程中的预后判断提供依据。②有助于判断病变的部位、指示病变范围，从而使康复治疗措施更加准确、有效。③对癫痫的诊断，尤其是外伤后癫痫的判定有重要的价值。

（王　超）

第二节　诱发电位检测

诱发电位（evoked potential，EP）是指神经系统在感受体内外各种特异刺激时所产生的生物电活动。当刺激类型及强度不变时，诱发电位的波形稳定。刺激与反应波之间有锁时关系，即诱发电位在刺激之后的固定时间出现，具有很好的重复性。应用电子计算机技术可将特定时间出现的诱发电位放大，并从随机的自发脑电活动中提取出来。通过诱发电位检测了解神经系统功能状态。是继脑电图（EEG）和肌电图（EMG）之后临床神经电生理技术的第三大进步。

"诱发"相对"自发"而言，EEG 则是大脑皮层在无外界刺激时产生的自发电位活动，具有连接性和节律性；而 EP 是中枢神经系统感受外在或内在刺激过程中产生的生物电活动，须通过计算叠加技术完成。

频率、振幅、波形、位相、其他诱发电位具有反应形式恒定的特征，不同健康人之间的检测，同一健康个体不同时间的检测，在相同的刺激（如 SEP 刺激躯体感觉系统同名神经的同一部位、BAEP 刺激听觉感受器）下，均可以引出特定形式的反应（电变化）。该反应有一定的空间分布范围，即必须在相应的神经系统传导通路（如躯体感觉系统通路，听觉传导通路）上才能记录到。诱发电位与刺激有明显的锁时关系，即各波均有相对固定的潜伏期。

诱发电位的分类方法很多，最常用的有两大类，即外源性的、与感觉或运动功能有关的刺激相关电位和内源性的、与认知功能有关的事件相关电位。外源性刺激相关电位通常又可分为脑干听觉诱发电位（BAEP）、视觉诱发电位（VEP）、体感诱发电位（SEP）和运动诱发电位（MEP）。应用诱发电位动态监测中枢神经系统功能，在神经科重症监护室已有 20 多年的历史，因其可以满足监测的基本条件和需求而得到应用。其优点为：①比临床观察敏感、特异、安全、无创；②易于操作相分析；③可在床边进行，不干扰治疗和护理。

健康人的诱发电位存在个体内和个体间差异，诱发电位对操作环境、刺激和记录条件的一致性要求较高，各医院或研究单位的实验室应先通过对健康人群的测试建立各项目正常参考值，以便日后开展工作时进行对照研究。诱发电位检测应在安静的环境内完成，并排除外界各种干扰（如 5 Hz 波干扰）。受试者应尽可能处放松状态，以避免眼电、肌电伪迹。受试者躁动不安、不能配合检查时，可给予镇静剂（如苯二氮䓬类）使受试者全身放松，大多数镇静安眠药物对诱发电位的采集没有明显影响。

一、脑干听觉诱发电位

脑干听觉诱发电位（BEAP）指听觉感受器在接受一定强度的声音刺激时，听觉传导通路发生的一系列电活动。这些电活动可用电子计算机技术将其叠加、放大并记录下来。1971年 Jeweet 最早报道从头皮记录到来源于脑干听觉通路的短潜伏期诱发电位，即 BEAP。由于 BEAP 各波有相对固定的起源、恒定的潜伏期，并且不受意识状态和镇静药物的影响，故在临床上得到了广泛的应用。

1. 检测方法

受试者仰卧于床上，闭目，放松，安静不动。烦躁不安、意识障碍、不能配合者可予镇静剂使之安静。采用国际脑电图记录 10~20 系统安放电极，记录电极置于颅顶（Cz 点），接地电极置于前额正中（Epz 点），参考电极置于声刺激同侧的耳垂或乳突。酒精棉球脱脂后安放电极，要求皮肤电极阻抗小于 8 kΩ。用插入式耳机，经一侧耳机输入短声刺激 11.1 Hz，刺激强度 85~9 B（nHL），对侧耳以 40 dB 噪声遮蔽，带通 80~3 000 Hz，灵敏度 25 μV 或 50 μV，平均叠加 1 000~2 000 次，分析时间 10 ms。每耳每次检查至少重复两次，直到能清晰显示 Ⅰ、Ⅲ 及 Ⅴ 或肯定波形消失。重复得出的潜伏期相差不应在 0.1 ms 或者 0.2 ms 以上，振幅的变异范围最好小于 5%。

2. 各波命名与起源

在短声刺激的最初 10 ms 内，可从头皮上记录到 7 个连续正波，按各波出现顺序以罗马数字 Ⅰ、Ⅱ、…、Ⅶ 来命名，BAEP 这 7 个波在听觉传导通路中有其特定的发生源。①Ⅰ波：与耳蜗紧密相连的听神经；②Ⅱ波：（延髓脑桥交界）与耳蜗核紧密相连的听神经和耳蜗核；③Ⅲ波：（脑桥下部）上橄榄核；④Ⅳ波：（脑桥上部）外侧丘系和其核团；⑤Ⅴ波：（中脑）下丘；⑥Ⅵ波：（丘脑）内侧膝状体；⑦Ⅶ波：（丘脑—皮层）听辐射区。其中 Ⅰ、Ⅱ、Ⅴ 波为主波，正常情况下均可引出。有人认为 BAEP 各波来源于刺激的同侧。而不同意见认为前 4 个波来源于刺激的同侧，Ⅴ 波来源于刺激的对侧。还有人认为 Ⅲ 波亦可来源于刺激的对侧。Ⅱ 波在一些成人和大部分婴儿波形不定，因而在临床检查中不是必需的。Ⅳ 波有时与 Ⅴ 波形成融合波，属于正常变异。

二、体感诱发电位

体感诱发电位（SEP）是 1947 年由 Dawson 对遗传性肌阵挛性癫痫的周围神经进行单次刺激时偶然发现的。20 世纪 50 年代初，为了从根本上解决微弱的脑诱发靶位被强大的自发脑电活动所淹没的难题，Dawson 研制出一种瞬时脑诱发电位信号平均电—机械处理装置。从而开创了诱发电位记录技术的新纪元，Dawson 也因此被认为是临床诱发电位的创始人。

常规检测的上肢和下肢 SEP 都是瞬态 SEP，瞬态 SEP 由慢速行（1~10 次/秒）的单个电脉冲重复刺激检出。按检出成分的峰潜伏期长短，分为短潜伏期体感诱发电位（short-latency somatosensory evoked potential，SLSEP）、中潜伏期体感诱发电位（middle-latency somatosensory evoked potential，MLSEP）和长潜伏期体感诱发电位（long-latency somatosensory evoked potential，LLSEP）。SLSEP 为皮层下起源，几乎不受睡眠和全身麻醉药物的影响，MLSEP 和 LLSEP 起源于大脑皮层，受意识状态影响较大。在临床上 SLSEP 的应用最为广泛。当躯体感觉系统（含感觉纤维的周围神经或感觉通路）任一点接受适当刺激时，较短时间内在该系统特定通路上的任何部位都能检出电反应，这一电反应被称为 SLSEP，例如刺激上肢腕正中神经，出现潜伏期小于 25 ms 的电反应，即为 SLSEP。研究表明，上肢 SLSEP 检测对重症脑功能损伤有很高的评价和预测价值，并且临床操作方便，故常被选用。

1. 检测方法

神经科重症监护室内的大部分患者病情严重，普通电极安放困难，因此多采用鞍状电极刺激，消毒针电极记录（鳄鱼夹连接导线）。操作前先用磨砂膏或酒精去除刺激部位皮肤表面的油脂，敷少量导电膏。刺激电极置于腕横纹上 2~3 cm 内关穴附近，以黏合带固定。阴极端向心，阳极端离心，阴极和阳极间距约 2.5 cm。记录电极按脑电图国际 10~20 系统电极安放法设置以下 3 个导联：Cc-FPz，CV_7-FPz，CLi-CLc。Cc 为刺激电极对侧的 Cz 后 2 cm 旁开 7 cm 分别相当于左、右半球皮层手区，反映皮层功能状态。CV_7 为第七颈髓附近区域，反映颈髓与延髓交界区功能状态。CLi 和 CLc 为同侧和对侧 Erb（胸锁乳突肌后缘与锁骨交点上方 2~3 cm 处），反映外周神经功能状态。参考电极 FPz 置于额极，地线电极置于刺激侧前臂。刺激电流一般控制在 5~15 mA，约为感觉阈值的 4 倍；以能引起拇指轻微抽动为度。刺激频率 4.7 Hz，带通 30~3 000 Hz，放大器灵敏度 100 μV，显示器灵敏度 1 μV，每次平均叠加 300 次，直到波形稳定光滑为止，同时至少重复两次以上，使同一电位两深重合的潜伏期测量值彼此相差小于 0.25 ms、彼此波幅差小于 20%，以保证两次曲线的可重复性良好。

2. 各波命名与起源

（1）命名方法：SLSEP 的命名方法主要有 3 种。①按极性和平均潜伏期命名，极性以 P（positive）代表正性波（基线以下），N（negative）代表负性波（基线以上），数字代表成年健康人各波的平均潜伏期 N_9、N_{13}、N_{20} 等。②按记录电极的部位命名，如锁骨上电位、腘窝电位、马尾电位。③按神经发生源命名，如颈髓电位、腰髓电位。通常第一种命名方法更为常用。

（2）各波起源。

1）锁骨上电位（或 Erb 点电位）：通常记录为 N_9，是刺激同侧臂丛的复合动作电位。N_9 源于臂丛远端，是 Ⅰa 类传入纤维顺向冲动和 A 类传出纤维逆向冲动共同作用的结果，但主要成分来自 Ⅰa 类传入纤维。N_9 出现提示有足够强度的神经冲动传入中枢。

2）颈部电位（头部参考点）：通常记录为 N_{13}，是刺激同侧脊髓颈段后角与延髓楔束核两处突触后电位的总和，究竟何者占优势说法不一，Eisen 等认为以楔束核突触后电位为主。

3）头部近场电位：通常记录为 N_{20}，是刺激对侧顶部手区的一级体感皮层原发电位。

（3）解剖基础：SLSEP 主要反映深感觉通路的功能状态，沿途经周围 Ⅰa 类感觉纤维、周围神经后跟、后索、内侧丘系、丘脑腹后外侧核，最后到达大脑皮层 S 区。

（4）生理基础：接受刺激后感受器电位转变为周围神经动作电位，到达中枢后经突触后电位转化为传导束电位，途中需经三级神经纤维传导，最终到达一级体感皮层。

3. 结果判断

判断 SLSEP 是否正常的主要依据：①中枢传导时间（central conductive time，CCT）即 N_{13}~N_{20} 峰间潜伏期（interpeak latency，IPL），一般不受性别、身高、肢长和周围神经（或感受器）病变的影响，CCT 延长为异常；②N_{20} 波形，主波缺失或波形分化不良为异常。由于正常人的波幅变异较大，呈非正态分布，且缺少精确、简便的定量分析方法，所以临床应用受限。

4. 影响因素

（1）年龄：286例40～98岁健康人SLSEP研究结果证实，正中神经、脊髓和皮层一级体感区均有"老化"现象，但各部分"老化"改变并非均匀一致，周围神经的改变最为明显，中枢神经的"老化"较为缓慢。男性SLSEP"老化"现象较女性为著。

（2）性别：成年女性SLSEP的中枢传导时间明显短于男性，但N_{13}～N_{20}峰间潜伏期的两性差别不甚明显。

（3）身高与肢长：N_{20}、P_{40}的绝对峰潜伏期分别与臂长相身高呈明显的线性关系，但是刺激下肢神经时，T_{12}的脊髓EP至皮层的传导时间与身高无相关性。

（4）温度：正常人体温升高1℃，N_{13}和N_{20}的绝对峰潜伏期分别缩短0.7 ms和1.0 ms，而N_{13}～N_{20}峰间潜伏期仅缩短0.18 ms，提示周围（臂丛）神经传导速度（nerve conduction velocity，NCV）加快。

（5）药物：苯妥英钠对SLSEP有影响，主要与其血药浓度有关，而其他镇静安眠药对SLSEP影响不大。ICU用大剂量苯巴比妥治疗时，只要原发病不影响体感系统，即使苯巴比妥血药浓度很高，EEG出现爆发—抑制或等电位征时，SLSEP的峰间潜伏期仍在正常范围。

5. 局限性与展望

SLSEP作为一种无创性电生理学检测技术，已越来越广泛地应用于临床，但亦存在不可否认的局限性。SLSEP各波的神经解剖起源还有待进一步阐明，即使很肯定的SLSEP异常，也不能对病变进行定位。检测条件的不同、外界环境干扰和技术因素均可造成对波形判断的差异，影响波形的分化及重复，还需结合其他诱发电位检查如BEAP及临床情况，判断远期预后时还需注意年龄、既往脑血管病史、中枢或全身并发症，动态观察较一次检测的意义更大。

（王 超）

第二章

神经系统疾病的脑电图表现

第一节　脑血管疾病的脑电图

脑血管疾病分为急性脑血管意外（acute cerebrovascular accident，CVA）和慢性脑血管病。急性脑血管意外又称中风或卒中，包括脑梗死（脑血栓、脑栓塞）、脑出血和蛛网膜下腔出血等，起病急骤，不同病理过程可单独或混合出现。慢性脑血管病是脑部的慢性供血不足，导致慢性脑功能障碍，如脑动脉硬化、血管性痴呆等，起病隐匿并逐渐进展。有些慢性脑血管病变可突然加重，如动脉瘤破裂出血。

随着头颅 CT、MRI 及脑血管造影等神经影像学检测技术的快速发展，脑血管病的诊断和定位水平有了很大提高。脑电图对脑血管病的定位明显不如影像学检查，同时缺乏病因学方面的特异性。但脑电图对皮层缺血和脑功能障碍非常敏感，可在起病早期发现局灶性或广泛性脑功能异常。临床和试验研究显示在脑血流被阻断后 30 秒，脑电图即可出现异常改变，而目测分析 MRI 需要 2~6 小时，CT 需要 1~5 天才能发现异常改变。因此脑电图对脑血管病变引起的急性和慢性脑功能障碍仍然能提供有价值的信息，特别是在急性脑卒中的超早期。同时系列脑电图检查可反映脑卒中病程中脑功能改变的动态变化。

一、急性脑血管意外

据统计在各种脑血管意外中，脑动脉血栓占 50%，脑出血占 25%，脑栓塞占 5%~15%，其他 20% 包括蛛网膜下腔出血和硬膜下血肿等。在脑卒中后的最初 48~72 小时，脑电图局灶性异常的程度一般与临床异常体征相一致。有时脑电图恶化出现在临床病情恶化之前。

（一）闭塞性脑血管病

闭塞性脑血管病包括脑血栓和脑栓塞。脑血栓是脑血管在动脉硬化等基础上发生血栓性闭塞；脑栓塞是脑血管本身无明显病变，栓子来自脑外的循环系统，比脑血栓起病更急。脑血栓和脑栓塞的病理改变都是脑梗死。脑电图一般不能区分这两类闭塞性脑血管病。由于梗死区的脑组织已经坏死，所以不产生生物电活动；其周边的缺血带神经元功能不正常，可产生各种异常电活动。一般脑电图异常的程度与局部脑血流下降的程度有较好的相关性。从梗死灶中心到周围正常脑组织之间的脑电图波形依次表现为平坦波、低平慢波、大慢波、θ 波

与慢的 α 波。受累血管供血的区域决定了脑损伤的部位和相应的临床表现。脑电图可反映脑损伤的部位和程度，梗死范围越大，部位越表浅，脑电图异常越明显。但大面积脑梗死可引起继发性广泛脑水肿和颅内压增高，导致弥漫性的脑电图异常而掩盖局灶性异常。深部血管损伤距离皮层较远，头皮脑电图可能发现不了异常改变。而对脑干和小脑的血管病变，脑电图仅能发现大脑半球继发性症状引起的改变。

在急性脑卒中时，除局灶性或广泛性慢波活动外，还可见各种生理性脑电活动不同程度的减弱，如后头部 α 节律减少或消失，一侧睡眠纺锤波、顶尖波的衰减等。背景存在局部的电抑制对病变有定位意义。背景快波活动的保留表明在梗死区内有相当数量的神经元存活，因而提示预后较好。

以往曾报道对脑血管病患者采用不同的方法激活潜在的脑电图异常，包括颈部扭转或过度伸展、颈动脉压迫、颈动脉窦按摩、吸入低氧成分的混合气体、斜板试验等。但这些试验多数在实际应用中的诊断作用有限，或存在一定的危险性，目前多数已不再使用。

1. 颈内动脉闭塞

病理解剖研究发现血栓性动脉闭塞常发生在动脉主干。如发生在脑动脉，则常在颈部。颈内动脉血栓的临床先兆常为颈动脉搏动减弱，视网膜动脉压降低，有时有前额头痛。临床症状主要取决于梗死的范围，常有偏瘫，伴或不伴失语。严重时整个颈内动脉供血区脑水肿继而脑软化，可导致脑疝和死亡。最轻的病例因侧支循环的代偿，可无明显临床表现。在这两个极端之间可有各种程度的临床表现。诊断主要依靠动脉造影、CT 和 MRI。

在有偏瘫等明显神经体征的患者，脑电图显示在受累半球有明显的非常慢的 δ 活动，常为多形性 δ 波，复合数量不等的 θ 和 α 频率的波。慢波活动在颞区最突出，也可累及额、中央区。一周后患侧半球的 δ 和 θ 混合慢波变得更局限，界限更清楚，在颞区最慢。急性期之后逐渐出现局部电压抑制，可持续数月并可累及整个半球。一侧半球出现低波幅极慢频率（0.5~1.5 Hz）的慢波和低电压图形表明有非常广泛的梗死（图2-1）。双侧额区可出现节律性间断性 δ 波（FIRDA）。临床无症状的沉寂性颈内动脉闭塞对脑电图没有明显影响。

2. 大脑中动脉闭塞

大脑中动脉血栓与急性颈内动脉血栓形成引起的临床神经症状相似，如偏瘫或伴失语。急性期意识模糊或呈半昏迷状态。对侧面部或肢体可出现局灶性惊厥发作。

脑电图特征为患侧半球背景活动明显抑制，出现高波幅非常慢的不规则 δ 活动持续发放，额、颞区最显著。在受累区域可出现一过性尖波活动。在严重卒中时，可见一过性广泛性脑电活动抑制。除局灶性或广泛性不规则多形性慢波外，可见 FIRDA，但一般没有限局在额区的多形性 δ 波。慢波可波及到相对正常的半球，甚至产生远距离效应。数字化脑电图和 PET 研究发现大脑中动脉供血区梗死时可使对侧相应区域甚至小脑的血流和代谢减低。少数病例在病变急性期可见 PLED，一般在 2~3 周内消失。

除病变早期外，脑电图所见与脑血流和代谢率有非常好的相关性。脑电图可反映卒中的范围、程度及合并症的严重性。除局灶性或一侧性慢波异常外，清醒期可见 Rolandic 区的 μ 节律波幅增高，范围扩大，频率可减慢到 5~7 Hz。患侧半球的顶尖波及睡眠纺锤波减低或消失。通常背景异常比局灶性慢波更有预后价值。背景活动的存在提示预后较好。

在恢复期，慢波活动的程度逐渐下降，与临床神经体征的恢复平行，除非有其他合并症，脑电图一般可在 6 个月内基本恢复正常。睡眠期同侧睡眠纺锤波的抑制持续时间可更长。

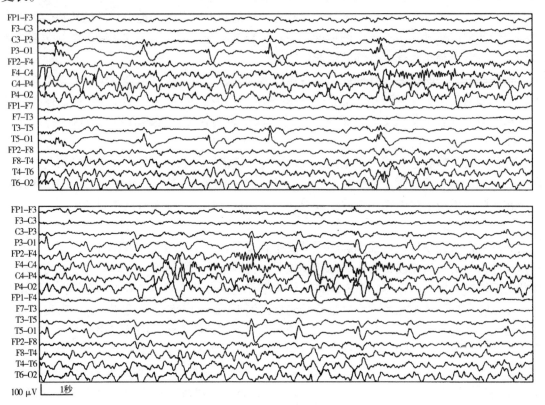

图 2-1 颈内动脉闭塞脑电图

大脑中动脉深穿支血栓可造成内囊缺血，引起明显的对侧偏瘫，但由于病变部位较深，脑电图没有或很少有慢波活动，偶尔因大脑中动脉表面分支的相对缺血而引起同侧慢波活动。

3. 大脑前动脉闭塞

大脑前动脉血栓较少见。典型的临床表现是对侧偏瘫，下肢突出，常有意识迷乱或昏迷。症状和体征的严重程度取决于梗死的范围和侧支循环的情况。源自大脑前动脉的穿支动脉血栓常发生在老年人和急性血压下降时，临床可有痴呆、握持反射和括约肌失禁。患者意识迷乱，定向力丧失。典型的脑电图表现为同侧额区间断节律性 δ 活动。背景快波活动常减少。

4. 大脑后动脉闭塞

大脑后动脉血栓临床表现为一侧视野缺损，双眼同侧上斜视，在更广泛缺血时伴有对侧感觉丧失或丘脑性疼痛综合征。脑电图表现为同侧 α 节律解体或完全消失，顶枕区明显的 δ 活动增强（图 2-2）。

大脑后动脉外侧膝状体分支血栓引起典型的丘脑损伤，特征为对侧麻痹伴深感觉障碍，丘脑性疼痛，轻度下肢共济失调和轻度暂时性偏瘫。头皮脑电图无明显特殊改变，或显示不同程度的慢波。慢波活动在丘脑深部导联可非常明显。

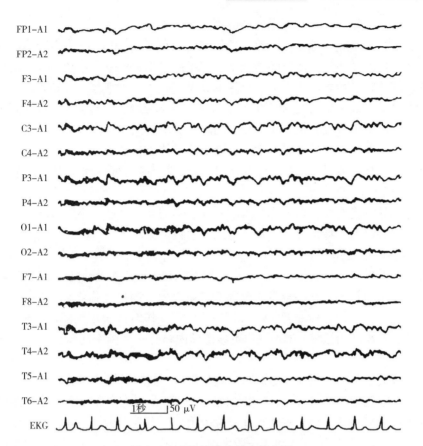

图 2-2 大脑后动脉闭塞脑电图

5. 分水岭区缺血

急性分水岭区缺血多见于有脑动脉硬化和慢性心血管疾病的老年人，可由各种因素触发，如急性感染、脱水、未控制的糖尿病、心血管代偿不全、严重贫血、近期颅脑外伤、脑外栓子栓塞、肝性脑病或严重高血压等。临床有不同程度的意识障碍。对侧偏瘫常不如原发性内囊缺血或出血严重。脑电图背景活动严重失调，呈弥漫性异常，为中等波幅的 θ 和 δ 混合慢波，在病侧半球更明显。可有持续重复出现的尖波和棘波，常呈多位相，多位于病侧半球的后颞—枕—顶区，棘波可呈节律性或半节律性的周期性放电（周期性一侧性癫痫样放电，PLED），以大约 1c/s 的频率反复出现，可累及一侧半球，甚至波及到另一侧半球。偶见周期性放电在额区最明显。在 PLED 的同时可伴有对侧手指、手、面部、腹部、下肢、足或脚趾局灶性运动性抽搐，可持续数小时至数天后自行消失。PLED 提示在损伤区有异常兴奋性增高，其出现常表明预后不好。部分患者以后可演变为局灶性或多灶性癫痫样放电伴部分性发作。

6. 椎—基底动脉闭塞

基底动脉血栓常有前驱症状如眩晕、发音困难或颅神经麻痹。多见于高血压或糖尿病患者，多数患者年龄超过 50 岁。临床表现取决于损伤范围和病变是否进展。患者可出现昏迷或意识障碍，呼吸障碍，瞳孔缩小（脑桥损伤）或扩大（中脑水平损伤），颅神经广泛受累，四肢瘫或偏瘫等。中脑受累时脑电图为双侧慢波性异常。低位脑干（脑桥—延髓）受损时脑电图改变不明显，或伴有弥漫性低电压。

闭锁综合征常因基底动脉血栓所致，损伤部位多位于桥脑腹侧，但网状结构未被累及。患者意识清楚，但四肢瘫痪且所有颅神经麻痹，仅能控制眼球垂直运动。脑电图在多数情况下是正常或轻度非特异性异常，也可有后头部 α 节律消失或对刺激无反应性。

椎动脉血栓是引起一侧脊髓梗死的常见原因，可导致典型或不典型的 Wallenberg 综合征。常伴有正常脑电图或仅为低电压活动。当脑桥、中脑网状结构或丘脑受累时，患者出现昏迷，脑电图可见各种弥漫性背景异常，包括节律性或无节律性的广泛阵发性 θ 和 δ 活动，对各种刺激的反应异常或消失。在少见的情况下，脑干损伤可表现为弥漫性单一节律的 α 频带活动，即 α 昏迷。

椎—基底动脉分支血栓，包括小脑后下动脉、小脑前下动脉、小脑上动脉等分支的血栓性闭塞均不引起脑电图的特殊改变，但低电压活动很常见。

7. 一过性脑缺血发作

一过性脑缺血发作（transient ischemic attacks，TIA），又称慢性复发性微小卒中或脑血管供血不足。可由血管狭窄合并全身血压降低、微血栓、脑内盗血综合征等原因引起。TIA 常为脑血栓的先兆，脑动脉栓塞者 50% 以前有 TIA。发作时可出现突然的神经症状或体征，一般在数分钟至数小时内缓解。TIA 发作可涉及颈内动脉—大脑中动脉系统或椎—基底动脉系统。

颈内动脉或大脑中动脉供血不足时可出现复发性一过性偏瘫，伴或不伴语言困难，眼动脉受累时可产生同侧暂时性黑矇。TIA 发作间期脑电图多为正常或轻度非特异性异常。发作时可有同侧半球频率轻微减慢，多数在 θ 频段范围。可有少量尖波活动。如发作持续时间超过 24 小时，同侧颞区常出现 δ 活动。一般来说，早期脑电图表现难以区别 TIA 状态和更严重的颈内动脉血栓形成。但随着病情的进展，后者脑电图出现逐渐增多的弥漫性 δ 和 θ 活动。而前者仅为暂时性的慢波增多，常在数小时或 1~2 天内恢复。

椎—基底动脉供血不足，在 45 岁以后的中老年人相当常见。最常见的症状和体征是眩晕、枕部头痛、视物模糊和晕厥。也可有双侧暂时性黑矇、跌倒发作（晕厥伴突然跌倒）、Ⅴ—Ⅻ 颅神经缺陷、小脑共济失调和长束体征。基础病因常为动脉硬化或颈椎病、脊柱炎引起椎动脉压迫。头颈部的运动如急刹车或扭头（鞭击综合征）可触发 TIA 发作。反复 TIA 发作可持续多年而不发生大的血栓闭塞性脑干梗死。

脑电图对椎—基底动脉 TIA 的诊断作用有限，可完全正常或基本正常，但常有持续弥漫性低电压，后头部 α 节律减少或缺如。在 TIA 时如常规头颅 CT 或 MRI 正常，而脑电图显示一侧半球明显的慢波活动，提示局部血流灌注边缘性降低和慢性缺血。偶见枕区持续低波幅 α 节律。在过度换气（应谨慎进行）时，低电压特征仍然无改变，不像某些情绪紧张的低电压患者在过度换气时 α 节律改善。睡眠期纺锤波、顶尖波和 K- 综合波的电压也比平均水平低。患者可在基本正常脑电图的基础上伴有明显的光驱动反应，且驱动的频率范围非常宽，常伴有 α 波幅增高。部分患者有前颞—中颞区小的散发慢波和尖波活动，多数位于左侧，为一种轻度异常表现。上述脑电图改变并无特异性。脑电图低电压去同步化的特征可见于少数正常人；颞区小尖波是老年人常见的图形，可能与椎—基底动脉和大脑后动脉供血不足导致海马缺血有关。光驱动反应增强是非特异性的，可能与枕叶皮层轻度缺血引起的兴奋性增强有关。

椎—基底动脉和大脑后动脉供血不足可引起一种罕见的脑电图表现，为枕区快棘波活动持续发放，可从左侧或右侧枕区开始，扩散到同侧和对侧后头部。发作持续 30~90 秒并反复出现，类似癫痫持续状态，可持续数小时甚至数周。患者在发作期常有轻度头昏、视物模糊、同向性偏盲或视幻觉。这种情况多见于 50 岁以上患者。尽管发作频繁，但患者状态良好，没有任何明显的后遗症，也没有任何其他癫痫表现。

8. 腔隙性梗死

又称腔隙状态，是老年高血压动脉硬化的一种病理改变，为颅内动脉深穿支（管径 < 500 μm）阻塞造成大脑半球及脑干深部的白质出现直径小于 2 cm 的梗死灶。脑 MRI 可见多量 0.5~1.5 mm 不规则腔隙，主要分布在基底节、脑桥、丘脑和白质，但不在大脑皮层。脑电图无异常所见，或仅表现为 α 节律和 μ 节律波幅不对称，较少见特殊的 δ 慢波灶。功率谱分析（显著性概率图）可见深部梗死灶的相应皮层慢波功率增高。腔隙状态常导致多发性梗死性痴呆，此时脑电图有明显异常，包括慢波活动增多及局灶性异常。

9. 皮层下动脉硬化性脑病

皮层下动脉硬化性脑病是一种少见的情况，表现为缓慢进行性智力倒退伴失语、偏瘫、感觉缺陷和视野缺损。白质和基底节小动脉严重硬化。脑电图为 α 节律减慢或弥漫性慢波异常，可有周期性一侧性癫痫样放电（PLED），以病变明显的一侧半球为主。

10. 颅内静脉血栓

颅内静脉血栓的病因很多，包括全身衰竭、脱水、心脏病变、头面部感染性炎症等。皮层静脉血栓的脑电图改变可以非常严重，有广泛的 δ 活动，但患者不一定有意识损伤，而是表现为明显的高级皮层功能改变，如失语、缄默或失用。其他有关颅内静脉血栓脑电图改变的文献较少，可有局灶性慢波或发作期癫痫性电活动。

11. 小儿急性偏瘫

小儿急性偏瘫是由脑血管炎症、感染免疫病、代谢病、凝血异常、心脏病或外伤等引起的闭塞性脑血管病，约 1/3 找不到病因。临床主要表现为急性偏瘫，或伴有失语、肌张力不全等锥体外系症状。国内报道急性期脑电图异常率在 90% 以上，明显高于成年人的急性偏瘫。脑电图异常包括广泛性异常，一侧半球异常或局灶性异常。广泛性异常多伴有意识障碍，在恢复期可转变为一侧性或局灶性异常（图 2-3）。基底节梗死引起的偏瘫脑电图可无明显改变。一般来说小儿急性偏瘫临床和脑电图的恢复均较成人好。

12. 烟雾病

烟雾病是颅底动脉环的闭塞性疾病。因脑血管造影时显示脑底部呈现一片模糊的网状阴影类似烟雾而得名。本病的实质是脑底部动脉主干闭塞伴代偿性侧支血管增生。病因与小儿急性偏瘫类似，也有特发性病例。起病年龄多在 10 岁以下，平均约 4.5 岁。根据临床特征分为以下 4 型。①TIA 型：最多见，约见于全部特发性烟雾病的 70%。临床特点是反复发生一过性瘫痪，可为左右交替性偏瘫或双偏瘫。发作间期脑电图正常，偏瘫发作期可见双侧半球不对称，偏瘫对侧慢波活动增多或普遍性电压降低，额、颞区最明显。②梗死型：急性脑卒中，导致永久性瘫痪、失语、视觉障碍和智力障碍。脑电图改变与急性脑梗死相同。③癫痫型：频繁的癫痫发作，部分性发作或癫痫持续状态，伴脑电图局灶性、多灶性或一侧性痫样放电。④出血型：蛛网膜下腔出血或脑实质出血，多见于年长儿和成人。脑电图可见弥漫性异常，或合并局灶性异常（图 2-4）。

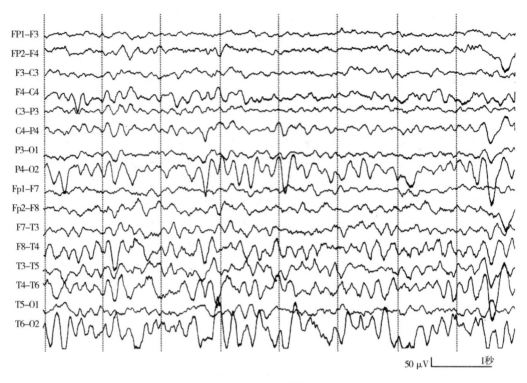

图 2-3　小儿急性偏瘫脑电图

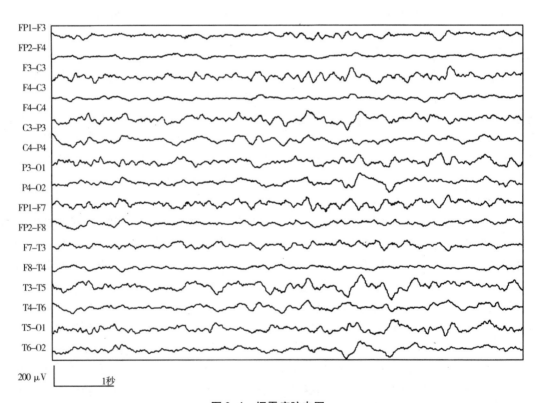

图 2-4　烟雾病脑电图

（二）脑出血

出血性卒中比血栓性脑血管意外更紧急，常没有明显的前驱症状。临床症状取决于出血部位和出血量。多数患者在急性期难以完成脑电图检查。

大脑中动脉供应区常见的出血部位是靠近内囊区的豆纹动脉，多见于高血压患者。此外也可因动脉瘤、动静脉畸形或脑肿瘤内部血管破裂引起出血。在内囊部位出血时由于皮层功能损伤相对较轻，脑电图改变并不能完全反映临床情况。受累半球可出现中等波幅的 δ 活动，混合较多的 θ 活动，多位于额、颞区。有时慢波呈节律性甚至正弦样波间断发放。对侧半球轻度至中度受累。在意识基本清楚的患者，后头部基本节律可以保留，少数甚至增强。少数患者可出现尖波活动和额区间断节律性 δ 发放。患者陷入昏迷后，慢波变得更弥漫。当出血破入一侧脑室时，由于继发动脉血管痉挛、血压快速下降和脑水肿等合并症，脑电图异常成为双侧性并变得更严重。

基底节或半卵圆中心出血可引起同侧半球多形性 δ 活动，在血肿中心区域可见局灶性电压降低和快波活动衰减。大范围出血可引起中线移位并压迫中脑结构，产生双侧慢波和同侧 IRDA。

丘脑出血常引起意识丧失。脑电图异常取决于出血程度和部位。大的出血可引起同侧 δ 波。丘脑腹下部受累时可使纺锤波衰减；损伤影响前内侧丘脑时可使同侧 α 节律减少，并常产生额颞区 δ 活动；丘脑后部损伤时 α 活动增强。

中脑出血可扩展到桥脑，引起 Parinaud 综合征，脑电图常为弥漫性 7 Hz 以上活动。低位脑干出血少见，多伴有昏迷和呼吸异常，可进展为急性呼吸衰竭，瞳孔极度缩小，常有四肢瘫，可有去大脑强直姿势。脑电图后头部 α 节律可保留，但不能被各种刺激阻滞，部分患者表现为弥漫性低电压。

小脑出血时患者出现头晕、头痛、眩晕等症状，并在数分钟后迅速陷入昏迷。小脑水肿可引起枕骨大孔疝。由于病情凶险且变化快，多数难以进行脑电图研究。Rasheva 等报道的 22 例小脑出血可见高波幅 δ 活动，多数在对侧半球。

（三）蛛网膜下腔出血

蛛网膜下腔出血由颅内动脉瘤、动静脉畸形及其他原因所致。临床表现有剧烈头痛、急性脑膜刺激征和颅神经体征等，严重时有意识损伤，10% ~20% 有癫痫发作。诊断主要依靠脑脊液检查、脑血管造影和头颅 CT。脑电图对评价基本脑功能有一定作用。脑电图异常率达 80% 以上，多为中度至重度弥漫性异常，后头部 α 节律解体，慢波活动增多，有时呈阵发性出现。或在广泛性异常的基础上合并局灶性或一侧性慢波活动，多位于原发受累半球。国内报道部分病例可出现 20 Hz 左右低波幅（20 ~70 μV）的快活动，前头部明显，与慢波活动交替出现。脑电图异常程度与病程有一定关系，起病 24 小时之内异常程度较轻，其后 1 ~7 天内异常程度加重，与颅内压增高、脑水肿等继发病理过程有关。蛛网膜下腔出血可引起广泛血管痉挛。脑电图表现在大的血管痉挛区有明显的局灶性 δ 活动，有时伴有尖波活动。

颅内动脉瘤破裂出血时脑电图可见局部多形性 δ 活动，比急性大脑中动脉缺血更明显。存活病例 12.5% 有癫痫发作，脑电图有明显棘波发放。颅内动脉瘤手术后也常遗留癫痫发作。前交通动脉的动脉瘤出血存活者因严重的额叶和下丘脑损伤，有时发生严重的人格改变和痴呆，但没有明显的脑电图异常。

动静脉畸形引起的出血多不太严重并可自行缓解。出血多在 10～35 岁起病。位于大脑半球凸面的血管畸形在发生出血时，脑电图可见局灶性慢波异常。在没有出血的动静脉畸形，脑电图可完全正常，或有轻度局灶性或一侧性慢波或尖波异常。患者常有局灶性或全身性癫痫发作，脑电图显示局灶性或广泛性癫痫样放电。有时脑电图的慢波或尖波异常出现在血管畸形的对侧半球，有人认为这种情况可能与颅内盗血现象有关。

（四）硬膜下血肿

急性硬膜下血肿常由外伤或婴幼儿头颈部剧烈摇晃所致，也有些和慢性脑血管病变有关。急性出血之后可发展为慢性硬膜下血肿或囊性水肿。诊断主要依靠 MRI 和 CT 检查诊断。偶尔脑电图首先发现有关的异常。出血可位于半球间、矢状区、额区或枕区，可伴蛛网膜下腔出血。90% 的患者有脑电图异常，常见血肿部位电压降低，快波活动衰减，局灶性无节律慢波或波幅变低，主要由血肿对脑电活动的衰减作用及对下方脑组织的压迫损伤所致。或表现为 α 节律不对称，病变侧 α 活动减慢，波幅减低。大范围的损伤常见双侧广泛性异常，病变一侧更突出，可见低电压、周期性放电及各种慢波活动，但仅 50% 能准确定位（图 2-5）。

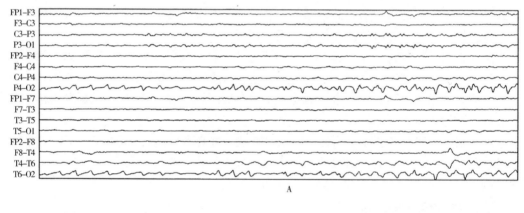

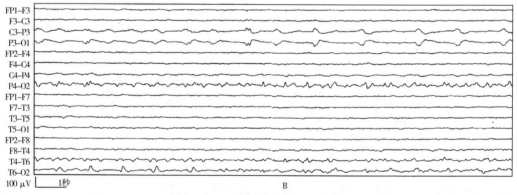

图 2-5　急性硬膜下出血脑电图

慢性硬膜下积液可合并同侧脑萎缩，临床遗留偏瘫、癫痫发作或智力发育落后。脑电图可见双侧半球背景活动不对称，病侧常有低电压、异常慢波增多或癫痫样放电。如病侧损伤严重，癫痫样放电可出现在相对健侧半球（图 2-6）。

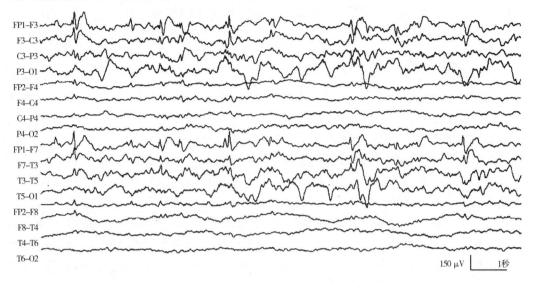

FP1-F3
F3-C3
C3-P3
P3-O1
FP2-F4
F4-C4
C4-P4
P4-O2
FP1-F7
F7-T3
T3-T5
T5-O1
FP2-F8
F8-T4
T4-T6
T6-O2

150 μV　1秒

图 2-6　硬膜下血肿（后遗症期）脑电图

二、慢性脑血管病

（一）高血压及高血压脑病

高血压患者的脑电图无特异性改变。血压升高的程度及动脉硬化的程度与脑电图无明确的相关性。曾有报道发作性血压升高超过 280/150 mmHg 但无明显的脑电图改变。临床不能根据脑电图异常诊断高血压或脑动脉硬化。

高血压脑病指严重动脉高血压引起脑水肿改变并导致颅内压增高，病因多为急性肾小球肾炎、嗜铬细胞瘤、Cushing 病等。临床有剧烈头痛，有时合并呕吐、一过性失明，并可出现全身性和局灶性癫痫发作。常有视神经盘水肿和视网膜动脉痉挛或出血。病情可进展到幻觉、谵妄、迟钝和昏迷状态。和上述各种严重临床表现相比，多数脑电图异常相对较轻，可表现为弥漫性 θ 频段为主的中等波幅慢波活动。在有癫痫发作的患者，癫痫样放电主要出现在发作期及其前后，发作间期很少见到。这种特点与急性妊娠子痫类似。少数高血压脑病的脑电图异常非常明显，表现为严重的顶—枕区阵发性 δ 频段慢波活动，或广泛性棘波、多棘波活动，临床常伴有长时间的意识障碍。随着高血压的逐步改善，阵发性图形逐渐消失。

（二）一过性全面性遗忘

一过性全面性遗忘起病的高峰年龄为 50~60 岁。发作持续数小时，通常不超过 24 小时。患者突然出现近期记忆丧失，不能接受新的信息，但远期记忆可保留，语言功能存在，可进行适当的活动，但常处于蒙眬状态。病因部分是由于脑血管病变，特别是椎—基底动脉供血不足导致的海马缺血；部分原因不明。多数报道在失忆发作间期脑电图在正常或界限性范围。发作期约半数正常，或仅有轻微的非特异性慢波增多，也可有前颞区和中颞区不太突出的尖波和棘波，但没有明确的癫痫样放电。发作期脑电图有助于和老年人的失神持续状态鉴别。

（王　超）

第二节 头痛和偏头痛的脑电图

一、头痛

头痛是一个常见的症状，也是临床医师申请脑电图检查的常见原因。头痛的病因非常广泛，包括全身性疾病或中枢神经系统疾病、器质性病变或功能性病变。

头痛的脑电图表现主要和病因有关，没有特定的改变。存在脑内结构性病变（肿瘤、颅脑外伤后）、影响到脑内血液供应（高血压、脑血管病）或影响脑组织正常代谢（缺氧、炎症、透析等）引起的头痛，脑电图常有不同程度的广泛性或局限性异常，反映了脑功能变化的情况；而各种颅外局部病变引起的头痛脑电图常无明显异常。少数癫痫发作时或发作后可伴有头痛，但头痛很少是癫痫发作唯一或主要的表现。脑电图对鉴别和癫痫发作有关的阵发性头痛非常有帮助。除癫痫外，脑电图对头痛的病因诊断无重要价值，对严重或慢性进展性的头痛，应通过神经影像学（脑 CT、MRI、血管造影）及其他实验室检查寻找病因。

二、偏头痛

偏头痛是一种很早就被认识的症状，女性多见，常有遗传倾向。发病机制至今仍未完全阐明。根据临床症状，偏头痛又分为经典型、普通型、眼肌型、偏瘫型等多种，以经典型和普通型偏头痛常见。

经典型偏头痛有明显的发作先兆，主要表现为视觉症状，如畏光、黑矇、视野缺损、视幻觉或视物变形等，发作先兆之后可有情绪、思维或语言障碍，躯体症状，偏身麻木，轻偏瘫，无力等，提示与额叶、颞叶皮层及下丘脑受累有关。头痛为一侧额颞部为主的剧烈搏动性疼痛，逐渐加重，可扩展到半侧头部或上颈部，伴恶心、呕吐、面色苍白、疲乏无力、畏光、畏声，持续 2~3 小时，常于入睡后缓解。发作诱因多为疲劳、情绪紧张、焦虑等，有时因进食酪胺类或巧克力等食物诱发。多数研究认为偏头痛先兆期的病理生理学改变是血管收缩导致脑皮层的血流降低，常从枕区开始并向前扩展，而后血管扩张引起血流过度灌注。普通型偏头痛更常见，无明显先兆，头痛程度较轻。眼肌型偏头痛时伴有一侧眼肌麻痹。偏瘫型偏头痛时出现一侧偏瘫，甚至惊厥发作。有报道眼肌型和偏瘫型偏头痛时 CT 可见一过性的非梗死性水肿。基底动脉型偏头痛多见于儿童和青少年，有起源于双侧枕叶或脑干的先兆症状，如视物模糊、复视、失明、眩晕、耳鸣、听力减退、构音障碍、颅神经麻痹、枕区疼痛，甚至发生晕厥，也可有梦样状态，上述症状主要与枕叶皮层缺血有关，多在数分钟至数十分钟内消失，而后出现枕区搏动性疼痛。

有关偏头痛的脑电图文献多数为发作间期资料，且所分析的偏头痛类型和范围不同，因此结论不尽一致，多数缺乏可比性。各型偏头痛发作间期脑电图多数为正常或界限性异常，少数有轻度、中度异常，主要为过度同步化的慢波暴发，在过度换气时或思睡期更加突出（图 2-7）。偶有局灶性慢波发放。伴有先兆的偏头痛患者可有光敏性反应，闪光刺激可诱发枕区或全导阵发性棘—慢综合波发放，或伴有枕叶起源的部分性继发全身性发作，患者常有热性惊厥史和偏头痛家族史。有报道在偏头痛发作间期给予阿扑吗啡试验可阻断光敏性反应，推测可能与枕叶皮层的多巴胺能递质衰减有关。

偏头痛发作期脑电图从正常到中度异常均可见到。在视觉先兆期可见枕区 α 减少，弥漫性慢波增多，偏头痛一侧可更突出。偶有更明显的异常，甚至在枕区出现棘波、尖波发放。偏瘫型偏头痛发作期偏瘫对侧受累半球可出现局灶性或一侧性 θ 和 δ 活动。普通型偏头痛发作期多为轻度异常，主要为阵发性 θ 活动增多，以额区或额颞区为主。基底动脉型偏头痛发作期枕区 α 活动减少或消失，出现以后头部为主的弥漫性高波幅慢波活动，偶见枕区棘波发放。

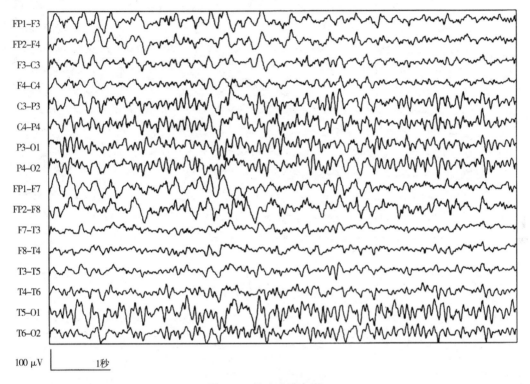

图 2-7 偏头痛脑电图

儿童偏头痛可表现为双侧弥漫性疼痛而无明显偏侧性，或表现为复发性腹痛、呕吐、阵发性眩晕而无明显头痛症状，称为偏头痛"等位症"。90% 的儿童偏头痛脑电图正常。少数可有过度换气诱发的慢波反应增强、后头部为主的节律性慢波活动、思睡期阵发性慢波中夹杂不典型棘波成分或睡眠期 14 Hz 和 6 Hz 正相棘波等，但这些均不属于明确的异常脑电图现象（图 2-8）。有报道 9% 的偏头痛儿童存在 Rolandic 区为主的局限性棘波（图 2-9）。曾有一些国内外作者将这些伴有脑电图棘波发放的儿童复发性头痛或腹痛诊断为"头痛性癫痫"或"腹型癫痫"。但近年的长程脑电图监测证实散发性或阵发性棘波在大多数情况下与头痛或腹痛发作没有直接关系，"腹型癫痫"或"头痛性癫痫"的诊断缺乏足够的依据。考虑到正常儿童中清醒期 1.1% ~ 3.5%，睡眠期 8.7% 有癫痫样放电，应认为出现在少数偏头痛儿童中的棘波也属于这种良性的脑电图异常。在罕见的情况下，起源于岛叶或边缘系统的部分性癫痫表现为发作性呕吐，多见于儿童期，类似于小儿偏头痛。发作间期脑电图多正常，诊断比较困难，确诊主要依靠发作期脑电图，可见额、颞区为主的癫痫样放电。

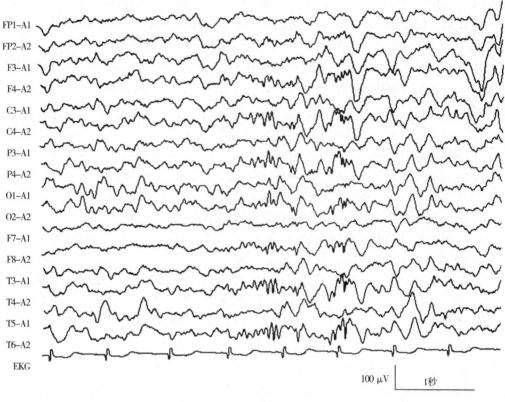

图 2-8　小儿偏头痛脑电图

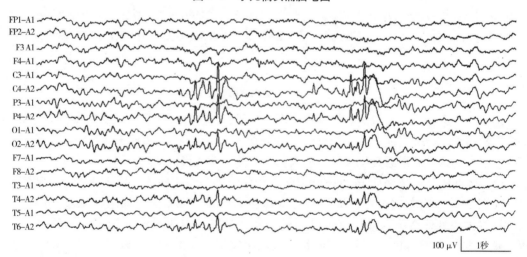

图 2-9　偏头痛伴癫痫样放电脑电图

偏头痛和癫痫的关系，如下所述。

　　偏头痛和癫痫的发病机制不同，偏头痛主要为血管调节障碍引起神经元缺血性改变，可继发癫痫发作；而癫痫为原发性皮层兴奋性增高引起的刺激性症状，有时可伴有发作期和发作后的头痛症状。这两类疾病的治疗和预后也不同。但在临床上，偏头痛、枕叶癫痫或偏头痛触发癫痫发作的鉴别诊断相当困难。

1. 偏头痛—癫痫综合征

少数患者临床有典型基底动脉型偏头痛发作的症状，表现为搏动性头痛，伴恶心、呕吐或有视觉先兆，偶有癫痫发作。脑电图为一侧或双侧枕叶棘波发放，睁眼可抑制。这种情况被称为偏头痛—癫痫综合征、基底动脉偏头痛发作及严重脑电图异常综合征，或枕叶发作、典型偏头痛及交替性卒中综合征。对此现象有两种解释：一种观点认为起源于枕叶的癫痫样放电累及脑干引起偏头痛症状；另一种观点认为癫痫发作是偏头痛引起的神经元缺血所致。

2. 儿童良性枕叶癫痫

可表现为发作期头痛、呕吐或视觉症状，可能是由于癫痫发作导致基底动脉和大脑后动脉异常收缩所致。发作间期有数量不等的枕区棘波散发。动态脑电图监测显示头痛发作期枕区棘波数量明显增加或持续发放，持续数分钟或数十分钟。

3. 儿童良性 Rolandic 区棘波

伴或不伴临床发作的儿童 Rolandic 区棘波有些在成年后可出现偏头痛，并有较高的偏头痛家族史。儿童期有 Rolandic 区放电，成年期脑电图多数正常或轻度非特异性异常。

表 2-1 列举上述几种情况的临床和脑电图鉴别要点。

表 2-1　偏头痛与癫痫的鉴别要点

项目	基底动脉偏头痛	偏头痛触发癫痫	良性枕叶癫痫	良性 Rolandic 癫痫—偏头痛
发病率	较常见	非常少见	少见	非常少见
性别	女性多见	女性较多见	无性别差异	女性较多见
年龄	15～35 岁	15～40 岁	5～40 岁	5～20 岁（良性癫痫） 15 岁后（偏头痛）
闪烁性暗点	常见	较常见，其后很快大发作	可有可无	无（癫痫发作） 较常见（偏头痛发作）
成分性视幻觉	可有可无	不详	常见	无
头痛	常见	较常见（大发作前后）	较常见（发作后）	可有可无（癫痫发作后） 常见（偏头痛发作期）
小脑和脑干症状	常见	较常见	无	无
恶心（呕吐）	可有可无	可有可无（大发作后）	可有可无（发作期或发作后）	无或少见（癫痫发作后） 多见（偏头痛发作期）
晕厥	可有可无	无	无	无
癫痫发作	无或少见	较常见（大发作）	常见（多为视觉发作，也可为其他形式发作）	少见（部分运动性发作）
间期脑电图	正常或轻度非特异性异常	正常	反复后头部棘波或棘—慢综合波发放	儿童期 Rolandic 区棘波 成年期正常
发作期脑电图	正常或轻度异常（在晕厥或惊厥时）	典型强直—阵挛发作图形	双侧后头部棘波或棘—慢综合波	Rolandic 区起源的棘波、棘—慢综合波 偏头痛发作时正常

续表

项目	基底动脉偏头痛	偏头痛触发癫痫	良性枕叶癫痫	良性 Rolandic 癫痫—偏头痛
治疗	抗偏头痛治疗，有时需要抗癫痫治疗	抗偏头痛治疗 抗癫痫治疗	抗癫痫治疗	抗癫痫治疗 以后抗偏头痛治疗
预后	多数非常好（中年以后自发缓解）	不清楚	多数好	癫痫预后好

某些类型的线粒体病如线粒体脑肌病—乳酸酸中毒—卒中样发作综合征（MELAS），临床可有偏头痛发作，并有反复脑卒中、癫痫发作甚至癫痫持续状态，影像学可见多发脑梗死或基底节钙化，病情进行性恶化。有学者将这类疾病合并的偏头痛称为"恶性偏头痛"。脑电图显示背景活动失去节律，慢波活动增多，并呈进行性恶化。脑梗死灶可见低电压慢波活动。并可见局灶性或广泛性棘波、棘慢波发放。

三、其他类型头痛

其他类型的头痛病因繁多，脑电图表现视病因而异，但多数缺乏特异性表现。丛集性头痛没有特异性的脑电图改变。过度通气引起的高碳酸血症头痛常伴有慢波活动增多。脑积水或良性颅内压增高引起的头痛脑电图可有轻度慢波活动增多。与颈部、眼、鼻、鼻窦、口腔或其他面部或颅面结构有关的头痛或面部疼痛，以及颅神经痛、神经干痛或传入性痛脑电图无异常改变。没有结构性病变的紧张性头痛或"习惯性头痛"脑电图多数正常，但可有14 Hz 和 6 Hz 正相棘波、6 Hz 棘—慢综合波、颞区 θ 活动（精神运动变异图形）或轻度的光敏性反应。这些现象和头痛的关系不清楚，但一般和癫痫发作无关。

某些癫痫发作期可伴有头部特殊的感觉，如头胀、压迫感、发热、敲击感等，但一般不是真正疼痛的感觉。发作多起源于内侧颞叶边缘系统，也可见于少数额叶癫痫，常伴有其他部分性发作的症状。脑电图可见一侧或双侧前颞区或额颞区棘波或尖波，右侧多见。有时在蝶骨电极可记录到癫痫样放电。临床应根据发作特征和脑电图起源做出癫痫发作类型的诊断，但不提倡"头痛性癫痫"的诊断。

（王　超）

第三章

脑血管疾病

第一节 短暂性脑缺血发作

传统"基于时间"的 TIA 概念起源于 20 世纪 50 年代，1956 年 Fisher 在第二次普林斯顿脑血管病会议上，认为 TIA 可以持续几小时，一般为 5 ~ 10 分钟。1964 年，Acheson 和 Hutchinson 支持使用 1 小时的时间界限，Marshel 建议使用 24 小时概念。1965 年，美国第四届脑血管病普林斯顿会议将 TIA 定义为"突然出现的局灶性或全脑神经功能障碍，持续时间不超过 24 小时，且排除非血管源性原因"。美国国立卫生研究院（National Institute of Health，NIH）脑血管病分类于 1975 年采用了此定义。然而，随着现代影像学的进展，基于"时间和临床"的传统定义受到了诸多质疑。研究表明，大部分 TIA 患者的症状持续时间不超过 1 小时。超过 1 小时的患者在 24 小时内可以恢复的概率很小，而且一些临床症状完全恢复患者的影像学检查提示已经存在梗死。美国 TIA 工作组在 2002 年提出了新的 TIA 概念："由于局部脑或视网膜缺血引起的短暂性神经功能缺损发作，典型临床症状持续不超过 1 小时，且在影像学上无急性脑梗死的证据。"2009 年 6 月美国心脏病协会（American Heart Association，AHA）/美国卒中协会（American Heart Association，ASA）在《Stroke》杂志上发表指南，提出新的 TIA 定义：脑、脊髓或视网膜局灶性缺血所致的、未伴发急性梗死的短暂性神经功能障碍。在此定义下，症状持续的时间不再是关键，是否存在梗死才是 TIA 与脑卒中的区别所在。

纵观前后 3 次概念的修改，对 TIA 的认识已由关注其临床症状持续时间转变到关注其引起的组织学损害过程。与 1965 年 TIA 的定义比较，2002 年的定义强调了症状持续时间多数在 1 小时内，并且增加了影像学是否有脑梗死的证据。2009 年最新的 TIA 定义则完全取消了对症状持续时间的限制，是否存在脑组织的梗死是 TIA 和脑卒中的唯一区别，同时提示不论 TIA 的临床缺血过程持续多久，都有可能存在生物学终点。从 3 次定义的变化中不难看出，症状持续时间在诊断中的比重不断下降，从 24 小时到 1 小时，直到现在笼统地描述为"短暂性神经功能缺损"；另外，积极提倡对 TIA 患者进行影像学检查以确认有无脑梗死并探讨其病因的重要性不断得到强化。

一、病因与发病机制

目前 TIA 的病因与发病机制尚未完全明确。一般认为，TIA 病因与发病机制常分为 3 种类型：血流动力学型、微栓塞型和梗死型。

血流动力学型 TIA 是在动脉严重狭窄基础上血压波动导致的远端一过性脑供血不足引起的，血压低的时候发生 TIA，血压高的时候症状缓解，这种类型的 TIA 占很大一部分。

微栓塞型 TIA 又分为心源性栓塞和动脉—动脉源性栓塞。动脉—动脉源性栓塞是由大动脉源性粥样硬化斑块破裂所致，斑块破裂后脱落的栓子会随血流移动，栓塞远端小动脉，如果栓塞后栓子很快发生自溶，即出现一过性缺血发作。心源性栓塞型 TIA 的发病机制与心源性脑梗死相同，其发病基础主要是心脏来源的栓子进入脑动脉系统引起血管阻塞，如栓子自溶则形成心源性 TIA。

此外随着神经影像学技术的进展，国外有学者提出了梗死型 TIA 的概念，即临床表现为 TIA，但影像学上有脑梗死的证据。据此，将 TIA 分为 MRI 阳性 TIA 和 MRI 阴性 TIA，早期的磁共振弥散加权成像（DWI）检查发现，20%~40%临床上表现为 TIA 的患者存在梗死灶。对于这种情况到底应该怎样临床诊断，是脑梗死还是 TIA，目前概念还不是十分清楚，多数人接受了梗死型 TIA 这一概念。但根据 TIA 的新概念，只要出现梗死灶就不能诊断 TIA。

血管痉挛学说认为，在传统的观念中，血管痉挛学说是 TIA 的病因之一。但是目前没有资料支持血管痉挛学说。

二、病理

有关 TIA 病理的研究较少，通常认为 TIA 不引起明显的病理损害。

三、临床表现

因为 TIA 是血管事件，因此其临床表现与血管分布区有关。前循环包括颈内动脉、大脑中动脉、大脑前动脉以及血管分支，前循环 TIA 临床表现，见表 3-1。黑蒙提示颈内动脉的分支眼动脉功能异常。感觉或运动功能障碍，伴有失语或失认，提示皮质受累。计算困难、左右混乱、书写困难，也提示皮质受累。相反，只有感觉或运动障碍，没有失语和失认时，提示皮质下小血管病。肢体抖动 TIA 是前循环 TIA 不常见的一种形式，是颈动脉闭塞性疾病和腔隙性梗死的先兆，被认为是前循环缺血的表现，表现为简单、不自主、粗大不规则的肢体摇摆动作或颤抖，可以只累及手臂，也可以累及手臂及腿，有时被误诊为抽搐。

表 3-1 前循环 TIA 的临床表现

动脉	穿支	症状
ICA		严重狭窄可以导致"肢体抖动型 TIA"和分水岭梗死（临床表现可有变异）±MCA 症状
	眼动脉	黑蒙
MCA	M_1：近端 MCA	左 M_1：完全性失语，右侧面部及上肢瘫痪重于下肢，右侧偏身感觉缺失，右侧同向性偏盲 右 M_1：左侧忽略，左侧面部及上肢瘫痪重于下肢，左侧偏身感觉缺失，左侧同向性偏盲
	M_2 上干分支	左 M_2 上干：运动性失语，左侧面部及上肢瘫痪重于下肢 右 M_2 上干：左侧忽略，左侧面部及上肢瘫痪重于下肢
	M_2 下干分支	左侧 M_2 下干：感觉性失语，右侧偏身感觉缺失，轻微无力 右侧 M_2 下干：左侧偏身感觉缺失，轻微无力

动脉	穿支	症状
ACA		对侧偏瘫，下肢重于上肢和面部，失禁
小血管病（腔隙性）	感觉运动综合征（丘脑内囊区域）	对侧运动和感觉缺失
	纯运动综合征（位置变异）	对侧偏瘫
	纯感觉综合征（位置变异）	对侧感觉缺失
	震颤性轻偏瘫综合征（位置变异）	对侧偏瘫，辨距困难（与无力不成比例）

注：ICA，颈内动脉；MCA，大脑中动脉；ACA，大脑前动脉。

后循环包括椎动脉、基底动脉、大脑后动脉以及上述血管的分支。大约20%患者的大脑后动脉血流来自于前循环。后循环 TIA 的临床表现，见表3-2。脑神经症状、共济失调、头晕，以及交叉性症状（如一侧面部受累，对侧上肢和下肢受累）提示椎—基底动脉疾病。

表3-2 后循环 TIA 的临床表现

动脉	穿支	症状
椎动脉	延髓背外侧综合征（Wallenberg 综合征）	眩晕，恶心，呕吐，声音嘶哑，呃逆，同侧 Horner 征，同侧辨距障碍，同侧面部痛觉和温度觉缺失，对侧上肢/下肢痛觉和温度觉缺失
大脑后动脉	皮质盲	对侧偏盲（伴有右侧同向性偏盲、失读，不伴有失写）
基底动脉	闭锁综合征（当基底动脉完全闭塞时）	症状多变，可包括最小意识状态、视幻觉、辐辏运动障碍、交叉瘫、昏迷
小血管病（腔隙性）	Weber 综合征（中脑）	同侧动眼神经麻痹，对侧肢瘫
	Benedikt 综合征（中脑）	同侧动眼神经麻痹，对侧肢体震颤或辨距不良
	Claude 综合征（中脑）	同侧动眼神经麻痹，对侧无力，震颤和失认
	Millard-Gubler 综合征（脑桥）	同侧眼外展麻痹（展神经），同侧面肌瘫痪（面神经），对侧上肢和下肢瘫痪

既往所称的椎—基底动脉供血不足（verte-brobasilar insufficiency，VBI）指后循环血流减少引起椎—基底系统缺血或 TIA 引起的症状。通常，晕厥或眩晕症状不能归于 VBI。椎—基底动脉供血不足很少仅出现1个症状或体征。VBI 也用于描述锁骨下盗血综合征，由于在发出椎动脉前锁骨下动脉狭窄，导致椎动脉血液反流，引起缺血。椎—基底动脉缺血和梗死最常见的原因是栓塞、动脉粥样硬化（尤其是起始部位）、小血管病（由于高血压）、椎动脉夹层，尤其是颅外段。椎动脉在解剖上变异较大，可以只有1个，或者以1个为主。头部旋转引起的1个椎动脉闭塞的缺血症状，称为弓猎人综合征。

临床上，易被误诊为是 TIA 的症状如下。

（1）晕厥，在美国急诊医师协会的临床策略中，被定义为一种临床综合征，表现为短暂的意识丧失和无法保持姿势紧张，无需通过药物治疗即可自发完全恢复。此定义与欧洲心脏病协会的定义类似，后者的定义为：一个短暂的自限性的意识丧失，通常导致跌倒。发病相对快速，随后的复苏是自发、完整和相对快速的。其基本机制是一个全脑的短暂性缺血。TIA 与之不同,其表现为脑或视网膜的缺血症状。一般来说,晕厥是短暂意识丧失,而无局灶性神经体征或症状,而 TIA 有短暂局灶性神经系统体征和症状,但通常没有意识丧失。需要指出的是,短暂脑缺血发作与晕厥不是 100% 互相排斥,在一项 242 例晕厥患者的研究中,有 5 例(2%)最后被诊断为 TIA。准确病史询问是必要的,缺少前驱症状(如轻度头昏、全身无力、意识丧失前有预判)以及出现脑干功能障碍,有助于 TIA 的诊断。

(2)头昏眼花、眩晕、平衡功能障碍(称为"头晕综合征"),在急诊中是常见的表现。头昏可以是脑干功能障碍的表现,但是不常见。有研究发现,头晕是唯一症状的患者中,只有 0.7% 的患者最终诊断为卒中或 TIA。因此对于头晕患者,全面的神经科评估是必要的,包括步态的观察,确定有无共济失调。

(3)"跌倒发作",是旧名词,是一个突发事件,无预警地跌倒,可以伴有短暂的意识丧失。多数患者年龄较大,向前跌倒,膝盖和鼻子跌伤。"跌倒发作"原因不详,约 1/4 的患者由脑血管病或心脏的原因引起。

(4)短暂性全面遗忘症(transient global amnesia,TGA),偶尔会与 TIA 或卒中混淆。患者通常表现为在一段时间内的顺行性失忆,没有意识障碍或个性改变。患者除了一再盘问周边的环境,在发作期间的其他行为是正常的。通常持续不到 24 小时,但即使在发作后,对发作期间的记忆也无法恢复。发病机制包括颞叶癫痫、偏头痛、下丘脑缺血。最有力的证据似乎是单侧或双侧海马回的低灌注。

四、诊断

TIA 的诊断多是回忆性诊断。症状持续时间越长,最后诊断为 TIA 的可能性越小。如症状持续几分钟,在 24 小时内完全恢复从而诊断为 TIA 的可能性近 50%,但是当症状持续 2 小时,诊断的可能性只有 10%。

1. 支持 TIA 诊断的临床特点

(1)症状突然出现。通常患者或旁观者可以描述症状出现时他们在做什么,因为 TIA 发生时很少有患者会不确定症状何时开始。

(2)发病时即出现最大神经功能缺损。若患者症状为进展性或由身体的一部分扩散至其他部分,则更支持癫痫(若症状出现急骤,从几秒钟到 1~2 分钟)或偏头痛(若症状出现较缓慢,数分钟以上)的诊断。

(3)符合血管分布的局灶性症状。脑循环的部分血供异常可以导致局灶性症状,而全面性神经功能障碍,例如意识模糊(排除失语所致表达错误)、晕厥、全身麻木、双眼视物模糊及单纯的眩晕等症状很少见于 TIA 患者,除非伴有其他局灶性症状(表3-1、表3-2)。

(4)发作时表现为神经功能缺损症状。典型的 TIA 常为"缺损"症状,即局灶性神经功能缺损,例如单侧运动功能或感觉障碍,语言障碍或视野缺损。TIA 很少引起"阳性"症状,例如刺痛感、肢体抽搐或视野中闪光感等。

(5)可快速缓解。大多数 TIA 症状在 60 分钟内缓解,若症状超过 1 小时仍不缓解则更可能为卒中。

TIA 是一个临床诊断,而脑部影像学检查主要是用于排除卒中类似疾病。多种脑部疾病可以引起一过性神经系统症状,而这些疾病很难与 TIA 相区别。头部 CT 可以有效地排除其中一些疾病，如硬膜下血肿和某些肿瘤等，而另外一些疾病（如多发性硬化、脑炎、缺氧性脑损伤等）应用 MRI 可以更好地诊断。也有一些卒中类似疾病（如癫痫、代谢性脑病等）无法通过脑部影像学检查发现，需要通过病史与其他检查鉴别。

影像学技术的快速发展对于理解 TIA 的病理生理过程贡献很大。现代 TIA 的神经影像学评估的目的是：①得到症状的血管起源的直接（灌注不足或急性梗死）或间接（大血管狭窄）证据；②排除其他非血管起源；③确定基本血管机制（大血管粥样硬化、心源性栓塞、小血管腔隙），然后选择最佳治疗；④预后结果分类。

神经影像学的研究，特别是弥散灌注加权的 MRI，已经从基本上改变了对于 TIA 病理生理学的理解。在常规的临床实践中，MRI 可以明确病灶缺血而非其他导致患者缺陷的疾病过程，提高血管狭窄和 TIA 的诊断准确率，并且评估先前存在脑血管损伤的程度。因此，MRI 包括弥散序列，应该被考虑作为一种排查潜在 TIA 患者的优先诊断性检查。包括血管成像、心脏评估和实验室检查在内的其他检查方法应该参照急性卒中。

2. 鉴别诊断

TIA 主要应与一些发作性的疾病相鉴别。

（1）部分性癫痫：特别是单纯部分发作，常表现为持续数秒至数分钟的肢体抽搐，从躯体的一处开始，并向周围扩展，多有脑电图异常，CT/MRI 检查可发现脑内局灶性病变。

（2）梅尼埃病：发作性眩晕、恶心、呕吐与椎—基底动脉 TIA 相似，但每次发作持续时间往往超过 24 小时，伴有耳鸣、耳阻塞感、听力减退等症状，除眼球震颤外，无其他神经系统定位体征。发病年龄多在 50 岁以下。

（3）心脏疾病：阿—斯综合征，严重心律失常如室上性心动过速、室性心动过速、心房扑动、多源性室性早搏、病态窦房结综合征等，可因阵发性全脑供血不足，出现头晕、晕倒和意识丧失，但常无神经系统局灶性症状和体征，心电图、超声心动图和 X 线检查常有异常发现。

（4）其他：颅内肿瘤、脓肿，慢性硬膜下血肿，脑内寄生虫等亦可出现类似 TIA 发作症状，原发性或继发性自主神经功能不全也可因血压或心律的急剧变化出现短暂性全脑供血不足，出现发作性意识障碍，应注意排除。

五、治疗

1. TIA 的早期治疗

在 TIA 发作后，应当从最基本的治疗开始，恢复脑的供血不足，包括置患者于平卧位，不降压治疗，静脉补液等。在一项 69 例患者的试验中，利用 MRI 灌注影像学检查发现，1/3 患者存在灌注异常。改变头位的方法简单，但在临床上常被忽视，利用 TCD 发现，头位从 30°降到 0°时，大脑中动脉血流速度可以增加 20%。在 TIA 急性期，应慎重降压，因为此时脑的自动调节功能受损，脑的灌注，尤其是靠侧支循环代偿供血区域，直接依赖于全身血压。等渗液体的输入可以保持足够的血容量。静脉补液时，需要注意患者的心脏功能，在没有已知或可疑的心力衰竭时，可以先给予 500 mL 的生理盐水，之后再以 100 ~ 150 mL/L 速度静脉滴注。

一旦确诊 TIA 后，应及时给予抗栓治疗。到目前为止，虽然缺乏随机对照试验，证明在

TIA 的 24～48 小时给予抗栓治疗能够改善患者的预后；但是由于缺血性卒中的研究较多，而二者的发病机制类似，因此把这些治疗方法外推至 TIA 是合理的。但是二者存在着两个大的区别：第一，由于大的梗死发生脑出血的概率高，因此推测 TIA 患者的出血风险较少。第二，在早期，TIA 发生缺血性卒中的风险，较完全性卒中复发的风险要高，因此行介入治疗的效果可能更好。

不同的 TIA 患者，发生卒中的风险不同，虽然缺乏足够的证据，但是考虑到资料有限，目前常依据不同评分系统，来对 TIA 患者进行分层治疗。

"中国短暂性脑缺血发作专家共识"建议如下。

（1）积极评价危险分层，高危患者尽早收入院。有关预后的研究结果提示，TIA 患者的处理越早越好。对于初发或频发的患者，症状持续时间 >1 小时，症状性颈内动脉狭窄 >50%，明确有心脏来源的栓子（如心房颤动），已知的高凝状态，加利福尼亚评分或 ABCD 评分的高危患者，应尽早（48 小时内）收入院进一步评价、治疗。

（2）新发 TIA 应按"急症"处理。新近发生（48 小时内）的 TIA 的预示短期内有发生卒中的高度危险，应作为重要的急症处理。

（3）尽早完善各项相关检查。对于怀疑 TIA 的患者首先应尽可能行磁共振弥散加权成像检查，明确是否为 TIA。TIA 患者应该通过快速急救通道（12 小时内）进行紧急评估和检查。如果头颅 CT、心电图或颈动脉多普勒超声检查未在急诊完成，那么初始的评估应在 48 小时内完成。如果在急诊完成检查，且结果阴性，可将全面评估的时间适当延长，以明确缺血发生的机制及随后的预防治疗。

《英国急性卒中和短暂性脑缺血发作的诊断与初始治疗指南》建议如下。

（1）对疑似 TIA 的患者（如 24 小时内就诊时无神经系统症状），应尽快采用已证实的评分系统，如 ABCD2 评分系统，确定再发卒中的风险。

（2）具有卒中高危风险的疑似 TIA（ABCD2 评分为 4 分或更高）患者应：立即每天服用阿司匹林 300 mg；症状出现后 24 小时内行专科诊断和检查；一旦诊断明确，即行二级预防，包括寻找个体危险因素。

（3）尽管 ABCD2 评分为 3 分或更低，频发 TIA（1 周内发作 2 次或更多）患者应按卒中高危险处理。

（4）具有卒中低危风险的疑似 TIA（ABCD2 为 3 分或更低）患者应：立即每天服用阿司匹林 300 mg；尽快行专科诊断和检查，应在症状发生后 1 周内；一旦诊断明确，即行二级预防，包括探讨个体风险因素。

（5）TIA 患者就诊来迟仍应该治疗（症状消失后 1 周以上），即使卒中风险很低。

AHA/ASA 指南建议，如果在卒中发作 72 小时内并且有任何如下症状的患者，有下列情况建议入院。

1）ABCD2 得分≥3。

2）ABCD2 得分 0～2，但不能确定诊断检查工作是否能在 2 天之内完成的门诊患者。

3）ABCD2 得分 0～2 并且有其他证据提示患者卒中发作是由于局部病灶缺血造成的。

2. 二级预防

有关 TIA 后的治疗，见图 3-1。

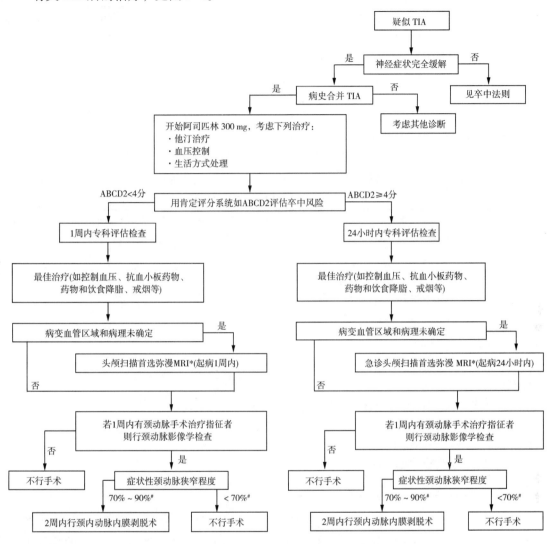

图 3-1 TIA 的治疗流程图

＊：除非是禁忌证（选 CT 检查）；#：根据欧洲颈动脉手术标准（ECST）。

六、预后

TIA 是缺血性脑卒中的重要危险因素。如何预测 TIA 后发生脑卒中的危险一直以来是医学界关注的焦点。风险评估预测模型对于临床工作至关重要，常用的有下列 3 种。

1. 加利福尼亚评分（California Scores）

加利福尼亚评分（表 3-3）观察了性别、种族、高血压、心脏病、卒中病史、用药史等7 大项共 40 小项。追踪随访 TIA 后 90 天内再发脑卒中的风险。最终提出 5 个因素：年龄 >60 岁、糖尿病、症状持续 10 分钟以上、虚弱和言语功能障碍。

表 3-3　加利福尼亚评分

项目	95% CI	P 值
年龄 > 60 岁	1.1 ~ 2.7	0.010
糖尿病	1.4 ~ 2.9	0.001
持续时间 > 10 分钟	1.3 ~ 4.2	0.050
虚弱	1.4 ~ 2.6	0.001
言语困难	1.1 ~ 2.1	0.010

2. ABCD 评分（ABCD Scores）

Georgios Tsivgoulis 等提出的一项评估系统，包括年龄、血压、临床体征和发作持续时间（表3-4）。用来检验该评分系统能否作为临床判断 TIA 后早期高危发生卒中的实用工具。

表 3-4　常用的 TIA 风险评分系统

危险因素		ABCD 分值	ABCD2 分值	ABCD3 分值	ABCD3 - I 分值
A 年龄	≥60 岁	1	1	1	1
B 血压	收缩压≥140 mmHg 和（或）舒张压	1	1	1	1
	≥90 mmHg（1 mmHg = 0.133 kPa）				
C 临床特征	一侧肢体无力	2	2	2	2
	言语不清但不伴四肢无力	1	1	1	1
D 症状持续时间	10 ~ 59 分钟	1	1	1	1
	≥60 分钟	2	2	2	2
D 糖尿病	有	—	1	1	1
D 双重 TIA 发作	本次 TIA 发作 7 天内有另外至少一次 TIA 发作	—	—	2	2
I 影像学发现	同侧颈动脉狭窄≥50%	—	—	—	2
	DWI 检查发现高信号	—	—	—	2
总分		0 ~ 6	0 ~ 7	0 ~ 9	0 ~ 13

在调整了 TIA 既往史、患 TIA 前用药史和二级预防等卒中危险因素后，ABCD 评分在 5 ~ 6 时，30 天内发生卒中的危险比为 8.01（95% CI 为 3.21 ~ 19.98），是独立的危险因素（P < 0.001）。

3. ABCD2 评分（ABCD2 Scores）

2007 年 Johnston 等结合加利福尼亚评分及 ABCD 评分提出了 ABCD2 评分（表3-4），目前 ABCD2 评分得到了临床广泛应用。

ABCD2 评分可显著提高对卒中危险的预测价值。依照这种模型，高危、中危和低危的患者在 TIA 后 2 天内发生卒中的比率分别为 8.1%（95% CI 为 6 ~ 7），4.1%（95% CI 为 4 ~ 5）和 1.0%（95% CI 为 0 ~ 3）。

4. ABCD3 评分（ABCD3 Scores）和 ABCD3-I 评分（ABCD 3 - I Scores）

2010 年 Aine Merwick 等在 ABCD2 评分基础上增加发作频率（ABCD3）或影像学检查（ABCD3-I）（表3-4），TIA 发作频率是指在 7 天之内，在本次 TIA 之外还有至少一次 TIA 发作，增加 2 分。而影像学检查是指，如果同侧颈动脉狭窄≥50%，增加 2 分；如果 DWI

检查发现高信号，再增加 2 分。与 ABCD2 评分相比，ABCD3 和 ABCD 3 – I评分可更准备预测 TIA 患者 7 天、28 天及 90 天时早期卒中风险。

（聂 琛）

第二节 脑梗死

因脑动脉急性闭塞所致的脑组织坏死称为脑梗死。脑梗死不是一类同质性的疾病，因为导致脑梗死的疾病可以完全不相同，例如心脏疾病、脑动脉自身疾病以及血液系统疾病都可以导致脑梗死。因此，在脑梗死发生之前心脏、脑动脉或血液系统已经有异常改变，尽早发现这些异常改变可更有效地采取预防卒中的措施。在急性脑梗死发生后，也要尽快采取相应检查进行病因学诊断，才能更好地进行急性期治疗和采取更适宜的二级预防措施。

一、病理生理机制

1. 造成脑组织缺血损伤的血管壁及血管内病理

造成脑组织缺血损伤的血管壁及血管内病理改变包括动脉粥样硬化、小动脉玻璃样变（也称小动脉硬化）、其他原因的血管壁改变以及血栓形成。颅外颈部动脉的粥样硬化好发于主动脉弓、颈内动脉起始处、椎动脉起始和锁骨下动脉起始处。颅内动脉粥样硬化好发生于大脑中动脉、颈内动脉虹吸段、椎动脉颅内段、基底动脉和大脑后动脉起始处。发出穿支的载体动脉的粥样斑块可堵塞穿支动脉。穿支动脉口也可发生微小粥样斑块并会堵塞穿支动脉。高血压引起的脂质玻璃样变或纤维玻璃样变主要累及穿支动脉，造成中膜增生和纤维样物质沉积，致使原本很小的管腔更加狭窄。还可以有其他原因导致的血管壁改变，如外伤性或自发性血管壁撕裂引起的动脉夹层、动脉炎、肌纤维营养不良（内膜与中膜过度增生）、烟雾病（内膜层状增厚、中层变薄）、感染等。

血栓形成发生在血管壁和血管内，损伤血管的表面可继发血栓形成，如上述提到的动脉粥样硬化、动脉夹层、动脉炎、肌纤维营养不良、烟雾病、感染等所致的动脉病变处都可继发血栓形成；血管明显狭窄或收缩会继发血栓形成（极度狭窄处血流紊乱，可引起血流缓慢，尤其在系统性低灌注时，局部血流更加缓慢，更易导致血栓形成）；血管局部扩张也会导致血栓形成（局部扩张处血流缓慢）；凝血系统改变可继发血管内血栓形成（红细胞增多症、血小板增多症或全身高凝状态）。

动脉粥样硬化性血管损害是最常见的血管壁损害类型，其基本损害是大中型动脉内膜局部呈斑块状增厚，由于动脉内膜积聚的脂质外观呈黄色粥样，因此称为动脉粥样硬化。脑动脉粥样硬化的进展是一个动态的病理过程，从内中膜增厚、粥样斑块形成、血管重塑、斑块破裂、斑块表面或腔内血栓形成、斑块体积间断增加至最终形成重度狭窄。动脉粥样硬化斑块有稳定和易损斑块两种类型，易损斑块指的是将会变成"罪犯斑块"的斑块。颈动脉易损斑块的病理特点主要包括薄纤维帽、大的脂质核心、斑块表面溃疡、破裂、血栓形成、斑块内出血、炎症浸润等。管腔狭窄、大的脂质核心以及斑块内新生血管床形成可能是颅内动脉粥样易损斑块的病理特点。

2. 导致脑组织缺血损伤的心脏病理

心脏的很多疾病都有导致脑栓塞的风险，临床上称作心源性栓塞或心源性卒中。心源性栓塞是来源于心脏的栓子或经过心脏异常分流的栓子随血流进入脑循环阻塞脑动脉而导致梗死。这些可能已经存在的心脏疾病包括：①心律失常，特别是心房颤动和病态窦房结综合征；②心脏瓣膜疾病，特别是二尖瓣狭窄、人工心脏瓣膜、感染性心内膜炎和非细菌性心内膜炎；③心肌疾病或心内膜病，特别是心肌梗死、心内膜炎和扩张性心肌病；④心内病变如黏液瘤、左心室室壁瘤、左心室附壁血栓；⑤右向左分流，特别是房间隔缺损和卵圆孔未闭，来源于深静脉的栓子可经此通道进入体循环引起反常栓塞。

3. 脑组织缺血损伤的机制

导致脑组织缺血损伤的机制有栓塞及低灌注。栓塞可来源于心脏（心源性）和动脉（动脉源性）。心脏的栓子脱落后随血循环进入到脑动脉，栓塞了脑部的某一条或多条动脉导致脑组织损伤。起源于大动脉的栓子，例如主动脉弓、颅外颈部动脉、颅内大动脉的栓子，顺血流脱落到远端堵塞脑部的一条或多条动脉导致脑组织损伤。栓塞还可来源于静脉系统，但静脉系统的血凝块常在心脏有右向左分流，例如房间隔缺损或卵圆孔未闭时才有可能入脑。由于栓塞而堵塞的脑动脉本身可以没有病变，如心源性栓塞堵塞了右侧大脑中动脉导致大面积梗死，被栓塞的大脑中动脉本身没有病变。如由于颈内动脉或大脑中动脉粥样硬化斑块表面形成的血栓、斑块碎片、胆固醇结晶等脱落堵塞了同侧大脑中动脉分支导致该分支供血区梗死，被堵塞的这条大脑中动脉分支本身没有病变。还有一些比较少见的栓子，例如空气、脂肪、肿瘤细胞等进入心脏然后栓塞到脑动脉。不同大小、性质和来源的栓子可堵塞不同动脉。来源于心脏的大栓子可栓塞颅外大动脉，来源于心脏或外周血管中形成的较小栓子，以及来自于主动脉弓和颈动脉的较小栓子常栓塞颅内主干动脉和（或）其分支，如大脑中动脉、大脑前动脉、大脑后动脉、椎动脉和基底动脉。最常栓塞的动脉是大脑中动脉及其分支。来源于颅内主干动脉如大脑中动脉、椎动脉和基底动脉的较小栓子可栓塞其远端的分支动脉。更微小的栓子可栓塞小穿支动脉、眼动脉及视网膜动脉。

低灌注性脑缺血包括两种：一种是系统性低灌注，即全身灌注压下降导致脑组织的血流减少，常见的原因为心脏泵衰竭（心肌梗死或严重心律失常）和低血压；另一种是颈部或颅内大动脉严重狭窄或闭塞后低灌注导致的脑缺血。动脉支配的交界区低灌注更明显，因此，低灌注梗死常发生在上述区域，称为分水岭梗死。

在动脉粥样硬化性狭窄导致脑梗死的发病机制中，斑块不稳定导致的动脉栓塞较单纯低灌注导致的梗死更常见。在一些发生在分水岭区的梗死灶还有可能是微小栓子栓塞与低灌注协同作用所致。

对于颈内动脉起始和椎动脉颅外段病变而言，斑块表面的血栓形成会加重狭窄程度，继而可能导致完全闭塞。颈动脉粥样硬化血栓形成性狭窄或闭塞有以下几个特点：①如果斑块碎片或血栓形成不脱落，而且 Willis 环侧支代偿良好的话，则不出现梗死灶；②如果斑块碎片或血栓形成不脱落，但 Willis 环侧支代偿不好，在血压下降等诱发血流灌注不足因素存在的情况下，可能会导致分水岭梗死；③如果斑块碎片或血栓形成脱落至远端，则可能导致该动脉供血区域内各种梗死类型的发生，包括皮质、区域性梗死，分水岭区梗死或多发梗死。椎动脉病变梗死的发病机制类似颈内动脉颅外段。

对于颅内大动脉而言，例如大脑中动脉，斑块表面形成的血栓会加重狭窄程度，继而可能导致完全闭塞。大脑中动脉粥样硬化血栓形成性狭窄或闭塞有以下几个特点：①如果斑块碎片或血栓不脱落，也没有堵塞穿支动脉，而且皮质软脑膜侧支代偿良好，供应穿支动脉区的新生侧支血管丰富，整个大脑中动脉供血区经历了长时间缺血耐受，因此，即使完全闭塞，在其供血区可以不出现梗死灶；②如果斑块碎片或血栓不脱落，也没有堵塞穿支动脉，但侧支代偿不够丰富，在血压下降等诱发血流灌注降低因素存在的情况下，可能会导致分水岭区梗死；③如果血栓形成并堵塞穿支动脉口，则造成穿支动脉区梗死灶；④如果斑块碎片或血栓脱落到远端，则可能导致该动脉供血区域内各种梗死类型的发生，包括皮质、区域性梗死，分水岭区梗死或多发梗死。基底动脉病变梗死的发病机制类似大脑中动脉。

4. 脑组织缺血损伤的组织病理

（1）梗死灶病理改变：当局部脑组织血流下降时，受累脑组织能否存活取决于缺血的程度、持续时间和侧支循环的代偿能力。动物实验提供了以下脑缺血阈值：CBF 降至 20 mL/（100 g·min）脑组织时脑电活动开始受到影响，降至 10 mL/（100 g·min）脑组织以下时，细胞膜与细胞正常功能受到严重影响，降至 5 mL/（100 g·min）脑组织以下时，神经元会在短时间内死亡。脑组织缺血后会发生一系列代谢改变，钾离子到细胞外，钙离子进入细胞内并导致线粒体功能衰竭，缺氧导致的氧自由基生成可使细胞内或细胞膜中的脂肪酸发生过氧化。缺氧还会使葡萄糖发生无氧代谢，从而导致乳酸堆积而引起酸中毒，进一步损伤细胞的代谢功能。此外，缺血脑组织中兴奋性神经递质活性增高加大细胞死亡风险。上述代谢改变引发恶性循环，最终使神经元损伤程度不断加重甚至死亡。当达到某一个阈值时，即使缺血脑组织得到富含氧气和葡萄糖的血液再灌注，缺血脑组织损伤也是不可逆的了。在某些情况下，缺血程度不足以引起神经元坏死，但有可能引起细胞凋亡。

某一动脉供血区血流量下降发生脑缺血后，在供血区域内的不同部位缺血程度不同。血流量最低部位缺血损伤最严重，成为梗死核心。而在梗死核心的周围，由于侧支循环的存在和建立，血流量尽管已经降低到可能导致脑细胞膜电衰竭，但未达到神经元死亡的阈值，此区域称为"缺血半暗带"。

（2）影响缺血事件的严重程度有以下因素：血管堵塞的速度、侧支代偿能力、责任动脉或被栓塞动脉内局部变化、血糖、血氧含量、全身灌注情况等。①如果血管闭塞（无论颅外还是颅内动脉）是逐渐缓慢形成的，则往往已建立丰富的侧支循环，接受其供血的脑组织可能不发生严重缺血。如果血管堵塞是突然发生的，尤其是颅内动脉突然堵塞，往往导致其供血区严重缺血。②Willis 环侧支代偿不足（先天发育不良或参与代偿的动脉有病变）、皮质软脑膜侧支建立不好以及穿支小动脉代偿不足（侧支不足或小动脉玻璃样变）会影响缺血程度。③无论责任动脉壁（如动脉粥样硬化或动脉夹层）的血栓形成还是来自近心端（心源性或动脉源性）的血栓栓塞都可能沿管腔向近端或远端进一步生长，尤其是血栓栓塞不会一直黏附于血管壁，血栓会溶解，如果顺血流继续脱落到远端则造成更多血管床的缺血，进一步生长的血栓还有可能堵塞潜在的侧支都加重缺血程度。管腔突然被堵塞还可能引起反应性血管痉挛，进一步加重狭窄程度。④高血糖会对缺血脑组织造成损伤，但低血糖也会增加脑细胞死亡的风险。⑤低氧血症可使脑损害加重。⑥全身灌注不足，如心力衰竭、低血容量以及血黏度增高均可能降低脑血流量。

二、临床表现

从症候学角度出发，急性脑梗死可以导致运动障碍（如偏瘫）、语言障碍（包括各种类型的失语以及构音障碍）、感觉异常、共济失调、头痛、眼动障碍、视物异常、眩晕、不自主运动、癫痫和意识障碍等。急性起病的上述症状需要警惕脑梗死的可能性。反复脑梗死或者慢性期患者可以出现痴呆、精神行为异常及步态异常等症状。

与其他非血管性疾病不同的是，脑梗死的临床表现多数符合血管分布区特点。以下分别从不同供血动脉梗死角度出发，以血管解剖综合征形式描述脑梗死的症状。

1. 大脑中动脉供血区梗死（MCA）

包括皮质支梗死和豆纹动脉梗死。

（1）皮质支梗死：完全的皮质支闭塞典型表现为突发起病的偏侧面瘫及肢体瘫痪（上肢重、远端重）、偏身感觉障碍，优势半球可出现失语（混合型失语或者运动型失语）、Gerstmann's syndrome（左右失认、手指失认、失算和书写困难），非优势半球可出现视空间障碍。此外可以出现对侧偏盲、象限盲或者凝视障碍等。根据受累分支不同，上述症状可以单独或者合并出现。

（2）豆纹动脉梗死：也称深穿支动脉梗死，豆纹动脉主要的供血区域包括内囊前肢的上半部、整个内囊和放射冠的上半部、外囊、豆状核以及尾状核头和体的上半部分。因此相应的穿支闭塞可以导致以下腔隙综合征的表现，如纯运动偏瘫、偏身感觉运动障碍、构音障碍—手笨拙综合征、构音障碍—面瘫综合征，少见的还有失语、偏侧忽视以及结构性失用等，后者有时与皮质支梗死不好鉴别，一般来说出现这些症状往往提示病灶范围较大。如果病变位于尾状核，还可以出现舞蹈症等不自主运动。

2. 大脑前动脉供血区梗死（ACA）

肢体瘫痪是 ACA 梗死最常见的症状，下肢突出，上肢症状相对较轻，一般不出现面瘫。如果 ACA 的分支 Heubner 动脉梗死累及尾状核头、壳核以及内囊前部时，临床症状也可以面瘫和上肢瘫痪突出，不同于常见的 ACA 梗死。亦可出现偏身感觉异常。此外皮质分支受累尚可以表现额叶的部分症状，如无动性缄默症、精神行为异常、遗忘、病理性抓握现象以及言语障碍等，后者临床上因为无肢体瘫痪等症状，急性起病时常需要与脑炎等其他疾病鉴别。此外 ACA 梗死可以累及旁中央小叶从而导致尿失禁或尿潴留。

3. 脉络膜前动脉梗死

脉络膜前动脉起源及解剖走行和供血区域变异较大，常见供血区域包括视束、视放射、外侧膝状体、内囊后肢的后 2/3、苍白球以及大脑脚的中 1/3 部分。另外也供应侧脑室后角旁的放射冠区域。经典的临床症状三联征包括偏瘫、偏身感觉障碍和同向偏盲，但是多数患者仅表现为上述症状的一部分，临床并无特异性，以不伴失语、意识改变等与 MCA 梗死鉴别。尽管不多见，有时还可以表现皮质支受累的症状。多数脉络膜前动脉梗死临床仅表现单一的腔隙综合征。少见的症状包括偏瘫对侧的上睑下垂，眼球上下视障碍等（累及中脑）。

4. 大脑后动脉及其分支梗死（PCA）

临床症状依赖于 PCA 闭塞部位。PCA 起始部闭塞可以累及中脑、颞顶枕叶及丘脑，临床表现为不同程度的意识改变、不自主运动、动眼神经麻痹，对侧偏瘫、偏身感觉障碍和偏盲，后者如果单独出现似 MCA 梗死，临床需要鉴别。PCA 后交通动脉发出以远闭塞时，临床常无偏瘫出现（因中脑未受累），以此与近端病变鉴别。大脑后动脉远端闭塞累及皮质时最常见的症状是对侧视野缺损，多为同向偏盲，也可为象限盲，症状轻重取决于梗死范围，黄斑区保留，因此视力常不受累。双侧 PCA 梗死临床少见，表现为双侧颞枕叶症状如皮质盲，言语障碍或者认知行为异常等。

丘脑梗死临床常见，血供主要来源于 PCA。外侧丘脑梗死最常见（丘脑膝状体动脉梗死），临床常表现三组体征：单纯对侧偏身感觉障碍，症状较轻；偏身感觉（包括深感觉）及运动障碍；症状广泛时可以同时出现异常运动如舞蹈—手足徐动症及共济失调（累及锥体外系及小脑束），但是认知和行为能力相对保留。丘脑旁中央梗死（丘脑穿动脉供血）临床表现急性起病的意识障碍、精神异常及眼球垂直凝视障碍。脉络膜后动脉梗死常见的症状是累及外侧膝状体所致的视野缺损。

5. 椎—基底动脉及其分支梗死

后循环梗死特征性的临床症状包括眼球垂直运动障碍、复视、脑神经症状及交叉瘫等。急性椎—基底动脉闭塞可表现意识障碍、四肢瘫痪、共济失调、高热及眩晕呕吐等，临床出现上述症状时要高度警惕危及生命的后循环梗死可能。

（1）基底动脉穿支闭塞可以出现中脑或脑桥梗死，中脑旁中央动脉梗死临床常出现动眼神经麻痹或者眼球垂直运动障碍，可表现以下综合征。①Weber 综合征表现为同侧动眼神经麻痹和对侧肢体偏瘫。②Claude 综合征表现为同侧动眼神经麻痹和对侧小脑症状。③Benedikt综合征表现为同侧动眼神经麻痹和对侧不自主运动（震颤或者舞蹈症）。脑桥旁中央梗死，常累及皮质脊髓束，皮质—桥—小脑束以及皮质—核束，临床表现包括：构音障碍—手笨拙综合征、纯运动偏瘫、共济失调性偏瘫、凝视障碍（双眼凝视向偏瘫侧）等。脑桥梗死可出现以下综合征。①Millard-Gubler 综合征，表现为同侧展神经和面神经瘫痪，对侧偏瘫。②Foville 综合征，表现为同侧凝视麻痹、周围性面瘫和对侧偏瘫。针尖样瞳孔是脑桥病变特征性的体征。

（2）基底动脉尖端综合征。1980 年 Caplan 首次报道，基底动脉末端分出双侧小脑上动脉和大脑后动脉。基底动脉尖端综合征临床症状与累及部位（包括中脑、小脑上部、丘脑、颞叶内侧及枕叶）有关，可表现为眼球垂直运动障碍及瞳孔异常，动眼神经麻痹，核间性眼肌麻痹，意识水平下降，病变对侧偏盲或者皮质盲以及严重的记忆障碍。临床上急性出现上述部分症状时需要高度警惕基底动脉尖端综合征的可能性，及时的诊断有利于及时的治疗。

（3）小脑及其供血动脉梗死。小脑上动脉梗死，常同时合并脑干受累，常见症状包括同侧辨距不良、同侧 Horner 征、对侧偏身痛温觉减退及对侧滑车神经麻痹；小脑前下动脉供应脑桥背侧、小脑和小脑中脚等，可表现眩晕、呕吐、耳鸣和构音障碍，查体可发现同侧面瘫、听力减退、三叉神经感觉障碍、Horner 征、辨距不良和对侧躯干肢体痛温觉减退。小脑后下动脉闭塞综合征，也称延髓背外侧综合征（Wallenberg syndrome），临床最常见表现为眩晕、呕吐和眼球震颤（前庭神经核）、交叉性感觉障碍（三叉神经脊束核及交叉过来的脊髓丘脑束）、同侧 Horner 征（下行的交感神经纤维受累）、饮水呛咳、吞咽困难和声音嘶哑（疑核）、同侧小脑性共济失调。但是临床常见的多为不全延髓背外侧综合征，因为小脑后下动脉解剖变异很多。

三、卒中的评估

卒中患者的评估是个体化治疗干预的基础，应该在卒中患者来就诊后立即进行。

1. 临床评估

详细的病史询问和神经病学查体是建立卒中诊断的基础。对于已经疑诊卒中的患者要注意心血管系统的查体，包括双侧血压测量、颈部血管听诊和心脏听诊。此外，要进行神经功能缺损评分，常用的为 NIHSS 评分。由于后循环的临床评估在现有评分系统中欠敏感，对疑诊后循环的卒中要进行包括脑干和小脑体征的尽可能详尽的检查。

2. 卒中专科评估

包括以下 6 个方面的评估。

（1）危险因素评估：在人群范围内，常见的卒中高危因素包括年龄、高血压、糖尿病、高脂血症、心脏疾病（如心房颤动）、不良的生活方式（如吸烟）等。除了年龄以外，这些高危因素均可以进行有效干预。因此，仔细的逐项排查这些卒中高危因素非常重要。在常规检查的同时，部分基础疾病只有通过一定的监测才能诊断，如阵发性心房颤动。在中国人群，夜间孤立性高血压并不少见（10%），通过 24 小时血压监测可以明确诊断。

（2）血液化验评估：卒中患者常规的血液化验包括血常规、肝肾功能、电解质、血糖、血脂和凝血检查。对于有心源性卒中可能、冠心病病史的患者可考虑补充心肌酶谱的检查。作为少见卒中原因的筛查，可以进行红细胞沉降率、同型半胱氨酸、免疫、感染等相关指标的检测。

（3）脑结构影像学评估：所有疑诊 TIA 或卒中患者应尽快完成诊断性脑结构影像学检查。头颅 CT 是国内最普及的影像学手段，可以迅速排除脑出血，但是它对于后循环的脑梗死缺乏敏感度。有条件的医院可以做头 MRI（T_1、T_2、Flair、DWI 和 SWI/T_2），其中弥散成像（diffusion-weighted imaging，DWI）最重要。与 CT 和常规 MRI 相比，DWI 的主要优点是：①最快可以在梗死后数分钟内显示超急性期缺血病灶；②能发现 T_2 加权像无法识别的小的皮质梗死或脑干梗死，结合常规 MRI 区别新旧梗死灶。SWI 或 T_2 能够敏感探测微量出血的存在，它与高龄、高血压、脑小血管病等因素相关。

脑梗死病灶图案的分类有助于分析判断导致脑梗死的源头从而有助于最终的病因诊断。例如，若梗死灶同时累及双侧颈内动脉系统或者前后循环系统，通常考虑来源于心脏或主动脉弓的栓塞；若仅限于一侧颈内动脉系统，表现为多发梗死，则来源于大脑中动脉、颈内动脉可能性大，但是主动脉弓以及心脏也有可能；若为单发基底节病灶，则穿支动脉病变或其载体动脉病变堵塞穿支的可能性最大。

（4）血管评估：卒中患者的直接血管评估包括颈部和颅内动脉，少数患者需要评估主动脉弓；作为患者全身粥样硬化评估的一部分，在必要时，下肢血管和冠状动脉也可以进行评估。常见评估方法有数字减影血管造影（DSA）、常规 MRA、CTA、增强 MRA（CEM-RA）、颈动脉超声和 TCD。

DSA 仍然是诊断颅内外动脉狭窄的金标准，传统的 DSA 只包括正、侧位，新一代的 DSA 则可以进行三维旋转成像和重建图像，从而提供更多的测量信息，并且提高了探测狭窄血管的敏感性。但是，DSA 是有创的，通常不作为一线检查方法，只有在考虑可能进行介入治疗，或者无创血管检查不能充分建立诊断时才进行。

磁共振血管成像（MRA）是一种无创的检查颅内外血管的高敏感度的手段，先进的 MRA 可以通过增强剂提高敏感性，并辨别血管内血流的方向。MRA 的缺点是有可能会高估狭窄程度，一些血流速度缓慢或弯曲的血管部位有可能被误诊为病理狭窄。对于颈部狭窄动脉，常规 MRA 的敏感度和特异度可以达到 92.2% 和 75.7%；对于颅内狭窄动脉，MRA 的敏感度和特异度可以达到 92% 和 91%。

CTA 是近年来发展很快的一项血管评估手段。通过静脉注入造影剂，CTA 可以同时显示心脏、主动脉弓、颈动脉系统、颅内动脉系统的病变，并且可以三维重建。对于诊断颈动脉狭窄（70%～99%），CTA 的敏感度和特异度可达 85% 和 93%；对于颅内血管狭窄敏感度可达 97.1% 以上，特异度达 99.5% 以上。

颈动脉超声是一种快速、无创、可床旁操作并便于动态随访的检查方法。它可以准确地判断颈部血管狭窄或闭塞，敏感度和特异度可达 94% 和 77%，已成为颈动脉内膜剥脱术术前决策的重要部分。彩色超声通过形态学、斑块回声形状可以对斑块成分作出判断，因此它也是评价颈部血管粥样斑块稳定性的常用手段。彩超的局限性在于它在很大程度上依赖操作者的技术水平，因此，不同的医学中心其准确性有可能不同。

经颅多普勒超声（TCD）是一项无创性脑动脉狭窄的检测方法，同颈动脉超声一样具有快速、可床旁操作并便于动态随访的优点，但对操作者依赖性强。TCD 可以判断颅底 Willis 环大部分管径减少超过 50% 的颅内血管狭窄。TCD 也是唯一能检测脑血流中微栓子的方法，该微栓子信号在大动脉病变中尤为常见，在颈内动脉狭窄患者，微栓子信号是再发卒中和 TIA 的独立危险因素。颞窗狭小或缺失是限制 TCD 的主要瓶颈，在后循环的评价上，TCD 的特异性也相对较低。

对于具有熟练超声技术的医院，联合颈动脉彩超和 TCD 可作为卒中患者血管病变的一线评估方法。对于有条件的医院，在超声血管评价基础上的脑灌注成像和血管管壁成像可以为临床决策提供更多的信息。

（5）心脏评估：无论是否有心脏病史，所有缺血性卒中患者都应进行至少一次心电图检查，有条件的医院也可将 24 小时 Holter 检查作为常规检查，以期望发现更多的心房颤动患者。超声心动图有助于发现器质性心脏疾病。经胸超声心动图 TTE 能很好地检测到附壁血栓，尤其是位于左心室心尖部者；对心肌梗死后室性附壁血栓的患者，该检查敏感性和特异性均 > 90%。经食管超声（TOE）比 TTE 具有更高的检测敏感度。对于不明原因的卒中患者，TOE 是卵圆孔未闭（PFO）诊断的金标准，此外，PFO 还可以由 TCD 盐水激发试验来诊断。

（6）危险分层评估：危险因素的不同决定了患者卒中再发的风险也有所差别。目前临床上应用危险因素进行分层的有以下工具：Essen 卒中危险评分（ESRS）主要用来评价非心源性卒中的危险评分（表3-5），ABCD 2 则主要用来对 TIA 卒中复发进行风险评估。

表 3-5 Essen 卒中危险评分（ESRS）

危险因素或疾病	分数
年龄 65～75 岁	1
年龄 > 75 岁	2
高血压病	1
糖尿病	1
既往心肌梗死	1
其他心血管病（除外心肌梗死和心房颤动）	1
周围血管病	1
吸烟	1
除本次事件之外的既往 TIA 或缺血性卒中	1

注：低危，0～2 分；高危，3～6 分；极高危，7～9 分。

四、诊断和鉴别诊断

脑梗死的诊断主要依据临床表现和影像学检查两方面。急性起病，迅速达高峰的局灶性神经功能缺损，后者符合血管分布特征，头颅 CT 或 MRI（特别是 DWI）未见出血改变，或者出现典型的低密度责任病灶，除外其他疾病，基本可以诊断。头颅磁共振＋弥散加权成像（DWI）对于早期脑梗死的诊断具有特异性，即 DWI 显示病灶处高信号，相应的表观弥散系数（ADC）值减低的影像学特征。因此临床表现不典型，或疑诊后循环脑梗死时，及时的 DWI 成像检查非常必要。

需要分析梗死灶类型及关注受累血管分布，并最终作出脑梗死的病因诊断。梗死灶类型：皮质梗死或区域性梗死、分水岭梗死和穿支动脉区梗死。梗死灶还应区分为单一或多发梗死。头颅 CT 对皮质微小梗死灶以及某些内分水岭区梗死灶不敏感，因此，头颅 CT 仅发现穿支动脉区梗死灶，未必表示其他部位没有梗死灶，因为梗死灶类型和分布对于造成梗死灶的源头及最终的病因诊断很重要。受累血管分布是否仅限于前循环、仅限于后循环或前后循环均累及。受累血管分布不同也往往有提示病变源头的价值。

脑梗死不是一种疾病，而是由多种疾病导致的综合征，因此，对于每一个脑梗死患者，都应尽可能找到导致卒中的病因。病因学分型中应用最广的依然是 TOAST 分型以及在此基础上的改良分型。脑梗死病因区分为：大动脉粥样硬化性、心源性栓塞、小动脉闭塞、其他病因和病因不明。以下从不同病因学角度出发，分析不同病因导致脑梗死的临床特点、梗死灶分布特点、诊断依据、注意要点等。

1. 大动脉粥样硬化性脑梗死

因主动脉弓和颅内外大动脉粥样硬化性狭窄或粥样硬化斑块不稳定而导致的脑梗死，是缺血性卒中最常见的亚型。以下分别阐述主动脉弓、颈内动脉、大脑中动脉和椎—基底动脉粥样硬化性脑梗死的诊断。

（1）主动脉弓粥样硬化性脑梗死：主动脉弓相关脑梗死有时容易忽视，临床表现无特异性，有时表现同颈部或颅内动脉粥样硬化性脑梗死，症状出现在一侧颈内动脉供血区或仅限于后循环，有时表现同心源性栓塞，可同时出现前后循环受累的临床表现。如果影像学检查病灶仅累及单一系统动脉的分布区，如仅累及一侧颈内动脉分布区或仅累及后循环分布区，梗死灶为皮质、流域性或多发梗死，但其近端相应颅内外大动脉未发现能解释病灶的严重狭窄性病变，且已排除心房颤动等心源性栓塞的潜在原因，此时应高度怀疑主动脉弓病变；或者病灶同时累及双侧前循环或前后循环均累及，而且已排除心房颤动等心源性栓塞的潜在原因，也应高度怀疑主动脉弓病变。经食管超声、高分辨率磁共振及多排 CT 发现主动脉弓粥样硬化易损斑块（斑块≥4 mm，或有血栓形成）可以帮助诊断。研究发现隐源性卒中患者主动脉弓发现溃疡斑块的概率明显高于已知病因的卒中及对照组，提示临床上隐源性卒中患者需要注意主动脉弓的筛查。

（2）颈内动脉粥样硬化性脑梗死：临床可表现为累及该动脉供血区的 TIA 或脑梗死，临床表现多样，症状与被堵塞的颅内动脉有关，最常见的是累及大脑中动脉供血区的某个或数个分支供血区所导致的症状。影像学上梗死病灶的分布可以是大脑中动脉或大脑前动脉的皮质或流域性梗死、分水岭区梗死（内分水岭、前分水岭或后分水岭），或包括穿支动脉区梗死在内的多发梗死灶。在基底节区（深穿支动脉区）出现孤立梗死灶也有，但相对较少。

当同侧 PCA 属于胚胎型时，即 PCA 起源于颈内动脉，病灶尚可位于同侧 PCA 分布区，此时就可能表现为前后循环都有梗死病灶，临床需要注意与心源性栓塞鉴别。此外如果病史中存在偏瘫肢体对侧单眼发作性黑矇时，需要高度警惕 ICA 狭窄可能，及时的血管评估非常必要。颈动脉超声、CTA、MRA 或 DSA 等检查发现病灶同侧的 ICA 狭窄或有明确的易损斑块，结合上述症状及梗死灶分布基本可以诊断。当病灶仅分布于 MCA 供血区且合并存在同侧 MCA 狭窄时则需要鉴别责任动脉是 ICA 还是 MCA。如果梗死灶仅位于深穿支动脉区，则 MCA 为责任动脉的可能性比较大，如果梗死灶为其他类型，ICA 与 MCA 斑块部位的高分辨率磁共振及 TCD 多深度微栓子监测（如果 MCA 狭窄前和狭窄后都有微栓子信号则提示 ICA 是责任动脉，如果仅在狭窄后监测到微栓子信号而狭窄前没有微栓子信号，则 MCA 是责任动脉的可能性更大）可能有助于鉴别，但有时鉴别还是非常困难。

（3）大脑中动脉粥样硬化性脑梗死：临床主要表现为该供血区某一分支或某几个分支受累的症状。病灶分布有以下多种可能：基底节区或侧脑室旁的单发梗死灶（穿支动脉区梗死）、半卵圆中心或放射冠的内分水岭梗死，还可以出现前分水岭和后分水岭梗死，也可以出现上述类型混合的多发梗死灶，但一般不会出现包括整个大脑中动脉供血区的大面积脑梗死，以区别于近端栓塞源如颈内动脉、主动脉弓或心源性所致的大脑中动脉主干栓塞。血管影像学检查证实梗死病灶同侧 ICA 粥样硬化性狭窄，结合以上特征可以考虑 MCA 狭窄所致脑梗死。在大脑中动脉粥样硬化性病变所致脑梗死中，穿支动脉孤立梗死灶是一常见类型，未做血管影像学检查之前根据梗死病灶的大小是无法与穿支动脉自身病变所导致的梗死（也称作小动脉闭塞或腔梗）鉴别的，因此，即使梗死灶仅发生在穿支动脉区，即使头颅 CT 或 MRI 或 DWI 报告"腔隙性脑梗死"，也不能因此而不做血管检查，因为这样的梗死灶完全有可能是这条深穿支动脉的载体动脉（大脑中动脉）粥样病变所致。另外需要注意的是当病灶位于内囊后肢外侧时，需要与脉络膜前动脉梗死鉴别。

（4）椎—基底动脉粥样硬化性脑梗死：临床表现为椎—基底动脉的某一分支或数个分支或主干闭塞的症状和体征。影像学病灶符合以下情况：双侧中脑、丘脑、枕叶及颞叶内侧多发梗死；单侧枕叶皮质大面积梗死；单侧或双侧丘脑梗死；单侧或双侧小脑半球梗死、脑桥梗死等。血管检查发现相应的 BA 或 VA 动脉粥样硬化性狭窄可以诊断。但如果仅为一侧椎动脉闭塞，对侧椎动脉和基底动脉都正常，而梗死灶发生在基底动脉供血区，则需要考虑是否为其他源头所致，如主动脉弓或心源性栓塞。与大脑中动脉粥样硬化性狭窄相似，基底动脉粥样硬化性狭窄也可导致穿支动脉孤立梗死灶（脑桥梗死），未做血管影像学检查之前根据梗死病灶的大小是无法与穿支动脉自身病变所导致的梗死鉴别的，因此，即使梗死灶仅发生在脑桥，即使头颅 CT 或 MRI 或 DWI 报告"腔隙性脑梗死"，也不能因此而不做血管检查，因为这样的梗死灶完全有可能是这条深穿支动脉的载体动脉（基底动脉）粥样病变所致。锁骨下动脉狭窄及椎—锁骨下动脉盗血现象的存在有可能会导致后循环 TIA，但不容易导致后循环梗死，当患者发生后循环梗死，但后循环动脉检查如果仅仅发现一侧锁骨下动脉狭窄而椎—基底动脉均正常时，该狭窄动脉未必是导致梗死灶的原因，尚需要进一步查其他源头，如主动脉弓或心源性。

2. 心源性栓塞

因心脏的各种疾病而导致的脑梗死。起病急骤，病情相对重。临床表现为累及一侧前循环、一侧后循环或前后循环均累及的相应症状和体征。影像学病灶分布：多为 MCA 供血区流域性梗死，易出现梗死后出血；皮质多发小梗死灶亦可见到；如果出现整个大脑中动脉区域的大面积梗死或双侧半球/前后循环同时出现多发病灶时要高度怀疑心源性栓塞。如果同时伴随其他部位的栓塞，则心源性栓塞的可能性更大。患者既往有心房颤动病史或病后心电图发现心房颤动，根据临床表现及上述梗死灶影像学检查基本可以诊断为心房颤动所致心源性栓塞。心源性栓塞的梗死灶也可仅累及一侧颈内动脉或仅限于后循环分布区，此时需要与颈内动脉系统或后循环系统大动脉病变所致脑梗死鉴别。如果梗死灶的供血动脉无明确狭窄性病变，则倾向于心源性栓塞。由于心源性栓塞除最常见的心房颤动之外还有其他原因，以及心源性栓塞还要与主动脉弓栓塞鉴别，因为两者在梗死灶分布上并无区别，因此当疑诊心源性栓塞，常规心电图又未发现有心房颤动，此时进行以下检查有助于检出更多潜在的心源性栓塞疾病或主动脉弓病变：心电监测、延长心电监测时间、经胸超声心动图、经食管超声心动图等。

3. 小动脉闭塞

因为小动脉或深穿支动脉自身病变导致的梗死，临床多表现各种类型的腔隙综合征，如偏瘫、偏身感觉障碍、构音障碍—手笨拙综合征及共济失调性轻偏瘫等，影像学病灶单发，常位于 MCA、ACA、PCA 及 BA 穿支动脉供血区，如基底节、脑桥和丘脑等，血管检查显示发出该穿支动脉的载体动脉无狭窄或无动脉粥样硬化斑块，可以考虑小动脉闭塞的诊断。颈内动脉狭窄有可能导致同侧基底节孤立梗死灶，椎动脉狭窄也有可能导致脑桥孤立梗死灶，或心源性栓塞也有可能导致上述孤立梗死灶，但这样的机会不大。当临床上反复刻板发作一侧肢体无力且大血管检查完全正常时，需要警惕内囊或脑桥预警综合征的可能，因为进一步内囊单发梗死的概率高。

4. 其他病因

其他病因的特点是种类繁多，发病率低，治疗上缺少循证医学证据，但却是儿童和青年人卒中的重要原因。由于种类繁多，各种疾病又都有其特殊性，难以一一描述。以下仅对动脉夹层和烟雾病的特点进行简单描述。①动脉夹层：急性起病，近期有外伤史，伴头痛或颈痛的局灶性神经功能缺损，尤其无高危因素的青年患者，需要高度警惕夹层所致梗死的可能。颈内动脉夹层常见大脑中动脉分布区梗死，椎动脉夹层常见延髓梗死，多表现延髓背外侧综合征，急性期 CTA 和 DSA 可以辅助诊断。②烟雾病：儿童、青年和成年人都可发病，血管造影显示双侧颈内动脉末端/大脑中动脉及前动脉狭窄或闭塞，伴颅底烟雾血管形成，临床既可表现为缺血也可表现为出血，诊断主要依据特征性的血管影像学改变，DSA、MRA 和 CTA 均有助于诊断。

尽管经过详细的心脏、血管、血液化验等一系列检查，仍然有一部分脑梗死的病因得不到诊断，属于病因不明的脑梗死。

脑梗死急性期需要与其他急性起病、表现类似的疾病进行鉴别，如脑出血、脑肿瘤、脑炎、代谢性脑病等，尤其当临床症状以皮质受累为主时需要注意。如脑梗死以癫痫发作、精神症状或者头痛起病时，有时很难与脑炎等疾病鉴别，需要详细询问病史（包括既往史），以及进一步的影像学检查来鉴别。另外心脏疾病如阿—斯综合征，严重心律失常如室上性心动过速、室性心动过速、多源性室性期前收缩、病态窦房结综合征等，可以因为阵发性全脑供血不足出现意识丧失，有时需要与急性后循环梗死鉴别，后者常常伴有神经系统局灶性症状和体征，进一步行心电图和超声心动图检查有助于鉴别。

五、治疗与康复

1. 急性期治疗

（1）一般治疗：卒中一般支持治疗的主要目的是尽量维持患者的内环境稳定，为卒中的特异性治疗和卒中康复创造条件。卒中的所有早期治疗可以在卒中单元中进行。目前认为，它是组织化卒中管理较好的形式。常规的一般治疗包括：纠正低氧血症，及时处理心脏病变，积极控制感染和体温升高（>38 ℃给予降温），重视营养支持等。

卒中早期的高血压控制仍没有定论，普遍认为急骤降压有可能加重卒中。作为溶栓前准备，应使收缩压<180 mmHg、舒张压<100 mmHg。血压持续升高，收缩压≥200 mmHg或舒张压≥110 mmHg，或伴有严重心功能不全、主动脉夹层、高血压脑病，可予以谨慎降压治疗，并严密观察血压变化，必要时可静脉使用短效药物（如拉贝洛尔、尼卡地平等）。

约40%的患者存在脑卒中后高血糖，预后不良。在血糖超过11.1 mmol/L时给予胰岛素治疗。低血糖可直接导致脑缺血损伤和水肿加重，同样对预后不利。因此，血糖低于2.8 mmol/L时给予10%～20%葡萄糖口服或注射治疗。

（2）溶栓治疗及血管内治疗：从1995年NINDS试验开始，到2008年ECASS Ⅲ研究，国际上多项随机、双盲、对照研究证实了超早期t-PA静脉溶栓治疗（0.9 mg/kg，最大剂量90 mg，其中10%在最初1分钟内静脉推注，其余持续滴注1小时）的有效性，时间窗由3小时延长到了4.5小时。我国"九五"攻关课题"急性缺血性脑卒中6小时内的尿激酶静脉溶栓治疗"证实了尿激酶（100～150 WU，溶于生理盐水100～200 mL，持续静脉滴注30分钟）的治疗作用，目前逐渐被rt-PA静脉溶栓所替代。对于大动脉急性闭塞患者，在有条件的医院，在静脉溶栓的基础上行血管内治疗，包括机械取栓术、碎栓术、吸栓术及动脉内溶栓，可将治疗的时间窗延长至6小时甚至更长，目前大规模的临床试验仍在进一步研究中。静脉溶栓及血管内治疗的主要风险是颅内出血，约占6%。对于静脉溶栓及血管内治疗适应证的严格把握及操作的熟练有助于减少这一并发症。

（3）抗血小板治疗：多项大样本研究证实了脑卒中后48小时内口服阿司匹林（150～300 mg/d）的疗效。阿司匹林能显著降低随访期末的病死率或残疾率，减少复发，但会轻度增加症状性颅内出血的风险。对不能耐受阿司匹林者，可考虑选用氯吡格雷等抗血小板治疗。

（4）恶性大面积脑梗死的减压治疗：严重脑水肿和颅内压增高是急性重症脑梗死的常见并发症。对于发病48小时内、60岁以下的恶性大脑中动脉梗死伴严重颅内压增高，外科减压术可以降低死亡率和致残程度。对压迫脑干的大面积小脑梗死患者也可考虑积极外科干预。

（5）其他治疗：多项抗凝治疗的研究发现，它不能降低卒中病死率和致残率，但对于严重偏瘫的患者，抗凝治疗可以用于防治下肢静脉血栓形成和肺栓塞。有关降纤、扩容、神经保护、中医药的卒中治疗研究正在进行，但目前还没有足够的证据广泛应用于临床。

2. 卒中的二级预防

即卒中复发的预防，应该从急性期就开始实施。卒中二级预防的关键在于对卒中病因的诊断及危险因素的认识，针对不同病因，对不同复发风险的患者进行分层，制订出具有针对性的个体化的治疗方案。

（1）危险因素控制。主要包括：①对于高血压患者，在参考高龄、基础血压、平时用药、可耐受性的情况下，降压目标一般应该达到 ≤ 140/90 mmHg，理想应达到 ≤ 130/80 mmHg；②糖尿病血糖控制的靶目标为 HbA1c <6.5%，但对于高危 2 型糖尿病患者要注意血糖不能降得过低，以免增加死亡率；③胆固醇水平升高或动脉粥样硬化性患者，应使用他汀类药物，目标 LDL-C 水平降至 2.07 mmol/L（80 mg/dL）以下或使 LDL-C 下降幅度达到 30% ~40%；④戒烟限酒，增加体育活动，改良生活方式。

（2）大动脉粥样硬化患者的非药物治疗。这种卒中复发率最高，尽管高危因素的药物控制可以降低该类卒中的复发，但是部分内科治疗无效的患者需要考虑介入或者外科干预治疗。主要包括：①症状性颈动脉狭窄 70% ~ 99% 的患者，可考虑颈动脉内膜剥脱术（CEA），术后继续抗血小板治疗；②对于无条件做 CEA、有 CEA 禁忌或手术不能到达、CEA 后早期再狭窄、放疗后狭窄可考虑行颈动脉支架置入术（CAS）。支架置入术前给予氯吡格雷和阿司匹林联用，持续至术后至少 1 个月。

（3）心源性栓塞的抗栓治疗。心源性栓塞所致卒中的二级预防基础是抗凝，从传统的口服华法林到凝血酶抑制药，依从性好的患者可以将卒中复发的概率降低 2/3。华法林的目标剂量是维持 INR 在 2.0 ~3.0，而凝血酶抑制药则可以不必检查 INR。对于不能接受抗凝治疗的患者，可以使用抗血小板治疗。

（4）非心源性卒中的抗栓治疗。大多数情况均给予抗血小板药物进行二级预防。药物的选择以单药治疗为主，氯吡格雷（75 mg/d）、阿司匹林（50 ~ 325 mg/d）都可以作为首选药物；有证据表明氯吡格雷优于阿司匹林，尤其对于高危患者获益更显著，但是会大幅度增加治疗费用。长期应用双重抗血小板药物（>3 个月），可能会增加出血风险，但对于有急性冠状动脉疾病（例如不稳定型心绞痛，无 Q 波心肌梗死）或近期有支架成形术的患者，可以联合应用氯吡格雷和阿司匹林。

（5）其他特殊情况。一些卒中具有非常见的病因，此类患者需要根据具体病因学进行处理。动脉夹层患者发生缺血性卒中后，可以选择抗凝治疗或抗血小板治疗。常用抗凝治疗的方法为：静脉肝素，维持 APTT 50 ~70 秒或低分子肝素治疗；随后改为口服华法林抗凝治疗（INR 2.0 ~3.0），通常使用 3 ~6 个月。药物规范治疗后仍有复发的患者可以考虑血管内治疗或者外科手术治疗。

不明原因的缺血性卒中/TIA 并发卵圆孔未闭的患者，多使用抗血小板治疗。如果并发下肢静脉血栓形成、房间隔瘤或者存在抗凝治疗的其他指征，如心房颤动、高凝状态，可以用华法林治疗（目标 INR 2.0 ~3.0）。

伴有高同型半胱氨酸血症（空腹血浆水平≥16 μmol/L）的卒中患者，每日给予维生素 B_6、维生素 B_{12} 和叶酸口服可以降低同型半胱氨酸水平。尽管降低同型半胱氨酸水平在卒中一级预防中的证据较充分，其是否可以降低卒中复发证据仍需进一步研究。

3. 康复

原则上在卒中稳定后 48 小时就可以由专业康复医生安排患者进行康复治疗。有条件的医院可以在脑卒中早期阶段应用运动再学习方案来促进脑卒中运动功能恢复。亚急性期或者慢性期的卒中患者可以使用强制性运动疗法（CIMT）。减重步行训练可以用于脑卒中后 3 个月后轻到中度步行障碍的患者。卒中后进行有效的康复能够减轻功能上的残疾，是脑卒中组织化管理中不可或缺的关键环节。

（聂　琛）

第三节 脑出血

中国人出血性卒中的比例远高于欧美人群，有研究指出，国人出血性卒中约占全部卒中的32.9%，而在欧美人群仅占10%～15%，其中自发性脑出血（SICH）是最为常见的出血性卒中类型，占出血性卒中总数的70%～80%，而且随着年龄的增长，发病率不断增高，与长期高血压及高龄患者脑血管淀粉样变有关。其中大约50%为深部出血，35%为脑叶出血，10%为小脑内出血，6%为脑干出血。

脑出血对社会生产力破坏极大，严重威胁人群的健康。其中自发性脑出血预后甚差，发病30天内的死亡率为35%～52%，且50%的死亡发生在发病48小时内。美国对67 000例脑内出血患者的调查结果表明，发病6个月后仅20%的患者具有独立的生活能力。

一、病因及发病机制

脑出血的原因较多，最常见的是高血压。其他病因包括：脑动脉粥样硬化，血液病（白血病、再生障碍性贫血、血小板减少性紫癜、血友病、红细胞增多症和镰状细胞病等），以及动脉瘤、动静脉畸形、烟雾病、脑动脉炎、硬膜静脉窦血栓形成、夹层动脉瘤、脑梗死继发脑出血、抗凝或溶栓治疗等。脑淀粉样血管病是脑出血的罕见原因，本病在老年患者（平均年龄70岁）最常见，典型病例为多灶性脑叶出血。偶见原发性或转移性脑肿瘤性出血。伴发出血的肿瘤包括多形性胶质母细胞瘤、黑色素瘤、绒毛膜癌、肾细胞癌及支气管源性癌等。

长期慢性高血压，会使脑血管发生一系列的病理变化。

1. 脑内小动脉玻璃样变、纤维素样坏死和动脉瘤形成

脑动脉的外膜和中膜在结构上较其他脏器血管的结构要薄弱，在长期血压逐渐升高的患者中，脑内小动脉可发生玻璃样变和纤维素样坏死，这些病变使脑动脉管壁内发育完好的内膜受到损伤，高血压可促使这种被损伤的小动脉内膜破裂，形成夹层动脉瘤，动脉瘤破裂即可引起出血。在慢性高血压时，小动脉上还可间断地发生直径约1 mm的微动脉瘤，这种动脉瘤是经薄弱的中层膨出的内膜。当血压骤然升高，微动脉瘤或纤维素样坏死的细小动脉直接破裂，引起出血性卒中。

2. 脑内小动脉痉挛

在高血压过程中，若平均动脉压迅速增高，可引起血管自动调节过强或不足，当血压超过自动调节上限而且持续时间较长，可导致弥散性血管痉挛，使进入微循环的血流量减少，引起毛细血管和神经元缺血，可使液体漏至细胞外间隙，发生脑水肿。同时毛细血管由于缺血、缺氧可导致破裂，发生点状出血，若病变广泛或呈多灶性，则可引起大片脑内出血。

二、病理

1. 血肿扩大

血肿体积增大超过首次CT血肿体积的33%或20 mL为血肿扩大。血肿扩大是脑内出血病情进行性恶化的首要原因。血肿扩大的机制尚不清楚，目前的观点是血肿扩大是由于血管已破裂部位的持续出血或再次出血，但有证据表明血肿扩大可以是出血灶周围坏死和水肿组

织内的继发性出血。这一观点与 Fujii 等观察到外形不规则的血肿更容易扩大的现象吻合，因为血肿形状不规则提示多根血管的活动性出血。

2. 血肿周围脑组织损伤

脑出血后血肿周围脑组织内存在复杂的病理生理变化过程，可引起血肿周围脑组织缺血和水肿形成。

（1）血肿周围脑组织缺血：脑出血后血肿周围脑组织局部血流量下降的原因有以下 3 种：①血肿直接压迫周围脑组织使血管床缩小；②血肿占位效应激活脑血流—容积自我调节系统，局部血流量下降；③血肿或血肿周围组织释放的血管活性物质引起血管痉挛等。该区域内的病理改变在一定时间内是可逆性的，如果能在此时间窗内给予适当的治疗措施，可使受损组织恢复功能，因此该区域称为血肿周边半影区或半暗带。

（2）血肿周围脑组织水肿：主要有间质性和细胞性水肿两种，其产生原因有缺血性、渗透性、代谢性和神经内分泌性。

缺血性水肿与机械压迫和血管活性物质异常升高有关。

血肿形成后很快开始溶解，血浆中的各种蛋白质、细胞膜性成分降解物及由细胞内逸出的各种大分子物质，可经组织间隙向脑组织渗透，引起细胞外间隙的胶体渗透压升高，造成渗透性水肿。

血肿溶解可以释放细胞毒性物质引起细胞代谢紊乱，最终导致细胞死亡或细胞水肿，主要有血红蛋白、自由基、蛋白酶等。蛋白酶中以凝血酶和基质金属蛋白酶（MMPs）最重要。凝血酶可诱发脑水肿形成，凝血酶抑制剂则可阻止凝血酶诱发脑水肿形成。脑内出血后 MMPs 活性增高，血管基质破坏增加，血脑屏障完整性破坏，通透性增加，引起血管源性水肿，使用 MMPs 抑制剂可减轻水肿。

高血压性脑内出血后血管加压素与心房利钠肽的水平失衡及由此产生的脑细胞体积调节障碍，也可能引起细胞或组织水肿。

（3）颅内压增高：脑内出血后因血肿的占位效应使颅内压增高，而且由于血肿压迫周围组织及血液中血管活性物质的释放引起继发性脑缺血、脑水肿，可进一步使颅内压增高。

三、病理改变

新鲜的脑出血病理可见出血侧半球肿胀，体积增大，脑回变宽，脑沟变浅。中线结构向病灶对侧移位，颅内压增高，病灶侧脑组织可疝出至大脑镰下或疝入小脑幕切迹。切面可见出血灶和病灶周围脑组织水肿、软化。镜下可分 3 期。①出血期：可见大片新鲜的红细胞。出血灶边缘脑组织坏死、软化，神经细胞消失或呈局部缺血改变，常有多核细胞浸润。②吸收期：出血后 24～36 小时即可出现胶质细胞增生，小胶质细胞及来自血管外膜的细胞形成格子细胞，少数格子细胞含有含铁血黄素。星形胶质细胞增生及肥胖变性。③修复期：血液及坏死组织逐渐被清除，组织缺损部分由胶质细胞、胶质纤维及胶原纤维代替。出血量小的可完全修复，出血量大的形成囊腔。血红蛋白代谢产物高铁血红蛋白长久残存于瘢痕组织中，呈现棕黄色。

四、临床表现

脑出血好发于 50～70 岁，男性略多见，多在冬春季发病。患者多有高血压病史。在情绪激动或活动时易发生，发病前多无预兆，少数可有头痛、头晕、肢体麻木等前驱症状。临床症状常在数分钟到数小时内达到高峰，临床表现可因出血部位及出血量不同而各异。

1. 基底节内囊区出血

基底节内囊区是高血压颅内出血最常见的部位，约占全部脑内出血的60%，该区域由众多动脉供血。

（1）前部型：占12%左右，由Heubner返动脉供血（包括尾状核），主要累及尾状核头和（或）体（均称为尾状核出血），易破入侧脑室前角，严重者可同时累及第三、第四脑室，血肿可向后外侧延伸，损伤内囊前肢与壳核前部。

临床表现：严重头痛和明显的脑膜刺激症状，类似蛛网膜下腔出血，多无意识障碍，个别患者可出现病初一过性嗜睡。若血肿向后外侧延伸累及内囊前肢和（或）壳核前部可出现程度较轻的语言障碍、对侧偏身运动、感觉功能缺损，通常预后较好。无精神异常、眼球分离、凝视、眼震、癫痫发作等症状。50%患者完全恢复正常，70%患者预后良好。

（2）中间型：占7%左右，最为罕见，由内侧豆纹动脉供血，血肿累及苍白球及壳核中部，可向后累及内囊膝部或向前外侧破入侧脑室。

临床表现：患者意识多不受影响，可有一过性嗜睡，但几天后恢复正常。该型出血虽死亡率极低，但常导致较严重的失语和（或）偏身症状，无精神异常、眼球分离、患侧忽视、癫痫发作等症状。预后差，患者多留有较明显的后遗症，50%以上存在严重残障。

（3）后中间型：占10%左右，由脉络膜前动脉供血，通常位于内囊后肢前半部分，常向内囊膝部扩展，可导致壳核中部或丘脑外侧受压。若血肿较大可破入第三、第四脑室并导致昏迷。

临床表现：多数患者神志清楚，50%患者存在语言障碍，几乎所有患者均不同程度出现对侧面部、肢体运动障碍，60%以上患者存在偏身感觉缺失。无精神异常、眼球分离、癫痫发作等症状。预后较中间型好，多数恢复良好，近1/3患者可遗留中重度残障，几乎没有死亡病例。

（4）后外侧型：是仅次于外侧型的常见基底节内囊区出血，所占比例近20%，由外侧豆纹动脉后内侧支供血，血肿位于豆状核后部的内囊区域，平均出血量30 mL，最大可达90 mL，血肿相对较大，主要向前侧延伸，累及颞叶峡部白质、壳核前部和（或）内囊区豆状核后部，少数可经前角破入侧脑室，严重者可同时累及蛛网膜下腔。

临床表现：多数患者神志清楚或仅有一过性意识障碍，出血量大者可有昏迷及瞳孔改变。30%病例出现共轭凝视，80%以上患者有语言障碍，几乎所有患者存在不同程度对侧面部、肢体感觉及运动障碍。脑疝时有瞳孔改变，无眼球分离。预后较差，20%患者死亡，存活病例多遗留重度残障。

（5）外侧型：最为常见，占40%左右，虽然该型出血多被当作壳核出血，但头部MRI证实其为介于壳核和岛叶皮质之间的裂隙样出血，不直接累及壳核。由外侧豆纹动脉的大部分外侧支供血，原发灶位于壳核外部和岛叶皮层，多为凸透镜形和卵圆形，平均出血量20 mL，最大80 mL。常向前外侧扩展，可向内经前角破入侧脑室。

临床表现：多数患者神志清楚或仅有轻度意识水平下降，血肿较大者可出现昏迷。优势半球出血患者多有失语，非优势半球出血患者近50%出现构音障碍。出血量大患者可出现共轭凝视麻痹、瞳孔改变及癫痫发作。所有患者均存在不同程度偏身麻痹，60%以上患者出现对侧偏身感觉障碍。50%以上患者遗留中至重度残障，近10%患者死亡。

（6）大量出血型：发病率亦较高，血肿占据全部或大部分的基底节内囊区域，血肿极大（最大144 mL，平均70 mL），仅偶尔尾状核及内囊前肢得以保留，以致不能找到原发出血部位。常向前外侧延伸，50%以上破入侧脑室及第三、第四脑室，严重者可同时破入蛛网膜下腔。

临床表现：意识、言语障碍，中至重度偏身感觉、运动缺失几乎见于所有患者，共轭凝视或眼位改变（眼球分离或固定）。血肿常导致中线移位并继发Monro孔梗阻导致对侧脑室扩张，严重者常在几分钟或几小时内出现枕大孔疝或颞叶沟回疝，从而引起意识水平进一步下降及四肢瘫和脑干损伤所致的眼动障碍等脑疝症状，甚至错过住院治疗时机。几乎所有患者预后差，近50%患者死亡。

2. 丘脑出血

由丘脑膝状动脉和丘脑穿通动脉破裂所致，在脑出血中较常见，占全部脑出血的15%~24%，致残率、病死率均高。高龄、高血压是丘脑出血的主要因素，高脂血症、糖尿病、吸烟、饮酒是相关因素。

临床表现：为突发对侧偏瘫、偏身感觉障碍甚至偏盲等内囊性三偏症状，CT扫描呈圆形、椭圆形或不规则形境界比较清楚的高密度血肿影，意识障碍多见且较重，出血波及丘脑下部或破入第三脑室则出现昏迷加深、瞳孔缩小、去皮质强直等中线症状。

由于丘脑复杂的结构功能与毗邻关系，其临床表现复杂多样。如为小量出血或出血局限于丘脑内侧则症状较轻；丘脑中间腹侧核受累可出现运动性震颤、帕金森综合征表现；累及丘脑底核或纹状体可呈偏身舞蹈—投掷样运动。

3. 脑桥出血

约占全部脑内出血的10%，主要由基底动脉的脑桥支破裂出血引起，出血灶多位于脑桥基底与被盖部之间。

原发性脑桥出血患者中以大量出血型和基底被盖型死亡率最高，但两者之间无明显差异，单侧被盖型死亡率最低。在实际工作中要注意：①技术上采用薄层、小间隔扫描手段；②充分重视患者症状，特别是那些无法用CT特征来解释的脑桥损害症状，必要时可做MR扫描，以提高小病灶的检出率。

4. 中脑出血

罕见。但应用CT及MRI检查并结合临床已可确诊，轻症表现为一侧或双侧动眼神经不全瘫痪或Weber综合征；重症表现为深昏迷，四肢弛缓性瘫痪，可迅速死亡。

5. 小脑出血

多由小脑齿状核动脉破裂所致，约占脑出血的10%。自发性小脑出血的常见病因是高血压动脉硬化、脑血管畸形、脑动脉瘤、血液病及应用抗凝药，在成年人高血压动脉硬化是小脑出血的最常见原因，占50%~70%。

发病初期大多意识清楚或有轻度意识障碍，表现眩晕、频繁呕吐、枕部剧烈头痛和平衡障碍等，但无肢体瘫痪是其常见的临床特点；轻症者表现出一侧肢体笨拙、行动不稳、共济失调和眼球震颤，无瘫痪；两眼向病灶对侧凝视，吞咽及发音困难，四肢锥体束征，病侧或对侧瞳孔缩小、对光反射减弱，晚期瞳孔散大，中枢性呼吸障碍，最后因枕大孔疝死亡；暴发型则常突然昏迷，在数小时内迅速死亡。如出血量较大，病情迅速进展，发病时或发病后

12～24 小时出现昏迷及脑干受压征象，可有面神经麻痹、两眼凝视病灶对侧、肢体瘫痪及病理反射出现等。

由于小脑的代偿能力较强，小脑出血的临床征象变化多样，缺乏特异性，早期临床诊断较为困难，故临床上遇下列情况应注意小脑出血的可能：①40 岁以上并有高血压病史；②以眩晕、呕吐、头痛起病；③有眼震、共济失调，脑膜刺激征阳性；④发病后迅速或渐进入昏迷，伴瞳孔缩小、凝视、麻痹、双侧病理征、偏瘫或四肢瘫。

6. 脑叶出血

约占脑出血的 10%，常由脑动静脉畸形、烟雾病、血管淀粉样病变、肿瘤等所致。出血以顶叶最常见，其次为颞叶、枕叶、额叶，也可有多发脑叶出血。常表现头痛、呕吐、脑膜刺激征及出血脑叶的局灶定位症状，如额叶出血可有偏瘫、Broca 失语、摸索等；颞叶可有 Wernicke 失语、精神症状；枕叶可有视野缺损；顶叶可有偏身感觉障碍、空间构象障碍。抽搐较其他部位出血常见，昏迷较少见；部分病例缺乏脑叶的定位症状。

7. 脑室出血

占脑出血的 3%～5%，由脑室内脉络丛动脉或室管膜下动脉破裂出血，血液直流入脑室内所致，又称原发性脑室出血。原发性脑室内出血最常见的部位是侧脑室，其次是第三脑室和第四脑室，在中间罕见。目前未见有文献报道透明隔腔内原发出血。

多数病例为小量脑室出血，常有头痛、呕吐、脑膜刺激征，一般无意识障碍及局灶性神经缺损症状，血性脑脊液，酷似蛛网膜下腔出血，可完全恢复，预后良好。大量脑室出血造成脑室铸型或引起急性梗阻性脑积水未及时解除者，其临床过程符合传统描述的脑室出血表现：起病急骤，迅速出现昏迷，频繁呕吐，针尖样瞳孔，眼球分离斜视或浮动，四肢弛缓性瘫痪及去大脑强直发作等，病情危笃，预后不良，多在 24 小时内死亡。而大多数原发性脑室出血不具备这些"典型"的表现。

由于原发性脑室出血没有脑实质损害或损害较轻，若无脑积水或及时解除，其预后要比继发性脑室出血好。与继发性脑室出血相比，原发性脑室出血有以下临床特点：高发年龄分布两极化；意识障碍较轻或无；可亚急性或慢性起病；定位体征不明显，即运动障碍轻或缺如，脑神经受累及瞳孔异常少见；多以认识功能障碍或精神症状为常见表现。

五、诊断

1. 病史询问

为了及时地发现和诊断脑出血，详细的病史询问是必不可少的。

（1）对症状的询问：了解发病时间，是白天起病还是晨起发病。如果患者是睡醒后发病，那么发病时间要从最后看似正常的时间算起。如果患者出现瘫痪，要了解瘫痪的发病形式，如是否急性起病，起病的诱因；如病史中有无导致全身血压下降的情况、由坐位或卧位变为直立位后发病等，肢体无力的进展和波动情况，有无麻木、疼痛、肌肉萎缩等伴随症状。如果并发头痛，要询问头痛的性质、部位、发作频率。如果出现眩晕，则要询问有无恶心、呕吐、出汗、耳鸣、听力减退、血压和脉搏改变，以及发作的诱因和持续时间，以帮助鉴别周围性眩晕和中枢性眩晕。

（2）对既往病史的询问：对于来诊的患者要询问患者的既往病史，如有无高血压、心脏病、糖尿病等相关病史；同时了解患者既往有无类似短暂性脑缺血发作的症状，尤其要注意易被患者忽略的单眼黑矇；如果是中青年女性，还要询问有无避孕药服用史、多次自然流产史。除了个人既往病史以外，还要简要询问患者的家族中有无类似的病史。

2. 体格检查

病史采集完成后，要对患者进行神经系统体格检查和全身检查。对于脑出血患者，除了重要的神经系统检查外，还需着重检查以下 3 个方面。

（1）双侧颈动脉和桡动脉扪诊：检查双侧动脉搏动是否对称，同时可以初步了解心律是否齐整。

（2）测量双上肢血压。

（3）体表血管听诊：选择钟形听诊器，放在各个动脉在体表的标志。

1）颈动脉听诊区：胸锁乳突肌外缘与甲状软骨连线的交点。

2）椎动脉听诊区：胸锁乳突肌后缘上方，颈$_{2,3}$横突水平。

3）锁骨下动脉听诊区：锁骨上窝内侧。

4）眼动脉听诊区：嘱患者轻闭双眼，将听诊器放在眼部上方。

3. 结构影像学检查

影像学检查包括 CT 和 MRI 成像。随着 CT、MRI 成像技术的不断提高，以及密度分辨力和空间分辨力的进一步完善，CT 和 MRI 已成为脑血管病的主要检查方法之一。

（1）头部 CT 检查：头部 CT 是诊断脑出血的首选检查。急性脑内出血的 CT 检查以平扫为主，一般不需强化检查。急性脑实质内出血在 CT 平扫图像上表现为高密度影，病灶边缘清楚。当血肿破入脑室后常常可以观察到脑室内的血液平面。

（2）头部磁共振成像：超急性期血肿发病 2~3 小时，很难产生异常信号，此时 CT 可显示血肿存在。急性期血肿发病数小时至数天，稍长 T_1，短 T_2。亚急性期血肿发病数天至数月，短 T_1，长 T_2。慢性期血肿发病数月至不定期，长 T_1，短 T_2。

梯度回波序列也称为场回波序列，是非常基本的磁共振成像序列。由于具有许多优点，在各个系统都得到了广泛应用。发病 6 小时内急性卒中的多中心研究表明，梯度回波 MRI 在发现急性出血方面与 CT 检查一样精确，但在发现慢性出血方面优于 CT。MRI 在发现相关的血管畸形尤其是海绵状血管瘤方面也优于 CT，但是 MRI 并不像 CT 一样适用于全部患者。

4. 血管影像学检查

包括 CTA、MRA 和 DSA。

（1）头部 CTA：是一种静脉注射含碘造影剂后，利用计算机三维重建方法合成的无创性血管造影术，可以三维显示颅内血管系统。CTA 对 Willis 环周围 >4 mm 的颅内动脉瘤可达到与 DSA 相同的检出率，而且可以明确 DSA 显示不理想的动脉瘤的瘤颈和载瘤动脉的情况。对血栓性动脉瘤的检测 CTA 明显优于 DSA。CTA 对动静脉畸形（AVM）血管团的显示率达 100%，其中供血动脉的显示率为 93.9%，引流静脉的显示率为 87.8%。CTA 对脑动脉狭窄的显示基本达到与 DSA 相同的效果。CTA 是无创伤性血管成像技术，在很大程度上可替代有创性 DSA。

（2）头部 MRA：可以很好地显示颅内大动脉的形态，以及动脉发生病变时的一些侧支循环。

MRA 对正常脑动静脉的显示和对异常血管的显示有很好的效果，除对显示前交通动脉和后交通动脉的敏感性和特异性稍低外，对显示大脑前、中、后动脉，基底动脉和颈内动脉的敏感性和特异性均接近 100%。MRA 可以显示脑 AVM 的供血动脉、血管团和引流静脉，可以显示动静脉瘘的动脉、瘘口的位置和大小、静脉的扩张程度和引流方向。对于 >5 mm 的动脉瘤，MRA 的显示率可达 100%，并且结合源图像可以显示那些 DSA 不能显示的有血栓形成的动脉瘤。MRA 对直径 <5 mm 的脑动脉瘤漏诊率较高，对发生颅内出血的脑动脉瘤患者 MRA 不能替代常规脑血管造影做介入治疗。MRA 对脑动脉狭窄显示直观，与 DSA 的相关性较好，但当动脉狭窄严重程度达 75% 以上时，有过高评价的倾向。

MRV 对上下静脉窦、直窦、横窦、乙状窦、大脑内和大脑大静脉的显示率达 100%，对岩上窦和岩下窦的显示率也达 85%。MRV 可显示脑静脉血栓的范围、是否完全闭塞和侧支引流的情况等。

（3）颈部 MRA：磁共振对比增强血管三维成像（3D CE-MRA）可从任一角度观察血管的 3D 血管图像。与传统非增强 MRA 相比，该技术与血液的流动增强无关，不需空间预饱和，对平行于扫描平面的血管也能很好显示，因此可通过冠状位激发扫描，显示包括颈部大血管根部至颅内 Willis 环的颈部血管全程。3D CE-MRA 可同时显示两侧头、颈部所有血管的受累情况，即受累血管段及其范围以及狭窄程度或闭塞后侧支循环血管情况。3D CE-MRA 上动脉闭塞表现为动脉血流中断和远端动脉不显影；动脉狭窄表现为动脉腔节段性狭窄，其远端动脉分支减少，或显影差，有的动脉表现为该段动脉血流中断，但其远端动脉仍显影；明显的动脉硬化表现为动脉管腔粗细不均，呈"串珠状"。因此，3D CE-MRA 可为临床血管性病变的筛选检查、制订治疗方案提供依据。

（4）血管造影：数字减影血管造影（DSA）具有很好的空间分辨率，可以显示直径 0.5 mm 的脑血管，清晰显示脑血管各级分支的大小、位置、形态和变异。主要用于需要造影确诊或明确是否适合介入治疗的脑血管病。DSA 可以用于了解脑动脉狭窄的部位程度；明确脑血栓形成时血管闭塞的部位和动脉溶栓；可以显示颅内动脉瘤的情况；显示 AVM 供血动脉的来源和引流静脉的方向等，为手术和介入治疗提供详细的资料。

目前认为 DSA 是诊断脑供血动脉狭窄的金标准，同时也是判断狭窄程度的有效方法，为临床治疗提供可靠依据。

血管造影的指征包括出血伴有 SAH、局部异常钙化影、明显的血管畸形、异常的出血部位等，不明原因的出血，如孤立的脑室出血也需行血管造影。患高血压和深部出血的老年患者尽量避免血管造影检查。行血管造影检查的时间需依据患者病情平衡诊断的需要及外科手术干预的潜在时间。脑疝患者在血管造影检查前需紧急手术，病情稳定的动脉瘤或血管畸形的患者在任何干预之前应行血管造影检查。

5. 头部 CT 灌注影像学检查

是脑功能成像方法之一，通过研究脑组织的血流灌注状态以及组织血管化程度来揭示脑组织的病理解剖和病理生理改变的一种检查手段。

CT 灌注成像是临床脑出血周围组织损伤研究较为理想的方法，一次检查可同时产生有关血肿体积的解剖学信息，以及有关血肿周围组织脑血流动力学变化的功能信息。CT 灌注成像空间分辨率高，成像速度快，可对血肿周围组织脑血流动力学参数进行定量测量，有助于脑出血患者个体化救治和预后评估。

在 CT 灌注成像所用的参数中，TTP 较为敏感，所有被观察对象均清晰地显示出血肿周围 TTP 延长区，TTP 持续延长提示由血肿占位效应引起的脑微循环障碍在脑内出血慢性期依然存在。MTT 可以敏感地显示出血管远端局部灌注压的降低，对脑组织灌注异常具有良好的预测性。rCBF 和 rCBV 可以准确地反映出脑出血后血肿周围组织的灌注状态，对于判断血肿周围组织缺血性损伤有重要的价值。

6. 实验室检查

脑出血患者常规实验室检查包括血常规、电解质、BUN、肌酐、血糖、心电图、X 线胸片、凝血功能，中青年患者应行药物筛查排除可卡因的应用，育龄女性应行妊娠试验。

血糖升高可能是机体的应激反应或脑出血严重性的反应。华法林的应用，反映在凝血酶原时间或国际标准化比值（INR）的升高，是血肿扩大的一个危险因素（OR = 6.2），且较未应用华法林患者血肿扩大的持续时间长。

近来研究表明，检测血清生物学标志物有助于判断 ICH 患者的预后，且能提供病理生理学线索。金属蛋白酶是降解细胞外基质的酶，脑出血发生后此酶被炎症因子激活。脑出血发生 24 小时后基质金属蛋白酶-9（MMP-9）水平与血肿相关，而 MMP-3 在卒中发生后的 24~48 小时与死亡相关，两者的水平与残腔体积相关。细胞纤维连接蛋白（c-Fn）是一种糖蛋白，具有黏附血小板至纤维蛋白的作用，是血管损伤的标志。一项研究表明：c-Fn 高于 6 μg/mL 或 IL-6 高于 24 pg/mL 与血肿扩大独立相关。另一项研究表明，肿瘤坏死因子 α（TNF-α）与血肿周围水肿相关，而谷氨酸盐水平则与血肿的残腔体积相关。这些血清标志物的临床应用需要进一步研究。

六、鉴别诊断

（1）壳核、丘脑及脑叶的高血压性脑出血与脑梗死难以鉴别。在某种程度上，严重的头痛、恶心、呕吐，以及意识障碍可能是发生脑出血的有用线索，CT 检查可以识别病变。脑干卒中或小脑梗死可似小脑出血，CT 扫描或 MRI 是最有用的诊断方法。

（2）外伤性脑出血是闭合性头部外伤的常见后果。这类出血可发生于受冲击处颅骨下或冲击直接相对的部位（对冲伤），最常见的部位是额极和颞极。外伤史可提供诊断线索。外伤性脑出血的 CT 扫描表现可延迟至伤后 24 小时显影，MRI 可早期发现异常。

（3）突然发病、迅速陷入昏迷的脑出血患者须与全身性中毒（酒精、药物、CO）及代谢性疾病（糖尿病、低血糖、肝性昏迷、尿毒症）鉴别，病史、相关实验室检查和头部 CT 检查可提供诊断线索。

（4）急性周围性前庭病可引起恶心、呕吐及步态共济失调等症，与小脑出血极为相似。然而，发病时严重头痛、意识障碍、血压升高或高龄等均强烈支持为小脑出血。

七、治疗

脑出血病情凶险，经常有血压和颅内压增高，需要气管插管和辅助通气，所以脑出血患者的监测与管理应在重症监护室进行。

需要监测神经功能状态、脉搏、血压、体温和氧饱和度。氧饱和度 <95%，需要吸氧；意识水平下降或气道阻塞时，应进行气道支持和辅助通气。

1. 血压的管理

脑出血的急性期血压会明显升高，血压的升高会加剧脑出血量，增加死亡风险、神经功能恶化及残疾率，因此血压的控制尤为重要。脑出血急性期后，如无明显禁忌，建议良好控制血压，尤其对于出血位于高血压性血管病变部位者。脑出血急性期后，推荐的血压控制目标是＜140/90 mmHg，并发糖尿病和慢性肾损害者＜130/80 mmHg。脑出血急性期高血压的药物治疗，推荐的一线降压药物为口服卡托普利（6.25～12.5 mg），但是其作用短暂，且降压迅速。静脉用药的一线选择为半衰期短的降压药物。在美国和加拿大推荐使用静脉注射拉贝洛尔，或者盐酸艾司洛尔、尼卡地平、依那普利。静脉注射乌拉地尔的应用也日益广泛。最后，必要时应用硝普钠，但是其主要不良反应有反射性心动过速、冠状动脉缺血、抗血小板活性、增高颅内压和降低脑灌注压。静脉注射治疗高血压需要对血压进行连续监测。

2. 血糖的管理

在脑出血后最初 24 小时内持续高血糖（＞140 mg/dL）提示预后不良。血清葡萄糖＞185 mg/dL时，建议静脉滴注胰岛素治疗，并密切监测血糖浓度并调整胰岛素剂量，以避免发生低血糖。

3. 颅内压增高的治疗

颅内压增高、脑水肿和血肿占位效应都会使脑出血后的致残率和死亡率升高。对于怀疑颅内压增高和意识水平持续下降的患者，需要进行连续有创颅内压监测，但是其应用价值是否优于临床和放射学监测仍未被证实。

对于脑出血后颅内压增高的治疗应当是一个平衡和逐步的过程。抬高床头、镇痛和镇静，应用渗透性利尿药（甘露醇和高张盐水），经脑室导管引流脑脊液，过度通气，目前不推荐使用类固醇激素。同步监测颅内压和血压，以使脑灌注压＞70 mmHg。

4. 脑出血并发症预防和治疗

病情不严重的患者采取措施预防亚急性并发症，如吸入性肺炎、深静脉血栓形成和压力性溃疡等。脑出血患者临床稳定后，应进行早期活动和康复治疗。

（1）发热：查找感染证据。治疗发热源，给发热的患者使用退热药以降低体温。

（2）控制感染：应用适当的抗生素治疗脑出血后感染。不建议预防性应用抗生素。

（3）预防深静脉血栓形成：有轻偏瘫或偏瘫患者使用间歇充气加压装置预防静脉血栓栓塞。如果脑出血停止，发病 3～4 天后，可以考虑给偏瘫患者皮下注射低剂量低分子肝素或普通肝素治疗。

（4）痫性发作：脑出血患者有临床痫性发作时，给予适当抗癫痫药物治疗；脑叶出血的患者在发病后立即短期预防性应用抗癫痫药，可能降低其早期痫性发作的风险。

5. 治疗凝血功能异常和纤维蛋白溶解引起的脑出血

使用鱼精蛋白逆转肝素引起的脑出血；华法林引起的脑出血，静脉给予维生素 K 以逆转华法林的效应，并给予凝血因子替代治疗；溶栓引起的脑出血使用凝血因子和血小板替代。合并严重凝血因子缺陷或严重血小板减少的患者，应该适当补充凝血因子或输注血小板。

6. 外科治疗

（1）外科治疗的意义：对于大多数脑出血患者而言，手术的作用尚不确定；对于有手术指征的脑出血患者。血肿的清除减少了血肿量，降低颅内压，提高了受损半球的灌注压及减少神经细胞毒性水肿。

（2）外科治疗指征：小脑出血伴神经功能继续恶化或脑干受压或脑室梗阻引起脑积水，应尽快手术清除血肿；脑叶出血超过 30 mL 且血肿距皮质表面 1 cm 以内者，可以考虑血肿清除术。

（3）手术时机：超早期开颅术能改善功能残疾或降低死亡率。极早期开颅术可能使再出血的风险加大。严密监测病情，及时进行手术评估。

八、预后

脑出血急性期的死亡率为 35%～52%，脑出血的预后与血肿的大小、GCS 评分、脑水肿、破入脑室、出血部位、中线移位、意识水平、年龄、发热、高血糖及血压等相关。脑出血的 10 年存活率约为 24.1%。

九、康复

多数脑出血患者会发生功能残疾，因此所有的 ICH 患者都应当接受多方面的康复训练。如果可能的话，康复应该尽早开始并于出院后在社区继续进行，并形成良好协作的项目以实现早期出院和以家庭为基础的康复促进恢复。

（曹洪弘）

第四章

中枢神经系统感染性疾病

第一节 脑炎

脑炎是指由病毒、细菌及其他病原体感染脑实质所引起的弥漫性炎症性疾病，主要临床特点为发热、抽搐、不同程度的意识障碍，重则昏迷或死亡。

按照不同病原体所引起的脑部炎症，可将脑炎分为病毒性、细菌性、真菌性等多种，本节主要阐述病毒性脑炎。

一、虫媒病毒脑炎

虫媒病毒脑炎是指通过节肢动物传递的中枢神经病毒感染，最常见的病毒脑炎有森林脑炎和流行性乙型脑炎。

（一）森林脑炎

森林脑炎，又称蜱传染脑炎、春夏脑炎、壁虱脑炎、远东脑炎等，主要分布于俄罗斯的西伯利亚，我国的黑龙江、吉林、新疆等地的森林地区。好发季节为每年 5~7 月，以青壮年的森林工作者多见，森林旅游者也有发生。

森林脑炎病毒属被盖病毒科的 B 组，嗜神经质性，寄生于森林的蜱虫。当森林工作人员或旅游者被感染的蜱虱叮咬后，即可产生病毒血症而不发生临床症状。抵抗力降低者，病毒可经血脑屏障薄弱部位（如嗅神经）进入中枢神经引起脑部各部位的实质性病变而出现脑炎的临床症状。

1. 临床表现

多数感染患者在蜱虫叮咬后 1~4 周出现上呼吸道样感染症状，多数发病较急，突然高热，体温可达 39~40 ℃，呈稽留热或弛张热，少数还可出现每日双峰或三峰热，持续5~10天。患者精神萎靡，可伴出血性皮疹，部分可出现心肌损害和心律不齐，重者可出现血压下降。神经及精神症状一般在发病的 2~5 天出现，半数以上的患者出现不同程度的意识障碍，如嗜睡、谵妄、昏沉乃至昏迷；亦可出现胡言乱语、狂躁不安和惊厥、抽搐发作等。这种神经及精神症状，往往随体温下降而逐步减轻。剧烈头痛、恶心、呕吐、颈项强直是多数患者的神经症状和体征。这些症状可与发热同时存在，持续 7~10 天。此后可出现肩颈无力，抬头困难，两上肢近端无力和瘫痪。少数患者出现偏瘫和下肢瘫痪。所有瘫痪均属软瘫，肌张力降低，腱反射降低。多数患者出现上述症状和体征后持续 10～20 天，此后逐步恢复。部分患者残留颈肌肩胛肌萎缩和垂头现象。极少数患者发病时出现震颤和不自主运动、眼球震颤和构音障碍等。

多数病程转归良好，极少数发展为慢性瘫痪，精神失常，继发癫痫、震颤麻痹等症状，迁延数年。极个别患者因过度高热而救治不及，在 1～2 天内死亡。重症患者死亡率在 20% 以上。

实验室检查可见周围血白细胞增高，可达（10～20）×10^9/L，以中性粒细胞为主。脑脊液检查示压力升高，白细胞增多，达（50～500）×10^6/L，以淋巴细胞为主，糖、蛋白质、氯化物含量正常。血清免疫学双份血清前后对照比较，抗体滴度增高 4 倍以上可供诊断参考。

2. 诊断与鉴别诊断

根据发病季节、职业、疫区活动史等流行病学资料，结合发热、头痛、项强、神经及精神症状，特别是出现肩颈肌无力、肢体软瘫等临床表现，脑脊液蛋白、糖、氯化物正常和以淋巴细胞为主的白细胞增多等可作诊断。但临床上仍需与流行性乙型脑炎、肠道病毒中枢神经系统感染等相鉴别。

3. 治疗

本病无特殊治疗。急性高热期的物理降温，脑肿胀、脑水肿的积极降颅压治疗以及镇静药的应用均十分必要。急性期后的恢复阶段，应康复治疗。

预防本病的发生是关键。春夏进入森林的工作者应作病毒疫苗的主动免疫接种。

（二）流行性乙型脑炎

流行性乙型脑炎又称日本乙型脑炎，简称乙型脑炎，是由乙型脑炎病毒直接感染所引起的，以蚊子为主要传播的自然疫源性疾病。流行于夏秋季节。主要分布于亚洲日本、中国、东南亚各国、俄罗斯远东地区以及太平洋一些岛屿国家。我国以每年的 7～9 月为主要流行季节，每隔若干年出现一次较大的流行。其流行状况与人群的免疫水平、蚊子密度、季节消长以及牲畜、家禽乙型脑炎病毒血症出现的情况等因素有关。人群感染中，60% 以上见于 10 岁以下的儿童。

1. 病因和病理

乙型脑炎属黄病毒科，是我国流行的主要虫媒病毒，是一种核糖核酸（RNA）病毒，直径为 20～40 nm。电镜下见有核心、包膜和表面突起三部分。病毒寄生于蚊子体内，经卵传代，并在蚊子体内过冬。待气温高达 25 ℃以上时，病毒在蚊子体内繁殖活跃，并开始传染给人及动物。该病毒在 100 ℃环境中 2 分钟、56 ℃ 30 分钟可以灭活，但在 4 ℃冰箱中可以存活数年之久。最适宜温度为 25～30 ℃。

当人体被带病毒的蚊虫叮咬后，病毒即侵入血液循环。多数患者只形成短暂的病毒血症，而不侵入中枢神经系统，称为隐性感染。部分患者由于病毒量多、毒力大，或机体免疫力低下，血脑屏障功能受损，病毒侵入中枢神经系统，引起广泛性病变，发生脑炎，称为显性感染。流行地区健康人群隐性感染及轻微感染可获中和抗体。一般在感染后 1～2 周出现，可持续数年或终身，但 10 岁以下儿童的抗体滴度极低，故特别容易发病，约占全部发病率的 80% 以上，尤以 3～6 岁儿童发病率最高。1 岁以下婴儿极少发病。

病理上，肉眼可见脑膜紧张充血，脑肿胀，脑回扁平，脑切面见皮质和深部灰质散在分布的软化灶，如针尖大小。若病变严重，软化灶可融合而呈带状坏死，尤以脑干底部为多见。由于充血、水肿而有颅内压增高，可出现颞叶钩回或小脑扁桃体疝。慢性病例则有许多空隙可见。镜检可见小血管扩张，内皮细胞肿胀，脑膜和血管周围有少量淋巴细胞和单核细胞浸润。神经细胞呈不同程度的变性和坏死，坏死的神经细胞吸引大量单核细胞或小胶质细胞，形成胶质结节和小的软化灶，软化灶融合而呈片状坏死，随后可形成钙化或空腔。

2. 临床表现

（1）分期：乙脑病毒侵入人体经 4 ~ 21 天潜伏期后出现神经症状。按病程可分为下列4 期。

1）初热期：病初 3 天为病毒血症期，起病急，无明显前驱症状。有发热、精神萎靡、食欲缺乏或轻度嗜睡。儿童可诉有头痛，婴幼儿可出现腹泻。体温一般在 39 ℃左右，持续不退。此时神经系统症状及体征不明显而误诊为上呼吸道感染。少数患者出现神志淡漠、激惹或颈项轻度抵抗感。

2）极期：病程 3 ~ 10 天，此期除全身毒血症状之外，常伴严重脑部损害的症状。主要表现如下。①高热，体温表可高达 40 ℃以上，并持续不退，直至极期结束。轻者 3 ~ 5 天，重者 3 ~ 4 周以上。发热越高，病程越长，症状越重。②严重的神经系统症状和体征，50% ~ 94% 的患者意识障碍加重，由嗜睡转入昏迷。昏迷出现越早、越深，病情越重。一般患者此期持续 1 周左右，重者可达 1 个月以上。40% ~ 60% 的患者可出现抽搐发作，呈全身性强直—阵挛发作，发作后意识障碍加重，浅反射减弱或消失，腱反射亢进或消失，病理锥体束征阳性。部分患者可有脑膜刺激征阳性。随弥漫性脑损害加重，出现不同程度的脑水肿。随脑水肿加重，抽搐发作可以增多，昏迷加重，严重者出现天幕裂孔疝（颞叶疝），或出现枕大孔疝等极为严重的症状。

重症乙型脑炎患者由于受累水平的不同可以出现不同的神经系统体征，根据受累部位可分为以下两型。①大脑型：病变累及大脑及间脑，不累及脑干，此型患者临床表现为昏睡或昏迷，压眶反应存在，患者眼球运动正常，瞳孔对光反射良好，呼吸正常，但可有颞叶的精神症状或枕叶的皮质盲。若累及间脑则可有脸色潮红和血压波动。②脑干型：当病变累及中脑时患者呈深昏迷，四肢肌强直，瞳孔散大、强直，对光反射消失。两侧中脑受累常出现去大脑强直，两下肢挺直，两上肢旋后、伸直。鉴于同时伴皮质损害，往往伴发强直—阵挛痫性发作。当病变累及脑桥和延髓时，除出现深昏迷和相应脑神经（第Ⅸ、第Ⅻ对脑神经）损害外，突出的表现为吞咽困难，喉部分泌物积贮和严重的呼吸障碍。以脑桥损害为主时出现潮式呼吸，延髓受累时出现鱼嘴状呼吸、叹息样呼吸等。重症乙型脑炎发生呼吸障碍者占30% ~ 40%。凡有脑干损害者往往提示预后不佳。

3）恢复期：继极期之体温下降后，患者意识状况逐步恢复，由呆滞、淡漠而逐步转为清醒。重症患者，一般需 1 ~ 6 个月的恢复期。恢复期中亦可出现许多神经和全身症状及体征。例如，持续性中枢性低热不退；多汗、面色潮红、失眠等自主神经症状；反应迟钝、精神异常、行为紊乱或痴呆等弥漫性脑损害症状；失语或构音障碍，吞咽困难；癫痫发作以及肢体强直性瘫痪或不自主运动等。上述症状在半年内逐步消失者为恢复期，若在急性期后 6个月内症状不能消除进入后遗症期。

4）后遗症期：在半年恢复期后仍残留神经及精神症状的患者，占总病例的 5% ~ 20%。后遗症的多少和轻重直接与疾病的严重程度有关。主要的后遗症表现有：意识障碍、认知行为障碍（痴呆）、失语、不自主运动和肢体瘫痪等。少数长期意识不能恢复者可因继发全身感染而死亡。多数患者残留不同程度的神经系统体征而终身残疾。

（2）分型：根据临床症状严重度，一般将乙型脑炎分为下列4种临床类型。

1）轻型：患者意识清醒，或有嗜睡，体温在 38 ~ 39 ℃，可伴脑膜刺激征，脑脊液检查可有白细胞数增加。此型患者一般在 7 ~ 10 天症状消失。除流行季节外，极易误诊为病毒性脑膜炎。往往需作乙型脑炎病毒抗体检测才能诊断。

2）中型：患者嗜睡或昏迷，高热，体温 39 ~ 40 ℃持续 4 ~ 5 天，可有短暂抽搐，并有明显的脑膜刺激征。可有浅反射消失，脑神经麻痹或肢体运动障碍。多数患者在 2 周内恢复。

3）重型：昏迷，持续高热，体温 40 ℃以上，伴频繁抽搐。脑膜刺激征明显，病理锥体束征阳性，脑干受累者可出现呼吸障碍，部分患者亦可出现脑疝症状。此型患者病程较长，若能度过脑水肿期，多数患者可在 2 ~ 4 周恢复，但多数在恢复期中出现精神、行为障碍和一定的神经系统体征。

4）极重型：少见，占脑炎的5%左右。往往起病骤然，频繁抽搐，体温在 40 ℃ 或 41 ℃以上。患者昏迷，严重脑水肿和脑肿胀，抽搐极难控制，患者往往在发病后 1 ~ 2 天内因为呼吸衰竭或脑疝而死亡。除上述 4 种典型类型之外，尚有少数表现脑干脑炎、脑膜脑炎或脊髓炎等不典型临床症状者。

3. 实验室检查

周围血白细胞增多，一般为（10 ~ 20）×10^9/L，偶可高达 30×10^9/L 之多，以中性粒细胞为主。脑脊液检查可见压力升高，白细胞数增多，达（50 ~ 500）×10^6/L，早期以中性粒细胞为主，4 ~ 5 天后转为以淋巴细胞增多为主。脑脊液蛋白质、糖、氯化物含量正常或有轻度升高。

血清免疫学检测有诊断价值，IgM 型乙脑病毒抗体可于病毒感染后 5 ~ 7 天出现阳性，并速达高峰，对乙脑的早期诊断有一定价值。

4. 诊断和鉴别诊断

根据典型的临床表现，如急性起病的发热、头痛、恶心、呕吐、嗜睡、昏迷和抽搐等症状，伴脑神经麻痹和肢体瘫痪等体征，在 7 ~ 9 月季节性发病及蚊子（特别是库蚊）好发地区发病者，应当首先考虑乙型脑炎之可能。应做脑脊液和血清学抗体检测予以确诊。同时应考虑其他病毒性脑炎，特别是单纯疱疹病毒脑炎、肠道病毒脑膜脑炎、恶性疟疾等可能。暑天应与中暑相鉴别。

5. 治疗

乙型脑炎的治疗可归纳为：降温、止惊、脱水和防止呼吸衰竭 4 个方面。

（1）降温：凡高热者应采取一切措施，包括化学、物理和药物等综合措施，将体温降至 38 ℃以下。反复抽搐发作者可考虑亚冬眠疗法，降低体温和降低脑细胞代谢。

（2）止惊：凡抽搐发作者应按癫痫发作治疗，可静脉推注地西泮 10 ~ 20 mg，每分钟 2 mg。若连续发作者可用地西泮 100 mg 加于生理盐水 250 mL 中静脉滴注。必要时，可加用苯妥英钠 250 mg 加生理盐水 10 ~ 20 mL 作静脉推注。也可用 10% 水合氯醛 10 ~ 30 mL 鼻饲或保留灌肠。

（3）脱水：颅内压增高的处理与一般相同，以 20% 甘露醇 250 mL 静滴，短期内每日可用 3 ~ 4 个剂量。急性脑肿胀和脑水肿期，在应用甘露醇同时，可加用地塞米松 10 ~ 20 mg/d，分次静脉滴入。

（4）防止呼吸衰竭：凡有呼吸衰竭者，激素可加大剂量，可合用人体清蛋白等其他脱水剂。凡有严重呼吸道感染者除积极应用抗生素外，应尽早气管切开，加强引流。凡有呼吸麻痹和呼吸衰竭者应尽早应用人工辅助呼吸，保持呼吸道通畅。

中药大青叶、板蓝根、大蒜和大小青龙汤，以及紫雪丹、安宫牛黄丸等均在乙型脑炎治疗中具有特殊效果，可以酌情使用。

6. 预后

若能度过急性期的病者，多数预后良好。5% ~ 20% 的患者残留不同程度的后遗症，肢体瘫痪、言语障碍和认知障碍为最主要表现。韩国和南亚资料显示，上述残留神经及精神症状在发病后 10 年至数十年仍未完全康复。

二、疱疹病毒脑炎

过去的 50 年中，从各种动物身上分离出疱疹病毒 50 余种，与人类有关的是单纯疱疹病毒、水痘—带状疱疹病毒、巨细胞病毒和 EB 病毒，都属于 DNA 病毒。此组病毒的共同特点是：①通过接触黏膜表面传染，也可通过胎盘屏障或器官移植传播，巨细胞病毒及 EB 病毒亦可通过输血感染；②多为轻型感染，但严重者可致死；③感染后病毒终身寄生，在机体抵抗力降低、免疫抑制等情况下，寄生病毒可被再次激活，并导致各种疾病；④与肿瘤和脱髓鞘性疾病有一定关系。

（一）单纯疱疹病毒脑炎

自 1941 年从脑炎患者的脑中分离出单纯疱疹病毒以来，确立了本病的致病源。本病呈散发性，见于世界各地，无季节性倾向。可能是非流行性脑炎中最常见的病原。据统计占病毒性脑炎的 2% ~ 19%，散发性坏死性脑炎的 20% ~ 75%，且发病率有逐渐增高趋势。

1. 病因和病理

单纯疱疹病毒脑炎又称急性坏死性脑炎，由 DNA 疱疹病毒感染引起，该病毒可分为两个抗原亚型，即Ⅰ型和Ⅱ型。Ⅰ型病毒主要通过嗅神经和三叉神经侵入并寄生于半月神经节，发病时常选择性地损害额叶基底部和颞叶，以成人及少年儿童感染为多。Ⅱ型病毒主要见于新生儿，与生殖道的感染有关。

病理改变主要是脑组织水肿、软化、出血性坏死。这种改变呈不对称分布，以颞叶、边缘系统和额叶最明显，亦可累及枕叶。镜下见脑膜和血管周围有大量淋巴细胞形成袖套状，小胶质细胞增生，神经细胞广泛性坏死。神经细胞和胶质细胞核内有嗜酸性包涵体，包涵体内含有疱疹病毒的颗粒和抗原。

2. 临床表现

本病可发生于任何年龄。10 岁以下和 20 ~ 30 岁有两个发病高峰。临床表现变化很大，常急性起病。前驱期可有呼吸道感染、发热、乏力、头痛、呕吐等非特殊性症状以及轻度行为、精神或性格改变，症状持续一到数天，继之出现神经及精神症状。

单纯疱疹病毒脑炎的临床表现轻重差异很大，形式亦有不同。其主要临床表现如下。①症状性癫痫，局灶性或全面发作。临床上可见突然跌倒后抽搐发作，继之意识丧失，数次抽搐发作后逐步意识转清，或连续多次发作，持续意识不清，昏迷。重症患者，癫痫发作呈持续状态，并因继发颅内压增高，出现脑疝而致死。癫痫发作频度随病情严重程度和积极治疗而异，一般可持续抽搐，昏迷一至数周，重则可持续 1 个月至数个月，并残留严重后遗症。②精神症状，表现形式无固定模式，幻觉丰富，如幻嗅、幻视、呼喊别人名字、无目的地对话、大吵大闹、打人、骂人均很常见。多数精神症状丰富的患者不伴肢体瘫痪。③自动症和口周不自主运动，单纯疱疹病毒脑炎患者除丰富的精神症状、癫痫发作外，常可见摸索行为，口周掣动、咀嚼等不自主运动，有的患者还可出现吸吮等幼稚行为。除癫痫发作，精神异常和自动症等神经及精神症状外，临床神经体征还可有颈项强直、失语、眼球同向凝视、双侧瞳孔不等大、偏盲、偏瘫、肌张力增高、反射亢进和病理征出现。32% 的患者出现脑神经功能障碍，如眼球联合运动障碍、展神经麻痹等。部分患者在疾病早期即呈去大脑强直姿势，最后由于脑实质坏死、水肿，脑疝而死亡。有极少数病例经治疗后 1~3 个月又复发。约半数患者可残留癫痫、精神异常或认知障碍等后遗症。

新生儿单纯疱疹病毒感染，约 80% 由单纯疱疹 Ⅱ 型病毒所致。从分娩过程中经产道感染或胎儿期经产道上行性感染。分娩过程中感染的潜伏期为 4~21 天。常见受损部位是皮肤、肝脏、肺、脑等。神经方面表现为难喂养、激惹、嗜睡、局限性或全身性癫痫发作、囟门隆起、角弓反张、瘫痪、去大脑强直、昏迷。病死率高，胎儿早期的感染常造成畸形，如小头畸形、小眼球、颅内钙化等。Ⅱ 型疱疹病毒寄生于骶神经节，主要的临床表现为神经根痛、腰背痛。近年来，有研究认为与复发性上皮细胞性脑膜炎有关。

3. 实验室检查

周围血白细胞数增高，可达 $10 \times 10^9/L$ 以上。早期出现轻度中性粒细胞增多。脑脊液检查可见压力升高，白细胞数正常或增多，一般在（10~100）$\times 10^6/L$，以淋巴细胞为主，亦可以多形核细胞增多为主。部分患者可以见到较多的红细胞，（50~500）$\times 10^6/L$。脑脊液糖含量正常，蛋白质正常或轻度升高，一般均低于 1.0 g/L，脑脊液单纯疱疹病毒抗体检测可以阳性。当脑脊液中单纯疱疹病毒抗体滴度与血清该抗体滴度相近或大于血清抗体滴度时，有诊断意义。

脑电图检查可见 α 波节律消失，额、颞部出现高波幅的周期性棘波和慢波，偶可出现局灶性的三相波。头颅 CT 可见局灶性脑肿胀。头颅 MRI 在 T_1W 可见额叶或颞叶低信号，T_2W 则见高密度异常信号。部分患者头颅 MRI 不能发现异常信号。放射性核素检查，可见颞部受累区核素摄入增加，这种改变较 CT 异常为早。

脑组织活检，可应用抗病毒抗体与活检脑组织标本进行免疫荧光检测脑组织中单纯疱疹病毒抗原，还可用免疫酶点术检测脑组织中的特异抗原，为最终确定诊断提供依据。

4. 诊断和鉴别诊断

根据急性起病，发热，意识障碍，伴或不伴抽搐，脑电图异常和头颅 CT 或 MRI 见到额、颞叶的炎症性异常信号，可作出临床诊断。脑脊液细胞数增多和抗单纯疱疹病毒抗体阳性，脑脊液细胞单纯疱疹病毒抗体分泌细胞检测阳性，脑组织活检，单纯疱疹病毒抗原检测阳性为确定诊断。然而，鉴于确定病因诊断的检测方法限制，临床上仍为拟似诊断，必须与流行性乙型脑炎、肠道病毒脑炎、其他疱疹病毒脑炎和中枢神经其他炎性疾病相鉴别。

近年来，随着自身免疫性边缘叶脑炎、脑血管炎、炎性假瘤、弓形虫病及淋巴瘤等的不断报道，特别是在过去诊断为单纯疱疹病毒脑炎患者血清中检测到抗 NMDA 受体、AMPA 受体、GABAα 受体等阳性，这些结果为疱疹病毒脑炎致病的免疫病理机制提供了新思路。

5. 治疗

（1）抗病毒治疗：单纯疱疹病毒脑炎诊断一旦确立，应立即进行抗病毒治疗。常用的抗病毒药物如下。

1）阿昔洛韦：亦称无环鸟苷。按 5 mg/kg 静脉滴注，1 小时内滴入，每日 2 次；或 250 mg 静脉滴注，每日 3～4 次，连续 10 天后改为口服，剂量为 0.2 g，每日 5 次，5～10 天后改为每日 2～3 次。用药时间不少于 4 周。

2）更昔洛韦：粉针剂，按 5 mg/kg 静脉滴注，每日 2 次，每次滴注 1 小时，连续应用 2～3 周。

抗病毒药物有轻度肾功能损害和血小板减少的不良反应。用药中应当随访肝、肾功能和全血改变。

（2）脱水治疗：弥漫性脑肿胀和脑水肿可应用地塞米松 10～20 mg/d，或甲泼尼龙 1 000 mg/d 冲击治疗，疗程为 7～10 天。同时应用 20% 甘露醇 125～250 mL 静脉滴注，每日 3～4 次。严重者可应用人清蛋白和 IgG 静脉治疗，剂量为 0.4 g/kg，每日 1 次，连续 5 天为 1 个疗程。

（3）中医中药治疗：按中医学辨证论治的方法予以清热祛惊治法服用汤药；或服用安宫牛黄丸、紫雪丹等，每日 1 丸。

6. 预后

单纯疱疹病毒脑炎，急性和暴发型者危险性大，病死率高，但轻型和中等严重者尤其自应用抗病毒药物以来，预后已大大改观，但仍有 1/3～1/2 患者遗留不同程度的后遗症（癫痫、偏瘫、痴呆等），需长期药物治疗和护理。

（二）带状疱疹病毒脑炎

带状疱疹病毒属 DNA 病毒，与水痘病毒一致，又称水痘—带状疱疹病毒。初次感染常见于儿童。病毒感染后以一种潜伏的形式长期存在于脊神经背根神经节或三叉神经节细胞内，当机体免疫功能低下，如老年人，恶性肿瘤特别是淋巴瘤、白血病患者，较长期接受肾上腺皮质激素、免疫抑制剂治疗的患者，放射治疗的患者，艾滋病患者，潜伏的病毒可被激活并复制，沿感觉神经离心传到相应皮肤引起皮疹，或沿神经上行，进入神经系统引起脑炎或脑膜炎。

1. 临床表现

脑部症状一般在皮疹出现后 3～5 周出现，此时疱疹已消退，皮肤留有色素斑；少数患者脑损害可先于皮疹或与皮疹同时发生。常突然发生头痛、呕吐、发热、抽搐、偏瘫、失语以及精神异常、意识障碍。少数由烦躁不安、谵妄转为昏睡、昏迷甚至死亡。伴发脑干受累者可有脑神经麻痹、共济失调、病理征等。有报道，在眼部带状疱疹后发生迟发性同侧小脑症状或对侧渐进型偏瘫，CT 扫描提示在带状疱疹同侧的内囊部位有椭圆形、边界清楚的低密度区，大脑中动脉分布区有多灶性密度减低区。颈动脉造影显示大脑中动脉近端呈节段性串珠状狭窄，可能由于带状疱疹病毒引发颈内动脉炎造成大脑半球梗死所致。带状疱疹脑炎患者一般症状较轻，可以完全恢复，但老年人或三叉神经眼支感染侵犯眼球时可有严重并发症。

2. 实验室检查

脑脊液白细胞轻至中度增高，可达 500×10^6/L，以淋巴细胞为主，蛋白质略升高，糖及氯化物正常。部分患者脑脊液中存在水痘—带状疱疹病毒抗体。

3. 治疗

带状疱疹病毒脑炎的治疗可参考单纯疱疹病毒脑炎。阿昔洛韦（无环鸟苷）、阿糖腺苷以及转移因子和人血白细胞干扰素的应用可使症状减轻，病程缩短。

（三）巨细胞病毒脑炎

巨细胞病毒（CMV）感染普遍存在于世界各地，成人抗体的阳性率为 40% ~ 100%，多数是隐性感染。巨细胞病毒为神经病毒，它对神经系统有直接和间接破坏作用。直接破坏作用是指巨细胞病毒感染后直接进入细胞内，形成包涵体，并利用细胞内物质进行繁殖，直接导致宿主细胞死亡。间接破坏作用是指巨细胞病毒感染后通过细胞介导的免疫反应而引起神经细胞死亡，如巨细胞病毒感染激活 TNF-α 和 IL-6 分泌，增加巨细胞病毒复制，并刺激白细胞数增加。巨细胞病毒的直接感染影响脑内血管内皮细胞，通过血脑屏障并感染星形细胞，因此，感染巨细胞病毒后，颅内血管内皮细胞中常发现包涵体，或伴发血管壁炎性反应和血栓形成，脑实质中有不同程度的胶质细胞增生，特别是在包涵体周边的胶质细胞增生更为明显。巨细胞病毒的间接侵入是由于病毒感染脉络膜上皮细胞后，引起脉络膜的炎性反应，并向脑室周边扩散，引起脑室周围的脑白质坏死，称为坏死性脑室炎。病理上可见室管膜表面有大量的巨噬细胞，炎性渗出，细胞坏死，偶可伴出血。

临床表现以发热及呼吸系统、神经系统及血液系统的症状为主。急性感染者常可累及脑血管而发生闭塞性脑膜血管病。体温可从低热到 40 ℃，神经症状为嗜睡、昏迷、惊厥、运动障碍、脑性瘫痪，有时有脑积水、智能减退、视网膜脉络膜炎等。

脑脊液检查示单核细胞增多。尿沉渣中找到特征性含核内包涵体的巨细胞有助于诊断。应用荧光抗体可检测组织或脱落细胞中的抗原。由于 IgM 不能通过胎盘，因此新生儿脐带血抗体阳性即可诊断先天性感染。

抗病毒药更昔洛韦对巨细胞病毒感染效果较好。剂量为 5 mg/kg，静脉滴注，2 ~ 3 周为 1 个疗程。急性感染者疗效较好，颅内感染者效果较差，但伴血管炎者效果较好。

（四）Epstein-Barr 病毒脑炎

Epstein-Barr（E-B）病毒属疱疹病毒科 γ 疱疹病毒亚科，人们较早认识它是因为它与单核细胞增多症及鼻咽癌的发病有关。近年来，该病毒与神经系统疾病的关系备受关注，特别是与中枢神经系统脱髓鞘性疾病及脑炎等的关系。E-B 病毒通过软脑膜血管深入感染脑实质或经血管引起血管周围脱髓鞘的机制尚不清楚。

临床上，急性 E-B 病毒感染可出现癫痫发作、昏迷、人格改变、知觉异常、小脑共济失调和局灶性的脑干及大脑病变。这些并发症常在传染性单核细胞增多症临床起病后 1 ~ 3 周内发生，但也可出现在病程之前或病程中，或者有可能是急性 E-B 病毒感染的唯一症状。发展为脑炎的患者在数天内常有发热和头痛。大多数患者为年轻人和大龄儿童。癫痫、昏迷以及其他弥散性脑部病变的表现可以不出现局部神经系统症状。但多数患者出现不同程度的局灶性神经症状和体征，如局灶性癫痫、轻度偏瘫、单瘫、锥体束征阳性等。E-B 病毒脑炎可累及脑的任何部位，其中小脑最易受累，大多以步态异常起病，严重者亦可因小脑肿胀、颅内压增高和脑疝而致死。多数患者可出现精神症状、视物变形、体像改变和知觉异常；部分患者可有锥体外系的症状和体征，如齿轮状强直、手足徐动和舞蹈症等。E-B 病毒脑炎是儿童和青年急性偏瘫的常见原因，急性精神症状和短暂性遗忘也可能是 E-B 病毒脑炎的唯一神经系统表现。

E-B 病毒的特殊并发症有急性导水管阻塞、抗利尿激素分泌异常综合征、Reye 综合征等。

三、腮腺病毒脑炎

腮腺病毒脑炎是由流行性腮腺病毒感染所引起，该病毒属副黏病毒，主要感染腮腺，亦可感染附睾和中枢神经系统，发生腮腺病毒脑膜炎、脑炎。腮腺病毒的中枢神经感染，以脑膜炎最多见，亦有暴发性致死性脑炎。

腮腺病毒脑炎的发病机制尚不完全清楚。有学者认为由病毒直接感染所致，也有学者认为系由病毒感染诱发脱髓鞘改变所致。

腮腺病毒脑炎多数在腮腺炎表现明显的时间发生，常表现为低热、厌食、乏力、头痛、耳痛和腮腺肿大。头痛和腮腺肿大往往同时出现，伴发脑膜炎者出现项强、恶心、呕吐，严重者意识不清、抽搐。体温可以高达 39～40 ℃，持续 3～4 天。头痛，呕吐剧烈，持续48～72小时。多数患者在体温降低后症状减轻。体温降低后症状不见减轻，又出现嗜睡、意识不清或抽搐，或有局灶性神经体征者，拟为腮腺病毒脑膜炎脑炎。腮腺病毒感染的临床病程为 7～14 天，伴发中枢神经系统感染时，病程延长至 3～4 周。

腮腺病毒脑炎的诊断依赖于有典型的流行性腮腺炎临床表现和头痛、呕吐、昏迷等神经症状，脑脊液细胞增多，糖、蛋白、氯化物正常的实验室检查特点可予诊断，但应与其他肠道病毒脑炎、脑膜炎等相鉴别。

腮腺病毒脑炎的治疗以对症治疗为主。应用退热药，注意水电解质平衡，多饮水，保证足够的营养为主要治疗措施。中药牛黄解毒制剂可以试用。

腮腺病毒脑炎预后良好，病程自限，不留后遗症，死亡率在 1.5% 以下，罕见永久性后遗症。最多见的后遗症为抽搐、人格改变、慢性头痛、听力减退，偶有脑神经麻痹、肢体无力、偏瘫等局灶性神经体征。偶有继发性阻塞性脑积水的报道。

四、狂犬病毒脑炎

狂犬病毒脑炎又称恐水病，是狂犬病毒所引起的传染病，因被病犬咬伤而感染。病毒经狂犬的唾液从伤口进入人体，沿脊神经背根进入中枢神经系统。若未经适当处理，经数月至数年的潜伏期后出现典型的狂犬病症状。近年来，国内大中城市中居民家养宠物非常普遍，我国已成为全世界狂犬病患者最多的国家，应引起广大医务人员的重视。

（一）病理

病毒沿周围神经的轴索向心性扩散，到达背根神经节后，即大量繁殖，然后侵入脊髓和整个中枢神经系统。病变最明显的部位是颞叶海马回、延髓、脑桥、小脑和伤口相应的脊髓节段和背根神经节。脑实质充血、水肿及微小出血。镜下可见脑及脊髓弥漫性充血、水肿、炎症细胞浸润和血管周围脱髓鞘变，神经细胞空泡形成、透明变性和染色质分解。80% 的患者神经细胞质中有嗜酸性包涵体。电镜证明包涵体内含有杆状病毒颗粒。

（二）临床表现

本病潜伏期一般在 3 个月之内，半数在 1～2 个月，文献报道最长为数十年。典型发病可分 3 期。

1. 前驱期

在已愈合的伤口周围出现麻木、刺痛、瘙痒及蚁走感，并有低热、食欲缺乏、头痛、周身不适等症状，持续 2 ~ 3 天。

2. 兴奋激动期

高度兴奋、暴躁，出现反射性咽喉痉挛，饮水时明显加重，呼吸困难，极度惊恐，出现恐水、怕风、畏光，在看到水或听到水声、风声亦能引起咽喉痉挛发作。神志清楚，口涎增多，体温升高，脉搏加快，瞳孔散大，持续 1 ~ 2 天。

3. 麻痹期

根据病毒侵入的途径，神经麻痹的临床表现可有两种形式：一种表现为肢体上升性瘫痪，酷似上升性运动性麻痹，表现为下肢远端，逐步累及躯干、上肢的肌无力，张力降低，腱反射消失，但感觉存在，病理征阴性，因此，又称为吉兰—巴雷样上升性瘫痪。然而，肢体肌肉的麻痹仍会上升，累及呼吸肌、延髓肌而引起呼吸困难。另一种为脑干型，此时虽然没有痉挛或很轻的痉挛发作，但多数患者将出现昏迷、呼吸循环衰竭而死亡。

本病一旦出现神经症状，病程均无逆转可能，并且迅速发展，多数在 1 周内死亡，偶可达 10 天以上。

（三）实验室检查

外周血中白细胞升高，可达（20 ~ 30）×10^9/L，以中性粒细胞为主。脑脊液细胞数增多，一般不超过 200 × 10^6/L，主要为淋巴细胞，蛋白质增加，糖和氯化物正常。

（四）诊断

根据有被病犬、病猫咬伤史，以及典型的恐水、畏光、流涎等症状，诊断并不困难。

（五）治疗

被病犬咬伤后应及早接种狂犬病毒疫苗。目前国际上通用的狂犬疫苗有两种，即 Semple 疫苗和鸭胚疫苗（DEV）。目前国内采用 Semple 疫苗，在腹壁或肩胛下缘做皮下注射，严禁肌内或静脉注射。剂量为 1 ~ 6 岁 1 mL，6 岁以上 2 mL，每日 1 次。连续 14 天为 1 个疗程。伤口在颈部以上或伤势严重者可给 2 mL，每日 2 次，7 天后改为每日 1 次。若能联合应用狂犬病毒血清则效果更好，一般剂量为 0.5 mL/kg 肌内注射，伤情严重者可用 1 ~ 2 mL/kg，此外，应积极处理伤口，做清创术。

五、慢病毒脑炎

慢病毒脑炎是指由病毒直接感染后所引起的慢性弥漫性脑病，是中枢神经系统的一组难治性疾病，主要有进行性风疹病毒脑炎、亚急性硬化性全脑炎、进行性多灶性白质脑病等。

（一）进行性风疹病毒脑炎

进行性风疹病毒脑炎是一种非常罕见的缓慢进行性致死性疾病。

1. 病理

病理改变主要表现为脑膜和血管周围间隙的炎症以及脑组织的弥漫性萎缩，小脑萎缩严重。在大脑、小脑的实质内和小血管的壁上有广泛无定形嗜碱性沉积物，有时伴钙化。在脑组织中可发现风疹病毒。因此病理学上可根据无包涵体、有嗜碱性沉积物和严重的小脑萎缩与麻疹病毒引起的亚急性硬化性全脑类（SSPE）相鉴别。

2. 临床表现

隐袭起病，发病年龄为 8~19 岁。出现行为异常，学习成绩下降，智力进行性减退，动作笨拙。步态、躯体和四肢共济失调为本病突出的表现，癫痫发作常见，晚期发生痉挛性四肢瘫。其他有构音障碍、面肌无力和眼球运动障碍，尚可有视神经萎缩。病情进行性加重，经 8~10 年呈完全性痴呆和进行性痉挛状态。

实验室检查可见脑脊液中单核细胞增多，蛋白质增高，IgG 明显升高，有寡克隆 IgG 带，提示中枢神经系统内有抗风疹病毒抗体。血清及脑脊液中抗风疹病毒抗体滴度明显增高。脑电图示背景活动为慢节律，无局灶性表现。CT 检查示脑室扩大，特别是第四脑室，并有小脑皮质萎缩。

3. 诊断

根据母亲怀孕期有风疹病毒接触或感染史，或患者有明确的风疹感染史，以及以上临床表现和实验室检查，可作出诊断。

4. 治疗

主要是对症治疗，无特殊治疗方法可以中止疾病的进展。

（二）亚急性硬化性全脑炎

亚急性硬化性全脑炎又称亚急性硬化性白质脑炎、亚急性包涵体脑炎。1933 年由 Dawson 首先报道。本病见于世界各地，主要发生在儿童和青年，农村儿童较城市儿童发病率高，50% 以上病例在 2 岁前曾有麻疹感染。也可发生在接种过疫苗的儿童，但其发生率只及自然麻疹感染后的 1/5~1/50。自患者麻疹感染到亚急性硬化性全脑炎发病的潜伏期平均 5~8 年。

1. 病因和病理

本病与麻疹病毒的持续感染有关。患者血清和脑脊液中抗麻疹病毒抗体滴定度升高，用荧光抗体技术证明在神经细胞内存在麻疹病毒抗原。偶可从死者脑组织中分离出麻疹病毒。近年来用对麻疹病毒易感的指示细胞进行协同培养，已使病毒分离成功。神经细胞核中有特殊形态的包涵体。电镜检查见脑内包涵体呈管状结构，大小与麻疹病毒的核衣壳相当。用患者脑组织接种于动物，可使动物成功感染。以上资料支持本病与麻疹病毒感染有关。

关于亚急性硬化性全脑炎的发病机制曾有多种学说，但至今仍有不明确之处。有作者认为麻疹病毒初次感染时，病毒在机体内增殖而偶然发生变异株，或认为亚急性硬化性全脑炎是由于机体对麻疹病毒发生不正常免疫反应所致。用电镜检查患者的脑组织除发现麻疹病毒外，尚存在乳头状瘤病毒，因此提出两种病毒混合感染所致。麻疹病毒可使免疫细胞遭受破坏，影响了 T 细胞依赖性细胞的免疫功能，因而对麻疹病毒发生细胞免疫的耐受性，致使病毒能够在脑内存活，造成对神经系统的进行性损害。综上多种学说，亚急性硬化性全脑炎的发病可能与病毒的特点及宿主的免疫状态有关。

病理检查可见亚急性炎症变化，灰质和白质均受累。脑血管周围的淋巴细胞、巨噬细胞和浆细胞浸润，呈袖套状。灰质的炎性改变是非特异性的，神经元有严重丧失，伴明显的反应性胶质增生。在白质有星形细胞增多及神经胶质增生，并伴不同程度的髓鞘脱失。特征性的变化为电镜下可见神经节细胞、星形细胞及少突神经胶质细胞中有核内和胞质内包涵体存在，免疫荧光染色显示存在麻疹病毒抗原。一般认为，较慢性、病程较长的病例，有较多的白质髓鞘脱失，亚急性或病程较短者则包涵体显著。

2. 临床表现

起病年龄为 2～20 岁，平均 7～8 岁，以学龄儿童为最多见。男性略多于女性，男女发病比例为（2.5～3.3）：1。起病多呈隐袭进行性，偶有暂时缓解期。无全身性或中枢神经系统感染的临床表现。根据病程演变的特点，一般可分为 4 期。

（1）第一期：行为及精神障碍期，患者有性格和行为改变，情感不稳定，记忆力减退，学习成绩下降，淡漠，嗜睡，幻觉。尚可有脉络膜视网膜炎，甚至失明。此期历时约数周至数个月。

（2）第二期：运动障碍期，一般为 1～3 个月。最重要的特征是肌阵挛抽动，每分钟 4～12 次，通常是头、躯干和四肢的突然屈曲运动，接着 1～2 秒的缓慢放松期。发生在清醒时，尚可发生舞蹈样和手足徐动样姿态、震颤、半身狂跃运动或肌紧张不全、癫痫发作、共济失调。此外，由于脉络膜视网膜炎、视神经萎缩或皮质盲而致视力障碍。偶尔发生视神经盘水肿。

（3）第三期：昏迷、角弓反张期，表现为去大脑强直，阵发性角弓反张，伴不规则呼吸及自主神经功能紊乱症状，如体温波动、出汗异常、高热等，最终进入昏迷。

（4）第四期：终末期，大脑皮质功能几乎完全丧失并出现眼球浮动，肌张力低下，肌阵挛消失。

多数患者病情呈进行性加重，整个病程 9 个月至 3 年，最终因继发性感染、循环衰竭或营养不良、恶病质而死亡。亦有报道在病后 6 周就死亡或病程长达 10 年以上。长期存活者，约 5% 的患者有自发性的症状缓解。

脑脊液检查正常或轻微细胞、蛋白质升高，可见浆细胞和激活的淋巴细胞。大多数病例免疫球蛋白增高，主要是 IgG、IgM 增高，有寡克隆 IgG 带。血清、脑脊液中有高滴度的麻疹抗体。脑电图示特在低平的背景上间隔 4～8 秒，周期性地出现 2～3 Hz 的高幅慢波，持续时间 0.5～2 秒，双侧对称，以枕顶部最为显著。该波在疾病第二期最显著，至第四期消失。早期脑 CT 及 MRI 正常，随着病情进展，可显示进行性皮质萎缩，脑室扩大和多灶性低密度白质病损。

3. 诊断

根据典型的临床病程，特殊的脑电图改变，脑脊液的细胞学检查，免疫球蛋白增高以及血清和脑脊液中抗病毒抗体的水平异常增高，可作出临床诊断。为进一步确诊可做脑活检，从脑组织中发现典型的包涵体、麻疹病毒抗原或分离出麻疹病毒。

4. 治疗和预防

主要是对症治疗，减轻肌阵挛及癫痫发作，加强护理，防止并发症。对疾病本身尚无特殊的治疗方法。曾用各种抗病毒药物、免疫抑制药或干扰素及转移因子，均不能肯定可影响疾病的自然过程。近年来有报道用肌苷治疗本病，特别对缓慢进展的患者似可延长生命，但确实的疗效尚待进一步研究。

预防本病最有效的方法是接种麻疹疫苗。

（三）进行性多灶性白质脑病

进行性多灶性白质脑病（PML）为一种少见的亚急性脱髓鞘疾病，1958 年首次报道至今已有许多报道，世界各地都有病例发生。

1. 病因和病理

本病为乳头多瘤空泡病毒（JC 病毒）感染引起，常在全身性严重疾病的基础上发生，特别是亚急性淋巴细胞增生性疾病，如慢性淋巴细胞性白血病、霍奇金病、淋巴肉瘤，单核—巨噬细胞系统良性疾病，如结核和结节病，以及癌症等。近来有报道发生于器官移植、长期使用免疫抑制剂和获得性免疫缺陷综合征病例。电镜检查发现少突胶质细胞中有包涵体，直径为 33～45 nm 的二十面体，与乳头多瘤空泡病毒颗粒相似，现已证实属多瘤病毒亚型，称为 JC 病毒。少数病例脑部已分离出此类病毒，并证明病毒直接作用于少突胶质细胞，破坏其所支撑的髓鞘，形成严重的脱髓鞘病变。因而认为本病是由于机体免疫功能低下，中枢神经系统慢病毒感染所致。

病理检查可见脑白质内有广泛性多灶脱髓鞘病变，以大脑半球为主，脑干及小脑亦可累及，轴突相对而言保持完整。病灶区少突胶质细胞及髓鞘脱失。病灶周围少突胶质细胞肥大，可见核内包涵体，是由大量乳头多瘤空泡病毒颗粒组成。

2. 临床表现

PML 多见于成年男性，起病年龄 20～80 岁，多在 50 岁以上，无发热。大多数患者在原发疾病确诊后 2～4 年出现神经症状，进行性脑损害的症状有精神症状、偏瘫、四肢瘫、偏盲、皮质盲、共济失调、构音障碍、智能减退，最后发展为痴呆。少数有癫痫发作、意识模糊，严重者昏迷。一旦出现神经症状，病程迅速进展，平均 3～6 个月死亡，个别报道可有缓解。

脑脊液检查多正常，偶可有轻度蛋白质增高或少量单核细胞。脑电图呈弥散性异常伴局灶性改变。CT 检查示白质内有多灶性低密度区，注射造影剂后无增强现象，无肿块效应，MRI 对特征性白质病损的发现更为敏感。

3. 诊断

根据在原有疾病基础上，经数年后迅速出现神经系统症状，结合实验室检查，可考虑本病诊断，然而只有脑组织活检才能作出肯定的诊断。

4. 治疗

以支持及对症治疗为主。加强护理，预防并发症的发生。

六、其他病毒的中枢神经感染

（一）沙粒 RNA 病毒感染

沙粒 RNA 病毒可引起许多神经系统疾病，除众所周知的疱疹病毒脑炎、HIV 等之外，世界范围内还有许多沙粒 RNA 病毒，例如流行于南美洲阿根廷、玻利维亚的流行性阿根廷出血热，在西非流行的拉萨热病毒（每年致 5 000 多人死亡），美国则以淋巴细胞性脉络膜炎病毒（LCMV）最多见。

LCMV 是人、鼠共感染病毒，传染给人的主要宿主是仓鼠。在动物中该病毒感染后引起一系列的细胞免疫反应，引起脑、视网膜、肝脏等病变。胚胎感染后则影响神经系统发育，产生一系列先天性发育异常。实验鼠的研究证明，该病毒感染引发的由 T 细胞介导的免疫反应和结构破坏是 LCMV 感染后的主要发病机制。

LCMV 急性感染的早期，特别是成年人的感染，可以没有症状，或出现轻度的一般症状，如头痛、发热、肌痛、咳嗽、项强等，少数儿童可有抽搐。少数患者可伴咽峡炎、附睾炎等。大多数病程自限，持续发热数天至数周，脑脊液细胞数增多，超过 $1.0 \times 10^9/L$，持续 1 个月以上。儿童感染，特别是婴儿感染，常影响中枢神经发育，出现一系列发育异常，如小头畸形、脑积水、脑室扩大、脑室周边钙化、脑囊肿、小脑发育不全、视网膜变性等，临床表现为智能减退、抽搐、惊跳、共济失调、运动障碍和失明等。

LCMV 的诊断依赖于：①发热病史，有脑膜炎表现；②脑脊液中淋巴细胞数增多，细胞数在 $1.0 \times 10^9/L$ 以上，并持续大于 1 个月；③脑脊液寡克隆区带（OB）阳性；④可除外腮腺病毒感染；⑤血清学检查示 LCMV 抗体滴度升高。

本病毒的成人感染预后良好。宫内病毒感染，特别是孕期和新生儿感染往往是神经先天性疾病的主要原因，预后差。

（二）新宿主、新病毒的中枢神经感染

1. 尼帕病毒脑炎

1998 年和 1999 年在马来西亚和新加坡报道的发生于养猪场及其附近居民中的脑炎，共有 300 多例，死亡率高达 40%。2001—2004 年南亚有一次暴发流行，病死率高达 75%。尼帕病毒脑炎表现为发热、意识障碍、偏瘫及抽搐发作，3～4 天后出现肌阵挛、腱反射减退、项强及小脑体征。头颅 MRI 检查可见皮质下和深部白质多发散在病灶，可以增强，皮质、丘脑、小脑亦可异常。脑脊液示无菌性脑膜炎样变。血清抗尼帕病毒 IgM 和 IgG 抗体滴度升高。该病毒的天然宿主是狐蝠和果蝠，它们与猪可互相传播，感染的猪可传播给人而致病。

2. 禽流感病毒与蝙蝠狂犬病毒脑炎

在欧洲和澳大利亚已报道了由蝙蝠狂犬病毒引起的病例。临床表现为脑干神经症状、共济失调和进行性瘫痪。头颅 MRI 显示脑干和小脑局灶性异常信号。血清狂犬病毒中和抗体阳性。

2010 年和 2011 年，国际神经病学联盟（WFN）发表全球简报，共有 1 000 多例感染禽流感病毒的神经并发症，也有少数死亡病例，但未有病理报道。

随着全球化进展的加速，认识更多中枢神经病毒感染将有利神经病学的发展。

（李宝新）

第二节　细菌性脑膜炎

一、概述

细菌性脑膜炎是由细菌感染（结核杆菌、布氏杆菌除外）所致的脑膜化脓性炎症。各个年龄段均可发病，以儿童最多见。患者常急性起病，主要表现为发热、头痛、畏光等，多有明显的脑膜刺激征和脑脊液异常改变。

细菌性脑膜炎在欧美国家的发病率为（4.6～10）/10 万，而发展中国家约为 101/10 万。21 世纪之前，流感嗜血杆菌曾是儿童细菌性脑膜炎最常见的致病菌，约占所有病例的 50%，但随着流感嗜血杆菌疫苗的应用，其发病率明显降低。目前，社区获得性细菌性脑膜炎主要的病原为肺炎链球菌（约 50%）、脑膜炎双球菌（约 25%）、B 族链球菌（约 15%）和单核细胞增多性李斯特菌（约 10%），而流感嗜血杆菌脑膜炎仅占细菌性脑膜炎的 10% 以下。

二、病因及发病机制

任何细菌感染均能引起脑膜炎，其病原菌与患者的年龄存在一定关系。

肺炎链球菌是 20 岁以上成年人脑膜炎最常见的病原体，约占报道病例数的 50%。许多因素可以导致患肺炎链球菌性脑膜炎的危险性增加，其中最重要的是肺炎链球菌性肺炎。其他危险因素包括急性或慢性鼻窦炎或中耳炎、酗酒、糖尿病、脾切除、低免疫球蛋白血症、补体缺乏及伴有颅底骨折及脑脊液鼻瘘的脑外伤等。

脑膜炎双球菌感染占全部细菌性脑膜炎病例的 25%（每年 0.6/10 万），但占 20 岁以下病例数的 60%。皮肤出现瘀点或紫癜性损害可以特异性提示脑膜炎双球菌感染。一些患者呈暴发性起病，症状出现后几个小时内进展至死亡。感染可以由鼻咽部菌群引起，并呈无症状的带菌状态，但也可以引起侵害性的脑膜炎症。鼻咽部菌群是否会造成严重的脑膜炎症，取决于细菌的毒力和宿主的免疫状态，包括产生抗脑膜炎双球菌抗体的能力及补体通过经典途径和旁路溶解脑膜炎双球菌的能力。缺失补体任何成分包括裂解素的个体，均对脑膜炎球菌感染高度易感。

对于患有慢性或消耗性疾病，如糖尿病、肝硬化、酗酒及慢性泌尿系统感染等的患者，肠道革兰阴性杆菌正逐渐成为其罹患脑膜炎的主要致病菌之一。革兰阴性杆菌脑膜炎也可由神经外科手术引起，尤其是颅骨切除术是常见原因。

曾有研究认为 B 族链球菌是新生儿脑膜炎的主要因素，但也有报道称 B 族链球菌可导致 50 岁以上患者发生脑膜炎。

单核细胞增多性李斯特菌正逐渐成为新生儿、孕妇、60 岁以上及免疫力低下人群患脑膜炎的主要病因。该种感染系摄入污染李斯特菌属的食物所致。通过污染的凉拌菜、牛奶、软奶酪及各种"即食"食品包括肉类熟食及未加工的热狗所传播的人类李斯特菌感染见于诸报道。

另外，颅脑手术后脑膜炎患者常见病原体包括克雷伯菌、葡萄球菌、不动杆菌和铜绿假单胞菌。

细菌主要通过血液循环进入脑膜，然后透过血脑屏障而引起脑膜炎。脑膜炎球菌多在鼻咽部繁殖，肺炎链球菌多通过呼吸道或中耳感染，流感嗜血杆菌则先引起呼吸道感染，局部感染的细菌侵入血液循环后先发生菌血症，重症感染者可在皮肤、黏膜上出现斑疹，直径为 1～10 mm，严重者会因并发肾上腺髓质出血和弥散性血管内凝血（DIC）而死亡。当病原菌透过血脑屏障时即可引发化脓性脑膜炎。而克雷伯菌、葡萄球菌、铜绿假单胞菌等多通过手术、外伤等直接侵入颅内导致颅内细菌感染。

三、病理

细菌性脑膜炎感染初期仅有软脑膜和脑表浅血管充血扩张，随后炎症沿蛛网膜下腔蔓延，使大量脓性渗出物覆盖脑表面，也沉积于脑沟、脑裂、脑池、脑基底部、颅后窝、小脑周围和脑室腔内。随着炎症的加重，浅表软脑膜和室管膜被纤维蛋白渗出物所覆盖，逐渐加厚而呈颗粒状，形成粘连后影响脑脊液吸收及环流受阻，导致脑积水。在炎症晚期，脑膜增厚，易于出血，严重者并发脑炎；有的脑膜炎因脓性渗出物包绕血管，引起血管炎，造成脑梗死，也可造成静脉窦血栓形成、硬膜下积液、脑脓肿等。

镜检可见患者软脑膜充血，软脑膜及蛛网膜下腔内大量中性粒细胞渗出，有时还可见少量淋巴细胞、巨噬细胞和纤维素渗出，炎症细胞沿着皮质小血管周围的 Virchow-Robin 间隙侵入脑内，并有小胶质细胞反应性增生。在亚急性或慢性脑膜炎患者中可以出现成纤维细胞增生，故而蛛网膜粘连，软脑膜增厚，如粘连封闭第四脑室的正中孔、外侧孔或者中脑周围的环池，就会造成脑室系统的扩大，形成脑积水。

四、临床表现

本病多急性起病，早期先出现畏寒、发热等全身症状，并迅速出现头痛、呕吐、畏光等，随后出现颈项强直、意识障碍。其中临床经典的三联征包括发热、头痛、颈项强直，另外意识障碍是成年患者最常见的表现之一，而年幼儿童则常表现为易激惹、淡漠、囟门凸出、进食差、发绀、眼睛瞪视及癫痫发作等。

Van 等报道了急性细菌性脑膜炎患者中颈项强直、发热、意识障碍 3 项表现的出现率，在 696 例成年人化脓性脑膜炎患者中，44% 的患者同时出现，如 3 种表现均不存在则可基本排除化脓性脑膜炎的诊断，其敏感性达 99%。另外，颈抵抗这一最常见的体征也仅占所有患者的 50% ~ 90%，在有意识障碍的患者中更不容易查出。同时，颈抵抗也常见于蛛网膜下腔出血、破伤风或其他并发高热的脑内感染患者。但在普通内科非脑膜炎住院患者中，有13% 的成年人、35% 的老年人出现颈抵抗。在肯尼亚一项针对儿童的研究中，40%（30% ~ 76%）出现颈抵抗的患者最后诊断为化脓性脑膜炎。即使增加 Kernig 征或者 Brudzinski 征检查也不能增加诊断的敏感性，因为前两者的敏感性均不到 10%。

所有患者中 15% ~ 30% 出现神经系统局灶性体征或癫痫发作，但这些表现也可见于结核性或隐球菌性脑膜炎中。10% ~ 15% 的细菌性脑膜炎患者可出现皮肤瘀点或者紫癜。大多数皮疹与脑膜炎球菌感染有关，仅有少部分患者见于肺炎球菌、葡萄球菌或流感嗜血杆菌感染时，部分患者特别是脑膜炎球菌感染的患者可出现感染后关节炎。

细菌性脑膜炎可伴多种颅内并发症，如婴幼儿的慢性硬膜下积液、成年人的硬膜下脓肿，以及脑脓肿、脑梗死等。

五、辅助检查

1. 常规检查

急性期患者外周血中白细胞增多，以中性粒细胞为主，可达 80% ~ 90%，红细胞沉降率加快。病变初期未经治疗时的血涂片可见病原菌，血培养大多可查到阳性结果。

2. 脑脊液检查

细菌性脑膜炎的脑脊液检查具有白细胞增多、葡萄糖降低和蛋白质增高等特点。腰椎穿刺可发现颅内压增高，脑脊液外观浑浊或呈脓性，常规检查白细胞增多，一般在（250 ~ 10 000）$\times 10^6$/L，以中性粒细胞为主；蛋白增高，通常超过 1 g/L，而糖和氯化物降低；脑脊液 pH 降低，乳酸、LDH、溶菌酶含量以及免疫球蛋白 IgG、IgM 均明显增高。脑脊液培养是确诊的金标准。

脑脊液培养发现病原菌的概率较高，社区获得性细菌性脑膜炎需做需氧培养，而神经外科术后脑膜炎时厌氧培养显得尤为重要。一项 875 例细菌性脑膜炎的研究中，在给予抗生素治疗前脑脊液培养的阳性率达 85%，其中流感嗜血杆菌性脑膜炎阳性率 96%、肺炎球菌性脑膜炎阳性率87%、脑膜炎球菌性脑膜炎阳性率80%；但腰椎穿刺前已经给予抗生素治疗的患者，脑脊液培养阳性率则降低到62%。另一项来自巴西3 973例细菌性脑膜炎的报道则显示，应用抗生素前脑脊液培养的阳性率仅为67%。尽管脑脊液培养阳性率高且意义重大，但培养并鉴定致病菌常需48小时，故仍需其他快速的检测方法。

脑脊液革兰染色可以快速鉴定怀疑细菌性脑膜炎患者的致病菌，社区获得性脑膜炎患者检查致病菌的阳性率为60%～90%，特异性大于97%，但针对不同病原菌其阳性率差别很大。肺炎链球菌阳性率为90%、流感嗜血杆菌阳性率为86%、脑膜炎球菌阳性率为75%、革兰阴性杆菌阳性率为50%、单核细胞增多性李斯特菌阳性率为33%。

3. 病原菌抗原检查

采用特异性病原菌抗原的测定更有利于确诊。对流免疫电泳法检测抗原对流脑A、C族，肺炎链球菌和流感嗜血杆菌脑膜炎脑脊液中多糖抗原阳性检出率达80%以上。乳胶颗粒凝集试验可用于测定肺炎链球菌型脑膜炎和流脑患者脑脊液中多糖抗原，但检查前给予抗生素治疗会导致阳性率明显降低。

4. 头颅CT检查

对于急性细菌性脑膜炎的诊断，CT提供的特异性信息极少。在病变早期多无阳性发现，病变进展期患者可以出现基底池、脉络膜丛、半球沟裂等部位密度增高。并发炎时可见脑实质内局限性或弥漫性低密度灶，以额叶常见。增强扫描可见脑膜呈带状或脑回状强化。后期由于蛛网膜粘连，出现继发性脑室扩大和阻塞性脑积水，并发硬膜下积液，于颅骨内板下呈新月形低密度灶。

5. 头颅MRI检查

MRI在发现病变、明确病变范围及受累程度方面明显优于CT检查。正常脑膜MRI表现为非连续、薄的短线状低信号结构，MR平扫对脑膜显示不敏感，增强后硬脑膜因缺乏血脑屏障可被强化，表现为薄而不连续的线状强化。细菌性脑膜炎所致脑膜强化与脑膜炎感染方式和程度有关。血源性感染主要表现软脑膜——蛛网膜下腔型强化，而外伤或术后导致的脑膜炎则主要表现为硬脑膜——蛛网膜下腔强化，与硬膜外炎症直接累及有关。另外MRI可表现为脑实质的长T_1、长T_2改变，与炎性渗出刺激血管导致血管痉挛或者血栓形成有关。脑皮质的梗死引起脑膜结构的破坏，加速脑炎和脑脓肿在软脑膜下皮质和邻近脑白质的形成，表现为局限性脑组织水肿和占位效应。

六、诊断

根据急性起病，出现发热、头痛、颈项强直等临床表现，结合脑脊液中以中性粒细胞为主的化脓性炎症改变，一般不难诊断。但对于老年人或婴幼儿脑膜刺激征不明显的病例，应给予高度注意，必要时需多次腰穿检查。

七、鉴别诊断

急性细菌性脑膜炎需要与结核性、真菌性和病毒性脑膜炎，脑炎，脑脓肿等疾病相鉴别，在诊断为细菌性脑膜炎后则应尽快明确其具体致病菌。

肺炎链球菌、流感嗜血杆菌和脑膜炎球菌是最常见的急性细菌性脑膜炎的病因。然而，另外一些感染也可导致具有类似临床表现的脑膜炎。这些感染常与特殊人群有关，如猪链球菌是东南亚地区最常见的细菌性脑膜炎病因，但在其他地区罕见。HIV 感染是影响急性脑膜炎病因的重要因素。肺炎链球菌是 HIV 感染患者出现急性细菌性脑膜炎的最常见原因，但结核杆菌、新型隐球菌在 HIV 感染患者中也较常见，并且单靠临床表现很难将其鉴别开。该两类疾病所致脑膜炎症状多于发病后数天及数周出现，但也有部分患者会出现暴发性疾病，并出现明显颈抵抗和快速进展到昏迷。

八、治疗

一旦怀疑为细菌性脑膜炎，应尽可能快地给予抗菌治疗。首先要选择敏感抗生素给予足量、足疗程治疗，另外治疗感染性休克、维持血压和水电解质平衡、防止脑疝等对症及支持治疗同样重要。发现脑膜炎球菌感染应及时上报，并及时将患者转入传染科或传染病院治疗。

1. 抗生素治疗

（1）抗生素的选择：抗生素的选择由感染的病原体决定，但绝大多数细菌性脑膜炎急性期治疗都根据经验选择抗生素，患者的年龄和病史尤为重要。如病原菌暂时不能明确，则应先选用广谱抗生素。一旦培养出病原菌，则需要尽快根据培养和药敏结果调整抗生素，并根据病原菌和病情按计划完成全部疗程。治疗化脓性脑膜炎的理想药物应具备 3 个条件：①容易透过血脑屏障；②杀菌力强；③不良反应小。血脑屏障通透性与药物的理化性质有关，低分子量、低离子化和脂溶性药物容易通过血脑屏障。应该注意的是，脑膜发生炎症时血脑屏障被破坏，抗菌药物也容易透入而起效，随着炎症改善血脑屏障逐渐恢复，进入脑脊液的药量也会相应减少，所以在疾病好转过程中不宜减少给药量。

社区获得性细菌性脑膜炎的常见病原菌为肺炎链球菌和脑膜炎双球菌，故在未确定病原体之前，对于年龄 >3 个月的患儿可给予广谱头孢霉素（头孢噻肟或头孢曲松）治疗，这类抗生素治疗谱包括脑膜炎双球菌、肺炎链球菌、B 族链球菌和嗜血流感杆菌，并且血脑屏障通过率高。头孢吡肟为广谱的第四代头孢菌素，在体外对肺炎链球菌、脑膜炎双球菌的抗菌活性与头孢曲松或头孢噻肟相似，并且对肠道菌属和铜绿假单胞菌有更强的活性。在临床试验中，头孢吡肟治疗青霉素敏感的肺炎球菌和脑膜炎双球菌性脑膜炎疗效与头孢噻肟相当，但对于由对青霉素及头孢菌素耐药的肺炎球菌、肠道菌属及金黄色葡萄球菌所致的脑膜炎疗效尚未不明确。而对于年龄 <3 个月的患儿、60 岁以上老年人及怀疑有细胞介导的免疫功能损害（如慢性疾病、器官移植术后、恶性肿瘤、应用免疫抑制药等）的患者，经验治疗则首选氨苄西林，以增强对可能的单核细胞增生性李斯特菌的杀菌性。治疗革兰阴性球菌的有效抗生素也是头孢噻肟和头孢曲松，氨基糖苷类抗生素可以作为联合用药。院内获得性脑膜炎，特别是神经外科手术后继发性脑膜炎，最常见的病原菌是葡萄球菌和革兰阴性菌。在这些患者中经验性治疗应联用万古霉素和头孢他啶。头孢他啶是头孢菌素中唯一对中枢神经系统中金黄色葡萄球菌感染有足够活性的药物，故接受神经外科手术或者中性粒细胞减少的患者，应用头孢他啶取代孢曲松或头孢噻肟。美罗培南是一种碳青霉烯类抗生素，在体外试验中对单核细胞增多性李斯特菌有很强的抗菌活性，并已证实对金黄色葡萄球菌性脑膜炎有效，对青霉素耐药的肺炎球菌也有很好的效果。在试验性肺炎球菌性脑膜炎脑脊液培养中，美罗培南与头孢曲松疗效相当，但逊于万古霉素。应用美罗培南治疗脑膜炎的临床试验尚不能完全说明该种抗生素有效。

（2）抗生素的使用疗程：抗生素治疗的疗程也取决于病原体。对于肺炎链球菌和流感嗜血杆菌，一般建议 10~14 天治疗；对于脑膜炎球菌，7 天治疗即可；对于单核细胞增多性李斯特菌和 B 族链球菌，则需要 14~21 天治疗；而革兰阴性杆菌，则至少需要 3 周以上治疗。

（3）抗生素的使用剂量和频次见表4-1。

表4-1 治疗细菌性脑膜炎主要的抗生素使用剂量和频次

药物	儿童用量（≤14 岁）	成年人用量（>14 岁）	用法	备注
头孢曲松	100 mg/（kg·d）（1 次/天）	2 g/d（1 次/天）	肌内注射或静脉	首选
头孢噻肟	225~300 mg/（kg·d）（3~4 次/天）	8~12 g/d（4~6 次/天）	肌内注射或静脉滴注	与头孢曲松类似
青霉素	0.3 mU/（kg·d）（4~6 次/天）	24 mU/d（6 次/天）	静脉滴注	大多数流感嗜血杆菌耐药，肺炎链球菌的耐药性也在增加
氨苄西林或阿莫西林	300 mg/（kg·d）（4 次/天）	12 次/天（6 次/天）	肌内注射、静脉滴注或口服	耐药性同青霉素，主要用于单核细胞增多性李斯特菌感染
氯霉素	100 mg/（kg·d）（4 次/天）	100 mg/（kg·d）（4 次/天）	肌内注射、静脉滴注或口服	流感嗜血杆菌及肺炎链球菌中耐药性较高
万古霉素	40 mg/（kg·d）（2~4 次/天）	2 g/d（2~4 次/天）	静脉滴注	主要用于葡萄球菌感染
头孢他啶	50 mg/（kg·d）（2~3 次/天）	4~6 g/d（3 次/天）	静脉滴注	主要用于杆菌感染

2. 地塞米松的使用

糖皮质激素具有抗炎和抑制炎性因子作用，故部分学者主张在治疗细菌性脑膜炎时给予激素治疗以降低患者神经损伤和耳聋的发生，但由于激素的免疫抑制作用，使其在化脓性脑膜炎治疗中是否应用的问题一直未有定论。两项针对激素治疗化脓性脑膜炎的 Meta 分析相异，与其入组病例资料有关，但也显示出激素治疗细菌性脑膜炎的不确定性。

激素疗效的不同可能与患者感染的病原菌有关。研究显示激素治疗流感嗜血杆菌的疗效较好，而治疗肺炎链球菌脑膜炎疗效则不肯定。通常应在给予抗生素前20分钟给予地塞米松，其原理是在巨噬细胞和小胶质细胞受到内毒素活化作用之前应用，才能抑制肿瘤坏死因子（TNF）的产生。若 TNF 已被诱导产生，地塞米松则无法发挥这种作用。地塞米松可能会减少万古霉素进入脑脊液，且在肺炎链球菌性脑膜炎实验模型中发现会延迟脑脊液的无菌化。所以，在使用万古霉素时是否使用地塞米松应权衡利弊。

目前应用激素治疗细菌性脑膜炎有不同方案。常用的是 0.4 mg/kg 地塞米松，每 12 小时给药 1 次，连用 2 天；或者 0.15 mg/kg，每 6 小时给药 1 次，连用 4 天。大剂量短程治疗可以取得较好效果而又能降低激素不良反应，是目前激素应用的主要方法。

3. 对症及支持治疗

在选择合适抗生素的同时，应该尽快完善相关检查，明确患者合并疾病，并给予临床评估，根据患者情况及时给予对症及支持治疗，包括：①对于颅内压增高的患者应及时给予脱水降颅压治疗；②保证呼吸道通畅，必要时给予气管内插管；③保证水电解质和酸碱平衡，尤其患者合并高热或应用脱水药物时应记出入量，给予常规监测；④加强护理，并做好密切接触者的预防，防止交叉感染。

九、预后

流感嗜血杆菌、脑膜炎双球菌及 B 族链球菌性脑膜炎的病死率为 3% ~7%，单核细胞增多性李斯特菌性脑膜炎为 15%，肺炎链球菌性脑膜炎为 20%。总体上，细菌性脑膜炎患者死亡风险若并发如下情况下会增加：①就诊时已有意识水平下降；②就诊 24 小时内有癫痫发作；③颅内压升高；④年幼（婴儿）或年龄 >50 岁；⑤并发有危重情况如休克和（或）需要机械通气；⑥治疗不及时。脑脊液葡萄糖水平低（ <2.2 mmol/L）及脑脊液蛋白含量过高（ >3 g/L）提示预后不佳，病死率升高。幸存者中大约 25% 会有中度或重度后遗症，常见的后遗症包括智能减退、记忆受损、癫痫发作、听力减退及眩晕和步态异常。

鉴于改善细菌性脑膜炎的预后很大程度上取决于能否及时给予敏感抗生素治疗，故在治疗过程中应密切观察患者病情变化，特别注意患者体温波动、意识情况、血液白细胞数量等变化。如经验用药 3 天以上仍无缓解，则应该重新评估目前诊断及应用的抗生素，及时更换抗生素治疗。

（李宝新）

第三节　结核性脑膜炎

一、概述

结核性脑膜炎是结核杆菌导致脑膜和脊髓膜的非化脓性炎症。各个年龄段均可发病，以青少年最多。患者亚急性或慢性起病，出现发热、头痛、脑膜刺激征及神经功能缺损症状等。

全球结核性脑膜炎的平均发病率为 1.37/10 万，其中发病率最高的国家依次为印度、中国、印度尼西亚、尼日利亚和南非。我国结核性脑膜炎的发病率为（0.34 ~3.19）/10 万，19 世纪 80 年代发病率曾逐渐降低。但近年来随着耐药菌的出现以及 HIV 感染患者的增加，目前结核性脑膜炎在包括我国在内的世界范围内重新呈现上升趋势。

二、发病机制

结核性脑膜炎占全身性结核病的 6% 左右，绝大多数病例是由人型结核分枝杆菌致病，少数病例是由牛型结核分枝杆菌所致。通常通过血液播散后在脑膜和软脑膜下种植，形成结核结节，之后结节破溃，大量结核菌进入蛛网膜下腔，形成粟粒性结核或结核瘤病灶，最终导致结核性脑膜炎。另外部分患者由于颅骨或脊柱骨结核病灶直接破入颅内或椎管内而发病。患者免疫力低下或发生变态反应是造成结核性脑膜炎的重要条件。

三、病理生理

结核性脑膜炎的病理生理机制，见图 4-1。结核杆菌进入蛛网膜下腔后引起局灶性 T 淋巴细胞依赖性免疫应答，以导致干酪样肉芽肿炎性反应为特点。肿瘤坏死因子 α（TNF-α）

在其中发挥重要作用。研究显示，脑脊液（CSF）中 TNF-α 浓度与疾病的严重程度密切相关，给予抗生素或抗 TNF-α 抗体能够改善结核性脑膜炎模型兔的预后。

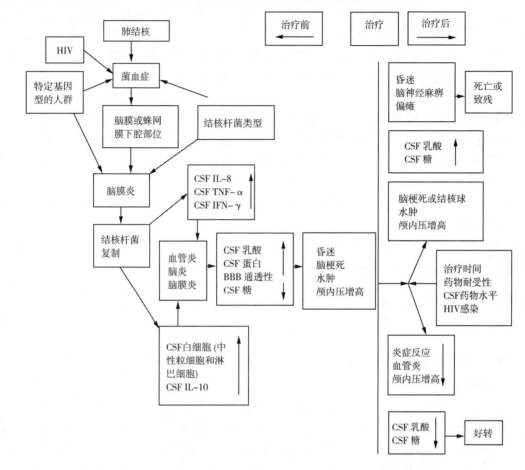

图 4-1　结核性脑膜炎病理生理模式

IL：白介素；IFN：干扰素；TNF：肿瘤坏死因子；BBB：血脑屏障；CSF：脑脊液

结核性脑膜炎的主要病理变化在软脑膜上，也常伴有轻重程度不一的脑实质炎症或是结核病灶。患者软脑膜和蛛网膜下腔内有大量炎性渗出物，主要为单核细胞、淋巴细胞和纤维素，在病情进展的结核性脑膜炎中常见有结核性肉芽肿，病灶中心是干酪样坏死，周围是上皮细胞、朗格汉斯多核巨细胞和淋巴细胞浸润，并可见有成纤维细胞增生。此外，小动脉可见血管周围炎和动脉内膜炎性增生，部分病例有血栓形成和脑组织软化。

四、临床表现

结核性脑膜炎患者前驱症状包括周身不适、疲劳、食欲减退、体重减轻、发热、肌痛等。

结核性脑膜炎主要累及外侧裂、大脑基底池、脑干和小脑，并由此引发相应临床症状。①由于炎性渗出物阻塞脑脊液循环从而导致脑积水及压迫脑神经。②炎性肉芽肿常融合成为结核球并在不同部位导致不同神经功能缺损。③闭塞性血管炎可导致脑梗死及卒中样症状。

这些症状的严重程度与颅内炎症反应情况有关，并与患者预后密切相关。

故患者发病早期表现为头痛（96%）、发热（91.1%）、颈项强直（91.1%）和呕吐（81.2%）等，但是在老年患者中，其脑膜炎症状并不是很突出。随着病情进展，患者逐渐出现神经系统功能缺失症状。其中73.5%的患者出现颅内压增高，主要由于交通性脑积水所致；10%～47.4%的患者发生抽搐，主要为结核病变对大脑皮质直接刺激及脑水肿引起；20%～31.5%的患者出现脑神经损害，主要为渗出物包绕、压迫所致，其中以视力减退、面瘫、听力受损最为常见；11.3%～45%的患者发生偏瘫，多由于动脉炎所致；8.2%～19.2%的患者出现四肢瘫或截瘫；部分结核性脑膜炎患者表现不典型症状，如基底核受累会导致运动障碍，13.3%的患者可出现震颤、不自主运动等。少数结核性脑膜炎可累及脊髓，常导致截瘫，发生率低于10%。另外，结核性脑膜炎尚可造成代谢异常，50%的患者出现低钠血症。

以 Glasgow 昏迷评分和是否存在神经系统局灶性体征为标准，结核性脑膜炎的严重程度可以分为3期，见表4-2。

表4-2　英国医学研究委员会修订的结核性脑膜炎严重程度分级标准

Ⅰ期：意识清醒，无神经系统定位体征
Ⅱ期：Glasgow 昏迷评分10～14分，伴或不伴局灶性神经系统定位体征；或 Glasgow 评分15分，伴神经系统定位体征
Ⅲ期：Glasgow 评分低于10分，伴或不伴有神经系统定位体征

五、辅助检查

1. 脑脊液检查

（1）脑脊液常规及生化检查。①外观，无色透明或微浑浊，静置24小时后约50%可见薄膜形成（因析出纤维蛋白所致）。②细胞，白细胞呈中度增加，大多数（10～500）×10^6/L，个别可达1 000×10^6/L；分类以淋巴细胞为主，但早期可见多核细胞增多。③糖，大多明显降低，通常在2.22 mmol/L 以下。Donald 强调如 CSF 糖浓度低于血糖的40%则对诊断结核性脑膜炎更有意义。④蛋白质，一般在1～5 g/L，晚期有椎管梗阻者可高达10～15 g/L，并出现 CSF 黄变。⑤氯化物，早期常明显降低，可能与患者血清中氯化物降低有关。⑥乳酸盐，CSF 中乳酸盐的含量是鉴别细菌性脑膜炎和病毒性脑膜炎的重要方法，通常以0.3 g/L（儿童）和0.35 g/L（成年人）为鉴别浓度，结核性脑膜炎患者 CSF 中乳酸盐明显增高。

（2）脑脊液病原学检查。①细菌培养和抗酸染色涂片镜检，传统方法特异性高，但阳性率较低，涂片镜检阳性率仅为15%～30%，而结核杆菌培养的阳性率仅为30%～40%，且耗时长，很难满足临床诊断要求。Kennedy 等通过 Ziehl-Neelsen 染色显示能将发现结核杆菌敏感性提高到80%，使得病原学检查再次受到关注。②聚合酶链反应（PCR），通过基因扩增方式检测结核基因序列，敏感性91%～95%，特异性100%，准确性95%～98.4%。一项针对 PCR 诊断结核性脑膜炎的 Meta 分析显示，其敏感性为56%（95%CI 为46～66）、特异性为98%（95%CI 为97～99），结果显示 PCR 的敏感性仍然偏低，并不明显优于病原学检查。对病原学检查和 PCR 技术进一步观察发现，治疗前应用 Ziehl-Neelsen 染色和 PCR 技术诊断结核性脑膜炎的敏感性分别为52%和38%，治疗5～15天后两种检查方法分别为2%和

28%。结果提示在治疗前应用 Ziehl-Neelsen 染色较为恰当，而治疗后应用 PCR 技术更合适。

2. X 线胸片或胸部 CT 检查

约50% 的结核性脑膜炎患者有活动性肺结核或者陈旧肺结核征象，其中粟粒性结核强烈提示患者可能并发多脏器病灶。故怀疑该病时，应尽快完善相关检查。

3. 影像学检查

头颅 CT 对于结核性脑膜炎的诊断无特异性。Kumar 的研究显示结核性脑膜炎常表现为颅底脑膜增强、脑积水、结核瘤及脑梗死等，并发现颅底脑膜增强加上结核瘤对于结核性脑膜炎诊断的敏感性达89%、特异性达100%。脑 MRI 检查比 CT 更为敏感，可以清楚地显示脑干和小脑病理改变、结核瘤、梗死及脑膜增强情况，但是亦无特异性改变。隐球菌性脑膜炎、病毒性脑炎、脑膜转移瘤、淋巴瘤等在影像学上与结核性脑膜炎有时很难鉴别。

六、诊断

结核性脑膜炎的诊断需要结合病史、头痛、脑膜刺激征及 CSF 改变等做出诊断，但由于结核性脑膜炎患者症状常不典型，且病情进展后病死亡率高，故对于不能除外的患者应多次、多种方式完善相关检查以免漏诊。

对结核性脑膜炎患者特点进行分析显示，有5项特点提示为结核性脑膜炎：①症状超过6天；②视神经炎；③局灶性神经功能缺损；④运动异常；⑤脑脊液中性粒细胞数量低于淋巴细胞数量的50%。符合其中2项时诊断的敏感性为98%、特异性为44%；符合其中3项及以上指标时特异性可达98%。Thwaites 等建立了一个结核性脑膜炎诊断指标（表4-3），对结核性脑膜炎的诊断敏感性达86%、特异性达79%。

表4-3　结核性脑膜炎的诊断指标

参数	分数
年龄	
≥36 岁	2
<36 岁	0
血液白细胞计数	
≥15 000 × 10^6/L	4
<15 000 × 10^6/L	0
病史	
≥6 天	5
<6 天	0
脑脊液白细胞总数	
≥750 × 10^6/L	3
<750 × 10^6/L	0
CSF 中性粒细胞	
≥90%	4
<90%	0

注：诊断指标，总分≤4 支持结核性脑膜炎；总分>4，不支持结核性脑膜炎诊断。

七、鉴别诊断

主要和隐球菌性脑膜炎、病毒性脑膜炎、细菌性脑膜炎、脑膜癌、淋巴瘤等相鉴别。

八、治疗

结核性脑膜炎的治疗原则是：早期治疗、联合用药、足够剂量和疗程、分阶段治疗。

1. 抗结核治疗

联合用药应首选杀菌药，配用抑菌药，分阶段治疗指分别给予强化期治疗和巩固期治疗，总疗程 9~12 个月。常用的杀菌药有异烟肼（H）、利福平（R）、链霉素（S）和吡嗪酰胺（Z）4 种；抑菌药有乙胺丁醇（E）。儿童因乙胺丁醇有视神经毒性，孕妇因链霉素有听神经毒性，故尽量不应用。目前研究认为异烟肼是不可缺少的一种抗结核药物。结核性脑膜炎主要的一线药物及其用法，见表 4-4。

表 4-4 ATS/IDSA/CDC 委员会治疗指南（2003）

药物	成年人日用量	儿童日用量	用药途径	用药时间	作用
异烟肼（H）	5 mg/（kg·d）	10~15 mg/kg	qd, po	9~12 个月	细胞内外杀菌
利福平（R）	10 mg/（kg·d）	10~20 mg/kg	qd, po	9~12 个月	细胞内外杀菌
吡嗪酰胺（Z）	40~55 kg: 1 000 mg	20~30 mg/kg	tid, po	2 个月	细胞内杀菌
	56~75 kg: 1 500 mg				
	76~90 kg: 2 000 mg				
乙胺丁醇（E）	40~55 kg: 800 mg	15~20 mg/kg	qd, po	2 个月	抑菌药
	56~75 kg: 1 200 mg				
	76~90 kg: 1 600 mg				
链霉素（S）	750 mg	20~30 mg/kg	qd, im	3~6 个月	细胞外杀菌

注：ATS，美国胸科协会；IDSA，美国感染性疾病协会；CDC，疾病控制中心。

一般主张应至少选用 3 种药物联合治疗，常用异烟肼、利福平和吡嗪酰胺。其中异烟肼在治疗前 2 周起主要作用，因为异烟肼主要作用于快速复制期的结核杆菌；随后利福平和吡嗪酰胺起主要作用，利福平主要作用于低复制或无复制的结核杆菌，而吡嗪酰胺则作用于细胞内的结核杆菌。1 期患者可给予 3HRZ/7HR 方案治疗，即应用异烟肼、利福平加吡嗪酰胺治疗 3 个月后，继续给予异烟肼、利福平治疗 7 个月。2 期或 3 期患者则可给予 3HRZS/7HRE 方案，即给予异烟肼、利福平、吡嗪酰胺加链霉素治疗 3 个月后，继续给予异烟肼、利福平和乙胺丁醇治疗 7 个月。治疗过程中应注意药物不良反应，包括肝功能异常（异烟肼、利福平和吡嗪酰胺）、多发性神经炎（异烟肼）、视神经炎（乙胺丁醇）、癫痫发作（异烟肼）和耳聋性（链霉素）等。为预防异烟肼引起的多发性神经炎，治疗同时可给予维生素 B_6。

2. 糖皮质激素治疗

在足量应用抗结核治疗的基础上，应用糖皮质激素可降低结核性脑膜炎患者粘连性蛛网膜炎和椎管梗阻等并发症的发生率，并减轻脑水肿。既往研究结果显示能改善患者生存率，其治疗方法包括：成年人应用地塞米松治疗，用法是第 1 周 0.3 mg/（kg·d），iv；第 2 周

0.2 mg/（kg·d），iv；第 3 周 0.1 mg/（kg·d），po；第四周 3 g/d，po，并在第 5 周逐渐减药到停药。儿童给予泼尼松治疗，用法是 4 mg/（kg·d），po，连用 4 周，第 5 周逐渐减量并停药。

重症患者还可以给予鞘内注射地塞米松 5 ～ 10 mg、α 糜蛋白酶 4 000 U、透明质酸酶 1 500 U，每周 3 次，以防治颅内粘连。

3. 多药耐受性结核性脑膜炎的治疗

如果结核性脑膜炎患者患病之前与多药耐受性肺结核患者有密切接触史或者尽管给予足量治疗但患者临床症状几乎无变化，则应考虑多药耐受性结核性脑膜炎。对于这部分患者的治疗，建议一般起始即使用 5 种药物联合治疗（表 4-5）。

表 4-5　多药耐受性结核性脑膜炎的治疗策略

药物	用法	最大剂量
强化治疗期：4 个月		
阿米卡星或卡那霉素	静脉注射或肌内注射 15 ～ 30 mg/kg	1 000 mg
乙硫异烟胺	15 ～ 20 mg/kg	1 000 mg
吡嗪酰胺	20 ～ 30 mg/kg	1 600 mg
氧氟沙星	7.5 ～ 15 mg/kg	800 mg
乙胺丁醇或环丝氨酸	10 ～ 20 mg/kg	1 000 mg
巩固治疗期：12 ～ 18 个月		
乙硫异烟胺	5 ～ 10 mg/kg	750 mg
氧氟沙星	7.5 ～ 15 mg/kg	800 mg
乙胺丁醇或环丝氨酸	10 ～ 20 mg/kg	1 000 mg

九、预后

结核性脑膜炎患者的预后主要与是否能够及早规范治疗密切相关，另外受患者年龄、病情及颅内压增高严重程度、脑神经受累情况以及是否并发其他部位感染等影响。Ramachandram 等发现治疗起始时间不同预后差异很大，1 期患者病死率为 9%，2 期患者病死率为 25%，3 期患者病死率为 73%，故早期规范治疗是非常必要的。

（丁　佳）

第四节　脑脓肿

一、概述

脑脓肿主要指各种化脓性细菌，通过身体其他部位的感染灶转移或侵入脑内形成的脓肿，破坏脑组织和产生占位效应。近年来，由于神经影像学技术如 CT 和 MRI 的应用，有效抗生素的使用，脑脓肿的诊断和治疗水平显著提高。脑脓肿可发生于任何年龄，男性多于女性。

二、病因及发病机制

1. 邻近感染病灶扩散所致的脑脓肿

根据原发化脓性病灶可分为耳源性脑脓肿和鼻源性脑脓肿，其中以慢性化脓性中耳炎或乳突炎导致的耳源性脑脓肿为最多，约占全部脑脓肿的一半以上。这种脑脓肿多发生于同侧颞叶或小脑半球，多为单发脓肿，以链球菌或变形杆菌为主的混合感染多见。鼻源性脑脓肿为继发于鼻旁窦炎的化脓性感染，较少见。

2. 血源性脑脓肿

约占脑脓肿的25%。血源性脑脓肿由身体远隔部位化脓性感染造成的菌血症或脓毒血症经血行播散到脑内而形成。根据原发感染部位的不同分为胸源性脑脓肿（即继发于脓胸、肺脓肿、慢性支气管炎伴支气管扩张等）和心源性脑脓肿（即继发于细菌性心内膜炎、先天性心脏病等）。此外，面部三角区的感染、牙周脓肿、化脓性扁桃体炎、化脓性骨髓炎、腹腔盆腔感染都可以导致血源性脑脓肿。血源性脑脓肿通常多发，常位于大脑中动脉供血的脑白质或白质与皮质交界处，故好发于额叶、颞叶、顶叶。致病菌以溶血性金黄色葡萄球菌多见。

3. 创伤性脑脓肿

开放性颅脑损伤时，化脓性细菌直接由外界侵入脑内所致。清创不彻底、不及时，异物或骨折片进入脑组织是创伤性脑脓肿产生的主要原因。此外，颅脑外伤后颅内积气、脑脊液漏、颅骨骨髓炎也可能引起脑脓肿。此类脓肿多位于外伤部位或异物所在处。病原菌多为金黄色葡萄球菌或混合菌。

4. 医源性脑脓肿

由颅脑手术后感染所引起的脑脓肿。多与无菌操作不严格、经气窦的手术、术后发生脑脊液漏而没有及时处理、患者抵抗力低下、并发糖尿病或使用免疫抑制剂有关。致病菌多为金黄色葡萄球菌。

5. 隐源性脑脓肿

占脑脓肿的10%~15%。指病因不明，无法确定感染源的脓肿。可能因原发感染病灶轻微，已于短期内自愈或经抗生素治愈，但细菌已经血行潜伏于脑内，在机体抵抗力下降时形成的脑脓肿。

细菌进入脑实质后，其病理变化是一个连续的过程，大致可分为以下3个阶段。

（1）急性脑炎期：病灶中心有坏死，局部出现炎性细胞浸润伴病灶周围血管外膜四周炎症反应。病灶周围脑水肿明显。临床上有全身感染症状（如发热、寒战、头痛等），也可有脑膜刺激症状，并可出现脑脊液的炎性改变等。

（2）化脓期：脑实质内化脓性炎症病灶进一步坏死、液化、融合，同时与脑软化、坏死区汇合逐渐扩大形成脓腔，周围炎症反应带有炎症细胞和吞噬细胞。此期脓肿壁尚未完全形成。因为炎症开始局限，所以全身感染症状趋于好转。

（3）包膜形成期：脓肿周边逐渐形成包膜，炎症进一步局限。显微镜下见包膜内层主要为脓细胞或变性的白细胞，中层为大量纤维结缔组织，外层为增生的神经胶质、水肿的脑组织和浸润的白细胞。脓肿包膜的形成决定于病原菌、感染途径及机体抵抗力的强弱。需氧菌如金黄色葡萄球菌和链球菌性脑脓肿易形成包膜而且包膜较厚，厌氧菌如肠道杆菌引起的脑脓肿包膜形成缓慢，而且常不完善。直接蔓延所致的脑脓肿包膜较血源性者完善。

三、临床表现

（一）症状

1. 全身中毒症状

患者多有近期原发病灶感染史，随后出现脑部症状及全身表现。有发热、畏寒、头痛、全身乏力、肌肉酸痛、精神不振、嗜睡等表现。体检有颈阻阳性，克氏征、布氏征阳性。外周血白细胞增多，中性粒细胞比例升高，红细胞沉降率加快等。隐源性脑脓肿的中毒症状不明显或缺如。中毒症状可持续1～2周，经抗生素治疗，症状可很快消失。部分患者可痊愈，部分脓肿趋于局限化，即进入潜伏期，时间长短不一，持续时间可从数天到数年。

2. 颅内压增高症状

颅内压增高症状在脑脓肿急性脑炎期即可出现，随着脓肿的形成和逐渐增大，症状更加明显。头痛多为持续性，并有阵发性加重。头痛部位与脓肿位置有关，一般患侧较明显。头痛剧烈时常伴喷射性呕吐。半数有视神经盘水肿，严重时可有视网膜出血及渗出。患者常常伴有脉搏缓慢、血压升高、呼吸缓慢等表现，严重者甚至出现表情淡漠、反应迟钝、嗜睡、烦躁不安等表现。

3. 局灶性症状

脑脓肿局灶性症状与脑脓肿所在的部位有关。额叶脓肿常有表情淡漠、记忆力减退、个性改变等精神症状，可伴有对侧肢体局灶性癫痫或全身大发作、偏瘫或运动性失语（优势半球）等。颞叶脓肿可出现欣快、感觉性或命名性失语（优势半球）等。

应警惕颞叶或小脑脓肿随着脓肿的不断扩大容易发生脑疝。一旦出现，必须紧急处理。此外，脑脓肿溃破引起化脓性脑炎、脑室炎，患者表现为突然高热、寒战、意识障碍、脑膜刺激征、癫痫等。腰穿脑脊液白细胞明显增多，可呈脓性。应迅速救治，多预后不良。

（二）分型

1. 急性暴发型

起病突然，发展迅速。呈急性化脓性脑炎症状。患者头痛剧烈，全身中毒症状明显。早期即出现昏迷，并可迅速导致死亡。

2. 脑膜炎型

以化脓性脑膜炎表现为主。脑膜刺激症状明显，脑脊液中白细胞和蛋白含量显著增高。

3. 隐匿型

无明显的颅内压增高或神经系统体征。仅有轻度头痛、精神和行为改变、记忆力下降、嗜睡等症状。诊断较困难，脑脓肿常被忽略，多数是开颅手术或尸检时才得以证实。

4. 脑瘤型

脓肿包膜完整，周围水肿消退，病情发展缓慢，临床表现与脑瘤相似，手术证实为慢性脑脓肿。

5. 混合型

临床表现多样，不能简单归于以上任何一类。脓肿形成过程中的各种症状均可出现，较为复杂。

四、诊断及鉴别诊断

（一）诊断

通常脑脓肿的诊断依据有：①患者有原发化脓性感染病灶，如慢性胆脂瘤性中耳炎、鼻窦炎等，并有近期急性或亚急性发作的病史；②颅内占位性病变表现，患者有颅内压增高症状或局灶症状和体征；③病程中曾有全身感染症状。

具有以上3项者须首先考虑脑脓肿的诊断，如再结合 CT 或 MRI 扫描可对典型病例做出诊断。

（二）鉴别诊断

1. 化脓性脑膜炎

化脓性脑膜炎起病急，脑膜刺激征和中毒症状较明显。神经系统定位体征不明显，CT 或 MRI 扫描无占位性病灶。

2. 硬膜外和硬膜下脓肿

单纯的硬膜外脓肿颅内压增高和神经系统体征少见，硬膜下脓肿脑膜刺激征严重，两者可与脑脓肿并发存在。通过 CT 或 MRI 扫描可明确诊断。

3. 脑肿瘤

某些脑脓肿患者临床上全身感染症状不明显，CT 扫描显示的"环形强化"征象也不典型，故与脑肿瘤（如胶质瘤）、脑转移性肿瘤不易鉴别，有时甚至需通过手术才能确诊。因此，应仔细分析病史，结合各种辅助检查加以鉴别。

五、辅助检查

1. 实验室检查

（1）血常规：急性期白细胞增高，中性粒细胞显著增高。脓肿形成后，外周血常规多正常或轻度增高。大多数脑脓肿患者红细胞沉降率加快。

（2）脑脊液检查：脑脓肿患者颅内压多增高，因此腰椎穿刺如操作不当可能诱发脑疝。腰穿脑脊液多不能确定病原菌（除非脓肿破入脑室）。脑膜脑炎期脑脊液中白细胞可达数千以上，蛋白含量增高，糖降低。脓肿形成后白细胞可正常或轻度增高，一般在（50～100）×10^6/L，蛋白常升高，糖和氯化物变化不大或稍低。

2. 影像学检查

（1）X 线平片：可见原发感染部位骨质变化。耳源性及鼻源性脑脓肿可见颞骨岩部、乳突、鼻旁窦骨质有炎性破坏。外伤性脑脓肿可见颅骨骨折碎片、金属异物等。

（2）CT 扫描：是目前诊断脑脓肿的首选方法，敏感性为 100%。脓肿壁形成前，CT 平扫病灶表现为边缘模糊的低密度区，有占位效应。增强扫描低密度区不发生强化。脓肿形成后 CT 平扫见低密度边缘密度增高，少数可显示脓肿壁，增强扫描可见完整、厚度均一的环状强化，伴周围不规则脑水肿和占位效应。这种"环状强化影"是脑脓肿的典型征象。

（3）MRI：脑脓肿 MRI 随脓肿形成的时期不同表现也不同。急性脑炎期表现为边界不清的不规则长 T_1、长 T_2 信号影。包膜形成后病灶中央区在 T_1 加权像表现为明显低信号，周边水肿区为略低信号，两者之间的环状包膜为等信号或略高信号。T_2 加权像病灶中央脓液为等信号或略高信号，包膜则为低信号环，周围水肿区信号明显提高。Gd-DTPA 增强后 T_1 加权像包膜信号呈均匀、显著增强。病灶中央脓液及包膜周围水肿区信号不变。

六、治疗

原则上，急性脑炎及化脓阶段以内科治疗为主。一旦脓肿形成，则应以外科手术治疗为主。

1. 治疗原发病灶

临床上常常因为脑脓肿病情较为危急，因此应先处理脑脓肿。术后情况许可，再处理原发病灶。如耳源性脑脓肿可先做脑部手术，术后病情许可时再行耳科根治手术。

2. 内科治疗

主要是抗感染、降颅内压和对症治疗。少数患者经内科治疗可以治愈，多数患者病情可迅速缓解，病灶迅速局限，为进一步手术治疗创造好条件。

内科治疗时抗生素应用原则如下。①及时、足量使用抗生素。一般静脉给药，必要时可鞘内或脑室内给药。②选用对细菌敏感和容易通过血脑屏障的抗生素。细菌培养和药敏试验结果出来前，可按病情选用易于通过血脑屏障的广谱抗生素，待结果出来之后，及时调整。③用药时间要长。必须在体温正常、脑脊液及血常规检查正常后方可停药。脑脓肿静脉使用抗生素的时间为 6～8 周。

3. 外科治疗

脑脓肿包膜形成后，应在抗感染、脱水、支持治疗的同时，尽早采用外科治疗。

（王广生）

第五章

神经肌肉接头和肌肉疾病

第一节 重症肌无力

一、概述

重症肌无力（MG）是一种获得性自身免疫性神经肌肉接头疾病，患病率为(4~7)/10万，发病率为(0.2~0.5)/10万。其病理改变主要为神经肌肉接头突触后膜的 AchR 受到抗 AchR 抗体的破坏，导致突触后膜破坏和 AchR 减少。主要临床特点为肌无力和活动后的肌疲劳现象，通过休息和给予胆碱酯酶抑制药可以使症状改善。

二、病因及发病机制

MG 患者的终板在突触后膜存在 IgG 和补体的沉积，在血清中发现 80%~90% 的患者存在抗 AchR 抗体，由于体内产生了抗 AchR 抗体而破坏了神经肌肉接头突触后膜的 AchR，导致突触后膜受体减少和后膜破坏，造成神经肌肉接头处的信息传递障碍，在临床上产生骨骼肌收缩易疲劳。抗 AchR 抗体由 IgG 的不同亚型构成，仅几种抗体可以结合到突触后膜 AchR 的结合点，所以 MG 的抗 AchR 抗体为多克隆抗体。在抗 AchR 抗体阴性的全身型 MG 患者中，15%~20% 可检测到抗肌肉特异性酪氨酸激酶（MuSK）抗体，后者也可以导致 AchR 的减少。

MG 的发生推测和病毒感染有关，病毒感染胸腺上皮细胞后，通过"分子模拟"机制诱发了针对"肌样细胞"表面 AchR 的局部炎症反应，打破了正常状态下 AchR 的自身耐受，进而在辅助性 T 细胞的协助下刺激外周淋巴器官的浆细胞，产生针对 AchR 的多克隆 IgG 抗体，与 AchR 抗原决定簇结合，直接阻断 AchR 或通过补体破坏 AchR 而导致 MG 发病。MG 患者的调节性 T 细胞也存在异常，促进免疫耐受的丧失。

许多 MG 患者和 HLA 型相关，提示遗传因素也在发病中具有一定的作用，在患者健康的家族成员也发现存在电生理和免疫异常。此外 MG 患者的睡眠受到干扰，经过糖皮质激素治疗后好转提示中枢神经系统的乙酰胆碱突触也受到部分抑制。不同的临床资料显示胸腺在 MG 发病中具有一定的作用，胸腺含有肌源性细胞，其表面 AchR 作为抗原刺激单核细胞和 T 淋巴细胞导致 MG 发病。

三、病理

少部分 MG 患者的骨骼肌出现个别肌纤维变性改变，此外可见肌病改变、神经源性肌萎缩，神经末梢出现萎缩和终板加大。电镜检查和神经肌肉接头的形态计量分析显示神经末梢和突触后膜萎缩，突触后膜变短，AchR 抗体脱失，出现免疫复合物沉积，此外肌间神经和毛细血管也出现异常改变。在增生的胸腺可以发现淋巴生发中心增生，内有 B 淋巴细胞。在胸腺瘤可见肿瘤细胞取代整个胸腺。

四、临床表现

1. 症状

可以出现在从儿童到老年的任何年龄组，女性患者的多数发病年龄在 15 ~ 35 岁，男性发病年龄比较晚，我国儿童期（<15 岁）起病者可达 30% ~ 40%，且多为眼肌型，男女比例接近。男性在 60 ~ 70 岁达到发病高峰，女性发病多于男性（3∶2）。

（1）肌肉无力：多数患者表现为骨骼肌的病理性易疲劳现象或持续性的肌无力在活动后加重，精神负担、高热、月经、感染、刺眼的光线可以诱发肌无力反应或加重病情。开始患者常表现为眼睑下垂、复视、讲话带鼻音和肢体无力，症状在夜间睡眠后或长时间休息后消失或明显改善，活动后症状出现或加重。偶尔患者在早晨睡眠后症状最明显，有时面肌、舌肌、咽喉肌和咀嚼肌群单独或与其他骨骼肌一起受累，鼓膜张肌受累导致低频范围出现听觉减退，镫骨肌受累导致听觉过敏，讲话很快出现疲劳、变弱和鼻音，长时间讲话出现完全失语。在 MG 晚期也是一定的肌群受累，常出现不同肌群交替出现症状或从一处扩展到另一处肌群。四肢肌肉的肌疲劳现象常常是近端肌群重于远端肌群，双侧同时受累多于一侧受累，肢带肌和颈部肌肉受累及单纯从临床上很难和其他肌肉病区别，在没有眼咽部症状时很难做出正确诊断。应当特别注意患者的呼吸功能，观察最大呼气和吸气时的胸廓活动情况、随意的咳出力量，以及呼吸和心跳频率。咽喉部肌肉无力可以导致吞咽危险和窒息。吞咽困难可以通过吃凉的食品如冰激凌而得到改善。

（2）其他症状：腱反射一般存在或比较活跃，个别患者出现面手麻木感或二便失禁。个别患者出现肌肉疼痛，肌肉萎缩一般不出现在肌疲劳前，仅出现在晚期，在发病后 6 个月和 1 年后 14% 的患者出现肌肉萎缩。

（3）合并其他疾病：70% 的 MG 患者存在胸腺异常，包括淋巴细胞和浆细胞增多伴随出现大量的生发中心，提示存在慢性炎症。胸腺肿瘤出现在 10% ~ 40% 的 MG 患者中，但很少出现在儿童患者，可以找到胸腺肿瘤的组织学改变，小部分胸腺瘤如果不马上进行手术可以浸润胸膜、心包膜和其他的纵隔结构。10% ~ 15% 的 MG 患者合并甲状腺疾病，5% 伴有甲状腺功能亢进症，5% 伴有甲状腺功能减退症（尸体解剖发现 19% 的 MG 合并出现甲状腺炎）。其他合并的疾病包括红斑狼疮、多发性肌炎和皮肌炎、Sjögren 综合征、天疱疮、溃疡性结肠炎、Lambert-Eaton 综合征、Sneddon 综合征、结节病和急慢性的周围神经病。

2. 分型

MG 分 4 个亚型，一般 I 型和 IIa 型占患者的 55%，IIb 型为 21%，24% 为 III ~ IV 型。死亡率在 III 型最高，其次为 IV 和 II 型。

I 型，眼型，典型临床表现为一侧或双侧眼睑下垂，有时伴有眼外肌无力和复视，预后良好。轻度的骨骼肌无力和疲劳现象以及肌电图显示肌无力的递减现象不能除外眼肌型 MG，但可能发展为全身型。约 40% 的眼肌型 MG 可以发展成全身型 MG，但如果在发病后 2 年内没有进行性加重，多数患者不会继续发展成全身型。

Ⅱ型，全身型，可分为以下两型。①Ⅱa 型，轻度全身型，缓慢进展，伴随眼外肌和球部肌肉的肌无力和肌疲劳现象，死亡率极低。②Ⅱb 型，中度全身型，开始进行性发展，常常伴有眼部症状，从其他肌肉和球部肌肉的中度 MG 扩展到重度 MG，常常出现构音障碍、吞咽困难和咀嚼困难，呼吸肌一般不受累，患者的生活受到限制，死亡率低。

Ⅲ型，急性快速进展型，在几周和几个月内迅速发展的球部肌肉、全身骨骼肌和呼吸肌无力，常合并胸腺瘤，出现胆碱能危象和肌无力危象，死亡率高。

Ⅳ型，慢性严重型，开始为眼肌型或轻度全身型，2 年后或更长时间后病情突然恶化，常合并胸腺瘤，预后不好。

3. 特殊类型

（1）一过性新生儿型 MG：大约 12% 患 MG 的母亲生的新生儿出现一过性新生儿型 MG，临床症状在出生后 3 ~ 6 周自发消失，患病的新生儿表现为面具样面容，吸奶和吞咽无力（87%），出现全身性肌无力（69%）、呼吸功能不全（65%）、哭泣无力（60%）、肌病面容（54%）和眼睑下垂（15%），这些症状在生后几小时到 3 天出现，在 1 周内有很高的死亡率。

（2）MG 危象：患者发生呼吸无力和（或）吞咽困难，不能维持通气功能和保护气道时，称为 MG 危象。尽管采取各种治疗，20% 的 MG 患者可以出现危象。主要包括两个类型：①MG 危象，是 MG 患者死亡的主要原因，呼吸肌和咽喉肌无力急性加重，通气不足且气道分泌物增加阻塞气道，AchEI 可改善症状；②胆碱能危象，由 AchEI 过量所致，多见于 MG 症状加重而增加抗胆碱酯酶的药物时〔溴吡斯的明 6 ~ 8 mg/（kg·d）以上〕，出现药物中毒表现，在呼吸困难加重的同时，分泌物明显增加且伴有胆碱能亢进的其他症状（瞳孔缩小、多汗、腹痛、肌肉震颤等）。

（3）抗生素和药物引起的神经肌肉接头传导阻滞：不同药物通过抑制突触前膜乙酰胆碱的释放和阻滞突触后膜乙酰胆碱的作用，从而导致神经肌肉接头信息传导受阻，在临床上使无症状的 MG 表现严重症状甚至出现 MG 危象，此类药物也可以使明确诊断的 MG 临床症状突然恶化。

（4）其他类型的 MG：肢带型 IG 患者仅出现四肢无力，没有眼睑下垂表现。颈臂炎性肌肉病也是 MG 的一个亚型，肌无力主要出现在上肢的近端肌肉和颈部肌肉。

五、辅助检查

1. 疲劳试验

反复活动受累肌肉可诱发症状加重。疲劳试验还有助于观察病情改变，尽可能在没有给予抗胆碱酯酶药物的情况下进行。一般哪块肌肉无力明显就检查哪块肌肉。

2. 药物试验

先停用抗胆碱酯酶药物 6 ~ 8 小时，而后进行药物试验。国内常用的方法是新斯的明 0.02 ~ 0.03 mg/kg 肌内注射，注射 20 分钟后开始观察主要被累及肌群的无力改善程度。至少 2 个肌群改善 50% 以上或 1 个肌群改善 70% 以上才可以确定有意义，注射 1.5 ~ 2 小时后改善的肌无力又恢复到注射前水平可判定为阳性。为防止因饥饿或过度劳累对结果判断的干扰，应在检查前让患者吃饭且适当休息。为预防抗胆碱酯酶药物的不良反应，可先肌内注射阿托品 0.5 ~ 1 mg。肌疲劳试验阳性没有绝对特异性，阳性反应可以出现在肌萎缩侧索硬化、脊髓灰质炎、先天性肌无力综合征和 Lambert-Eaton 综合征。

3. 神经电生理检查

以 2 ~ 5 Hz 的频率进行神经刺激在正常人的波幅没有改变或轻度升高，在 MG 患者 10 Hz 以上频率刺激没有改变，在 2 ~ 5 Hz 重复刺激的开始阶段出现波幅递减现象，递减的幅度至少在 10% 以上，肌内注射新斯的明后递减现象改善为阳性。一般对 MG 的检查采取 3 次/秒刺激 5 ~ 6 次的方法，常用检查部位为三角肌和斜方肌，眼轮匝肌、口轮匝肌、额肌和大小鱼际肌也可以用于检查，活动后、加热和缺血情况下可以增加阳性率。肌电图结果对 MG 无特异性。严重的 MG 患者通过给予胆碱酯酶药物也不能改善临床症状，肌电图可以显示肌源性改变，在该情况下应用单纤维肌电图进行检查，单纤维肌电图是最敏感的 MG 检查方法，主要表现为颤抖增宽和（或）传导阻滞，阳性率可达 95% ~ 99%，但特异性差，阴性时可排除 MG。

4. 血清抗体检查

80% ~ 90% 的患者出现抗 AchR 抗体阳性，在缓解期仅 24% 的患者阳性，眼肌型约 50% 阳性，轻度全身型阳性率为 80%，中度严重和急性全身型 100% 阳性，慢性严重型 89% 阳性。血清抗体滴度下降 50% 并持续 1 年以上多数患者的临床症状可以缓解，而且在糖皮质激素、免疫抑制药、血清置换和胸腺切除后临床症状的改善和血清抗体滴度的下降相关。不同的试验方法和抗原的不同其检查结果也不同。AchR 抗体见于少数自身免疫性甲状腺疾病、服青霉胺者、胸腺瘤患者及家族性患者的无症状同胞。常规方法不能检测到抗 AchR 抗体的 MG 患者，可能有针对神经肌肉接头处低亲和力抗 AchR 或 MuSK 抗体，但日本的报道阳性率只有 2% ~ 3%。部分 MG 患者有胸腺瘤，特别是成年患者，可以出现抗连接素抗体等针对骨骼肌抗原的抗体。30% ~ 40% 的 MG 患者存在甲状腺球蛋白抗体。

5. 胸部 CT 检查

25% 的胸腺瘤在前后位和侧位 X 线检查呈阴性，CT 检查有助于胸腺瘤的诊断。胸腺瘤 CT 检查的阳性率可达 90% 左右。10% ~ 15% 的 MG 患者伴胸腺瘤，60% 伴胸腺增生，50 岁以后发病患者的胸腺通常正常或萎缩。

6. 其他检查

全身型 MG 有必要测定患者的肺活量和进行血气分析，一般 MG 患者不需要进行该检查。有颈臂炎性肌肉病的患者肌肉病理检查可以发现肌纤维的坏死和炎性细胞浸润。

六、诊断及鉴别诊断

MG 的诊断主要依靠病史，患者出现特殊的肌肉无力，而且活动可以加重。有这些临床特点的患者应当进行肌电图检查、新斯的明药物试验和血清抗 AchR 抗体测定。根据患者出现肌无力和肌疲劳、药物试验阳性、肌电图的递减现象可以诊断 MG，出现抗 AchR 抗体可以进一步证实此病的存在，但没有一项实验室检查是 100% 阳性，肌电图正常和抗体阴性不能否定 MG 的诊断。为了除外其他出现肌疲劳现象的疾病和 MG 伴随疾病，需要进行其他免疫学检查、甲状腺检查和胸腺检查。肌无力症状复发时，如果原来有效的疗法没有效果，需考虑是否合并其他疾病。

除临床表现和肌电图改变提示 MG 外，如果还有其他的肌肉病、肌炎和周围神经病的依据，应当进行肌肉活检和血清酶学检查，如果没有眼外肌受累或仅眼外肌受累，临床症状没有晨轻暮重现象，同时出现不典型的神经系统损害症状，在没有肌疲劳现象和抗 AchR 抗体阳性的情况下，即使肌电图显示有递减现象，MG 的诊断也不能确定。这种情况下为了诊断或除外 MG 应当进行详细的电生理和形态学检查。

以眼睑下垂和眼外肌瘫痪为主要表现的患者，应当排除慢性进行性眼外肌瘫痪、Meige 综合征、动眼神经麻痹、Horner 综合征、先天性睑下垂、眼咽型肌营养不良、甲状腺眼病、眼眶内占位病变、眶肌炎和 Miller-Fisher 综合征。咽喉肌无力为主要表现者应当排除脑干梗死、后组脑神经麻痹和进行性延髓性麻痹。以四肢肌肉无力为主要表现的患者需要排除 Lambert-Eaton 综合征、线粒体肌病、脂肪累积肌病、多发性肌炎、运动神经元病和肉毒中毒等，还需要与慢性疲劳现象鉴别，后者多伴随焦虑、抑郁症状，一般无眼睑下垂。呼吸困难的鉴别包括运动神经元病、心功能不全等。儿童或青少年起病者还要与先天性肌无力综合征鉴别，后者没有抗体，此外药物治疗效果也不好。

七、治疗

所有患者均首先给予抗胆碱酯酶抑制药，其次考虑是否适合进行胸腺切除治疗，应用糖皮质激素、免疫抑制药和血浆置换。通常要先达到诱导缓解，再维持这种缓解，缓解 1~2 年后可逐渐减量。胸腺瘤患者行胸腺切除。年轻的全身型 MG 患者如果 AchEI 疗效不佳，也可以进行胸腺切除，最好在发病后 1 年内完成。进展性加重的所有类型 MG 患者均要给予免疫治疗，同时预防药物的不良反应。此外，应当关注患者的精神状态。

（一）对症治疗

最常用的对症治疗药物是溴吡斯的明，对面部和四肢肌无力效果好，新斯的明起效快，对四肢肌无力效果好。3，4-二氨基吡啶可促进突触前膜释放 Ach，对先天性肌无力患者有效。首先应当单一用药，个别情况下联合用药。在患者躯体和精神负担加大、感染和月经期间应当加大用药剂量，怀孕时用药剂量可以升高也可以降低，此外应当根据患者的临床症状加重和缓解而调节用药剂量。由于每个患者对胆碱酯酶抑制药的反应不同，必须对每个患者进行仔细观察，而后选择最佳剂量和作用最充分的药物，应当经常对患者对药物的反应进行检查控制。

溴吡斯的明，片剂为 10 mg、60 mg 和 180 mg 三种。此药起效慢，不良反应比新斯的明小，从小剂量开始，每日 3 次，每次 10 mg，而后逐渐加大剂量到稳定在身体可以耐受的剂量，由于此药的作用持续 3~6 小时，有必要一天服用 4 次和多次，并且和患者的生活习惯相适应。轻中度的 MG 每天药物总量为 120~360 mg。新斯的明的片剂为 15 mg，针剂为 5 mg/2 mL，此药发挥作用快，口服后 15~30 分钟显效，可以迅速扭转 MG 反应，清晨服用一次可以使患者迅速穿衣和吃早饭，如果作为常规用药应当每 2~3 小时应用一次，新斯的明引起的肌肉方面的不良反应比溴吡斯的明常见。

由于胆碱酯酶抑制药抑制乙酰胆碱水解，导致乙酰胆碱在副交感神经末梢、神经节前突触、终板和中枢神经系统堆积，出现不良反应（表5-1）。毒蕈碱（毒蘑菇的毒素）作用在神经节后副交感神经受体，不作用在烟碱神经节和运动终板，为了描述乙酰胆碱的不同作用，习惯称作用于神经节后副交感神经受体的作用为毒蕈碱样作用，作用于神经节和运动终板称烟碱样作用。毒蕈碱样不良反应一般出现在开始应用胆碱酯酶抑制药达到治疗剂量时，应采取抗副交感神经药物进行治疗。不良反应比较轻，可以给予 L-莨菪碱每日 3 次，每次 1 片，严重不良反应可以给予阿托品 0.5 mg 肌内注射或 L-莨菪碱肌内或静脉注射，根据经验胆碱酯酶抑制药的毒蕈碱样不良反应随着时间的延长而逐渐减轻。烟碱样不良反应和中枢神经系统的中毒表现一般出现在长期用药的患者，该不良反应常被抗副交感神经药物所掩盖，只有当出现胆碱能危象伴随呼吸肌瘫痪或中枢性呼吸麻痹时才被诊断出，可能是患者突然死亡的原因。

表 5-1　胆碱酯酶抑制药的不良反应

毒蕈碱样	烟碱样	中枢神经系统
瞳孔缩小	肌无力	不安静
分泌过多（唾液过多、大汗、气管内分泌物增多）	呼吸肌无力	恐惧
	肌疲劳现象	头晕
消化道症状（腹泻、腹部痉挛、恶心、呕吐、厌食、大小便失禁）	肌束颤	失眠
	肌肉痉挛	头痛
呼吸困难	震颤	意识障碍
心动过缓和低血压	构音障碍	或昏迷
	吞咽困难	癫痫

（二）针对免疫异常的治疗

1. 糖皮质激素

作为首选药物，适用于小到中等剂量的胆碱酯酶抑制药不能获得满意疗效者、胸腺切除术前或术后恶化者以及不能手术者。以较大剂量开始时，MG 病情可短暂加重或诱发危象，通常发生在给药后的 4~10 天。对 Ⅱb、Ⅲ 和 Ⅳ 型患者从小剂量 20 mg/d 开始逐渐增加，而后每 6 天增加 12.5 mg，最后增加到每 2 天 100 mg 或 60~80 mg/d 或 1 mg/（kg·d），有时在剂量达到每 2 天 100 mg 以前临床症状已经明显好转，就没有必要继续增加剂量。如果患者病情较重需要更大剂量激素，可以合用血浆置换或静脉滴注免疫球蛋白（IVIG）以减少短暂加重的风险。Ⅰ 和 Ⅱa 型患者可从 60~80 mg/d 或 1 mg/（kg·d）开始或使用大剂量甲泼尼龙冲击疗法，通常在 4~6 周改善，在此期间剂量维持在每 2 天 50~80 mg，多数患者在临床症状改善后 3 个月抗体水平下降。为了维持好转后的状态，糖皮质激素必须缓慢减量至维持量，一般降至每 2 天 15~30 mg，维持治疗 1 年后再经过数月逐渐减量停药，维持在 0.2 mg/kg 一般没有任何不良反应。1 年不能减少到该剂量以下者要联合使用免疫抑制药。糖皮质激素的不良反应包括体重增加、体液潴留、电解质紊乱、高血压、糖尿病、焦虑、失眠、神经质、青光眼、白内障、胃肠道出血和穿孔、类固醇疾病、机会性感染和股骨头坏死。因此在治疗以前一定要明确告诉患者可能出现的不良反应，同时应当告诉患者有80%~90%的患者可以获得满意的疗效。骨质疏松可用碳酸钙 1 500 mg/d 和维生素 D 400~800 U/d。胃肠道并发症可以用制酸药物和胃黏膜保护药预防。大剂量冲击治疗时有猝死可能，故冲击治疗期间应进行心电监护。此外患者应当摄入低盐和高蛋白饮食，补充钾。使用糖皮质激素前应先进行性肝炎病毒学相关检查，如果存在病毒性肝炎，应该请传染科给予抗病毒治疗后再进行糖皮质激素治疗。

2. 免疫抑制药

适用于糖皮质激素疗效差及糖皮质激素依赖患者的长期治疗。骨髓抑制是此类药物常见的不良反应，白细胞低于 $4 \times 10^9/L$、血小板低于 $100 \times 10^9/L$ 时应该减药并使用药物提升血细胞数量。如果白细胞低于 2 500/L 应当停药。其次是肝肾功能的异常，应定期复查（开始每周 1 次，其后改为每 2~4 周一次）。肝功能 > 正常高限的 2 倍和肾功能 > 正常高限时要立即停药并给予相应治疗，肝功能异常未增高到上述水平时可用药同时联合保肝治疗，肝肾功能恢复正常后可尝试从小剂量重新开始原来的免疫抑制药。使用免疫抑制药前也应先检查是否存在病毒性肝炎，对于肝炎请传染科给予抗病毒治疗，待肝炎稳定后再进行免疫抑制药治疗。由于此类药有潜在致畸作用，所以对男女均应当避孕。所有免疫抑制药均存在致癌性的潜在风险。

硫唑嘌呤主要抑制 T 细胞功能。硫唑嘌呤与糖皮质激素合用的效果优于单用糖皮质激素，用于全身型 MG。一般合用两者时，先逐渐减少糖皮质激素的用量，而保持硫唑嘌呤的用量。硫唑嘌呤一般从 50 mg/d 开始，逐渐增加剂量到 2~4 mg/（kg·d），分 2~3 次给药，起效时间为 2~6 个月，治疗应当维持至少 1~2 年。不良反应有流感样症状、胃肠道不适和胰腺炎，通常在开始治疗后的数周内出现。还有患者出现肝功能异常、白细胞减少、贫血、血小板减少或全血细胞减少，通常在减量后改善。环孢素用于硫唑嘌呤无效或不能耐受者，主要通过抑制钙神经素信号通路而抑制 T 细胞功能，可显著改善肌力且降低 AchR 抗体的滴度。一般用环孢素 50 mg，每天 2 次，逐渐增加到 4~6 mg/（kg·d）。不良反应主要为肾脏毒性和高血压，震颤、牙龈增生和多毛也较常见。他克莫司在其他药物疗效不佳的患者可以尝试，主要是在 RyR 抗体阳性患者。与环孢素一样属于大环内酯类，抑制激活的 T 细胞的增殖。他克莫司也可作用于 RyR 受体介导的钙离子释放过程，还有加强兴奋—收缩偶联的作用。他克莫司 3 mg/d，每天 3 次，不良反应与环孢素相似但明显较环孢素轻。麦考酚酸酯用于硫唑嘌呤无效或不能耐受者，其代谢产物霉酚酸可以抑制嘌呤合成，从而选择性影响淋巴细胞增殖。麦考酚酸酯一般 500 mg，每天 2 次开始，逐渐增加到 2 000~3 000 mg/d，主要不良反应是腹泻，骨髓抑制作用较弱。环磷酰胺用于糖皮质激素加硫唑嘌呤、环孢素或麦考酚酸酯无效或不能耐受这些药物者，能够抑制 B 细胞活性和抗体的产生，大剂量还能够抑制 T 细胞，显著改善肌力和减少糖皮质激素用量。每次 0.2 g，每周静脉注射 3 次；或每次 0.8~1.0 g，每月一次，总剂量为 8~10 g。其不良反应包括胃肠道反应、骨髓抑制、机会性感染、膀胱刺激、引起不育以及诱发恶性肿瘤的潜在可能性。氨甲蝶呤疗效不佳，每周给予 10~15 mg，在上述药物治疗无效的患者可试用。

3. 血浆置换和静脉滴注免疫球蛋白（IVIG）

主要用于非常严重的全身型和暴发型 MG 以及合并危象时，上述方法不能很快获得治疗效果，由于作用短暂，仅在特别危重的患者应用，协助诱导缓解和准备手术。一般血浆置换的第一周病情好转，治疗方法通常为成年人每次置换 3~5 L 血浆，隔日或每日 1 次，共 4~6 次。作用持续 1~3 个月，经过几次置换后疗效可以得到巩固。不良反应包括低血压、血浆成分过敏、低钙血症、低蛋白血症、心功能不全、置管处感染以及传播病毒感染的潜在风险等。IVIG 的适应证与血浆置换相同，不良反应较少，因此常用作首选，在危象时血浆置换起效更快。IVIG 的有效性与血浆置换无显著性差异，与口服甲泼尼龙的疗效也没有差异，

1 g/kg 和 2 g/kg 剂量的疗效无显著性差异。

MG 的早期治疗策略是在疾病的早期给予血浆置换或 IVIG，而后给予糖皮质激素，可以获得更好的效果，糖皮质激素的不良反应更小。

4. 胸腺切除

一般Ⅱb、Ⅲ和Ⅳ型 MG 患者如果在 6 个月内症状没有缓解应当进行手术治疗，Ⅰ和Ⅱa型一般不进行手术治疗。60 岁以上的患者胸腺出现退行性改变，没有必要进行手术治疗。AchR 抗体阴性的患者胸腺切除术的疗效尚未确定，MuSK 抗体阳性患者不需要胸腺切除术治疗。对严重的 MG 通过重症监护和辅助呼吸以及泼尼松治疗，预后也比较好，手术和非手术组症状改善没有明显差别。胸腺手术只在极严重的 MG 进行，76% 的患者在手术后症状消失或改善。在手术前进行放疗预后更好，单独放疗只应用于患者不能耐受手术治疗。

伴有胸腺瘤的患者均需要胸腺切除。应该在 MG 稳定后行胸腺瘤切除术。手术前调整胆碱酯酶抑制药的最小有效剂量，在手术前留出充足的时间使患者达到最佳的营养和健康状态，手术当天不给予胆碱酯酶抑制药。手术期间应当有一名有治疗 MG 经验的医生对患者进行不断的观察，手术后如果患者呼吸功能不全和分泌物阻塞应当进行气管插管，手术后在密切观察病情变化状态下可以给予胆碱酯酶抑制药，开始给予足量，几天后逐渐减量。许多患者在手术后 24 小时临床症状明显改善并维持几天，在此期间胆碱能反应的危险比较高，所以患者离开手术观察室后还要密切观察病情变化。手术后效果开始出现，胆碱酯酶抑制药的剂量应当及时减量。手术后如果必须应用抗生素，一般选择合成青霉素。

（三）MG 危象和胆碱能危象治疗

无论何种危象，均要及时进行气管插管、人工辅助呼吸和停用抗胆碱酯酶药物。只有在进行气管插管并清除了气管内分泌物后，才能开始寻找导致危象发生的原因及采取其他治疗措施。在危急状态下有时很难根据临床和药理学经验来区别是 MG 危象还是胆碱能危象，因为两种危象可以出现在同一个患者的不同肌肉，在此情况下应当停止胆碱酯酶抑制药数天。长时间应用胆碱酯酶抑制药可以引起运动终板对乙酰胆碱暂时的不敏感，在进行持续监护情况下停止所有药物 14 天会再次敏感。危象不能被马上控制，气管切开必须进行。新的治疗在应用胆碱酯酶抑制药的同时，早期给予血浆置换或 IVIG，及时控制感染，亦可使用大剂量甲泼尼龙冲击治疗。待患者恢复到一定程度，可逐渐增加胆碱酯酶抑制药的剂量，尝试脱离人工通气，应尽早常规给予口服糖皮质激素和其他免疫抑制药。

MG 危象可以出现在 MG 患者，也可以出现在健康人感染或麻醉期间应用抗生素和肌松药的情况下，MG 危象确诊后首先静脉注射新斯的明 0.25 mg 或溴吡斯的明 1 mg，而后非常小心地增加剂量，从静脉注射到肌内注射剂量应当增加 1.5 ~ 2 倍，如果出现生命危险应当进行血浆置换。胆碱能危象是通过胆碱酯酶抑制药过量产生烟碱样运动终板阻断作用而引起，常常和出现严重的肌无力相关，当抗副交感神经药物治疗毒蕈碱样表现过量时，没有及时发现胆碱能危象很危险，一般先给予阿托品 1 mg 静脉注射，5 分钟后如果有必要可以再静脉注射 0.5 mg，而后的剂量必须符合毒蕈碱样表现，烟碱样表现可以通过应用双复磷（胆碱酯酶激活药）而改善。

（四）避免使用的药物

有些药物通过抑制突触前膜 Ach 的释放和阻滞突触后膜 Ach 的结合而导致神经肌肉接

头传导阻滞加重，引起 MG 症状突然恶化或诱发 MG 危象，这些药物包括：糖皮质激素、抗生素（四环素、链霉素、新霉素、庆大霉素、卡那霉素、妥布霉素、氨苄西林、杆菌肽、多黏菌素等）、抗心律失常药物（奎尼丁、普鲁卡因胺、利多卡因、普罗帕酮）、β 受体阻滞药（普萘洛尔）、神经及精神类药物（巴比妥类、苯二氮䓬类）、镇痛药（吗啡、哌替啶等）以及青霉胺、奎宁和氯喹等。

八、预后

在眼肌型 MG 患者中 10% ~20% 可以自愈，20% ~30% 始终局限于眼外肌，80% 的患者在发病后 3 年内逐渐发展成为全身型 MG。眼肌型 MG 给予糖皮质激素和免疫抑制药能够改善眼外肌症状，但防止向全身型 MG 发展的疗效尚不肯定。患者的生活质量由于抑郁和运动障碍而下降。70% 的 MG 患者在发病 1 年内达到最严重，发生危象的患者中 20% ~30% 在发病 1 年内出现首次危象。随着机械通气、重症监护技术以及免疫抑制药的广泛应用，MG 死亡率低至 3% 以下，预后差的主要原因是伴随恶性胸腺瘤。

（王　芹）

第二节　炎性肌肉病

炎性肌肉病或肌炎分为自身免疫性肌炎和感染性肌炎，自身免疫性肌炎比感染性肌炎常见。免疫性肌炎包括皮肌炎、多发性肌炎、包涵体肌炎、免疫性坏死性肌肉病和多发性肌炎合并其他结缔组织病，少见类型包括嗜酸性肌炎、结节性肌炎、风湿性多肌痛及其他。感染性肌炎包括病毒性肌炎、细菌性肌炎、真菌性肌炎、寄生虫肌炎、病毒感染后疲劳综合征，相对少见。

一、皮肌炎

皮肌炎是一种主要累及皮肤和骨骼肌的炎性微血管病，属于特发性炎性肌肉病范畴。包括成年人皮肌炎、青少年皮肌炎、皮肌炎伴恶性肿瘤、皮肌炎叠加其他胶原血管病、无肌病皮肌炎、药物相关的皮肌炎和 Wong 型皮肌炎。皮肌炎占炎性肌肉病的 90%，儿童期发病高峰在 5 ~14 岁，成人期发病高峰为 30 ~50 岁。本病女性患者多于男性，男女发病比为 1 : 1. 9。

（一）病因及发病机制

皮肌炎的发病主要和体液免疫异常激活有关，因补体激活和膜攻击复合物形成，导致毛细血管内皮细胞破坏和微栓塞形成，出现以骨骼肌和皮肤为主的多系统损害。在皮肌炎的肌肉组织中可检测到 IL-1α、IL-1β、TGF-β、巨噬细胞炎症蛋白，说明促炎症细胞因子在皮肌炎发病中也有一定作用。遗传因素在皮肌炎的发病机制中也起重要作用。

（二）病理

皮肌炎主要病理改变是炎细胞浸润、毛细血管坏死和肌纤维变性，束周肌纤维病变是皮肌炎的典型病理改变，其特征是 2 ~10 层的纤维萎缩在肌束周围。而血管内皮细胞坏死是此病的特征病理改变，导致大量的毛细血管闭塞消失，在部分残存的血管内皮细胞内可以看到管网包涵体，肌纤维的改变是由于血管闭塞导致的缺血损害，儿童皮肌炎还可以看到骨骼肌和皮肤的钙化。皮肤的表皮基底细胞层空泡变性，角质形成细胞坏死，血管扩张，出现活化的 CD4$^+$ 辅助淋巴细胞和中性粒细胞浸润。

（三）临床表现

皮肌炎呈急性或亚急性发病，四肢近端肌肉常呈对称性损害，四肢远端肌肉力量相对较好，但晚期也受累，可以发生吞咽困难和呼吸肌无力。腱反射存在，但在一些严重的肌无力或肌萎缩患者，腱反射消失。肌痛不常见，发生率不超过 30%。

皮肌炎存在特征性的皮疹，25% 的患者最先的主诉是皮疹。①眼睑淡紫色皮疹：见于一侧或双侧眼睑，常伴发眼睑或面部水肿。②Gottron 征：位于关节伸面，多见于肘、掌指、近端指间关节处，慢性期表现为伴有鳞屑的红斑，皮肤萎缩，色素减退。③暴露部位皮疹：为面、颈、前胸（V 字区）或背、肩（披肩征）红斑，暴露在太阳下红斑加重，伴有瘙痒。④技工手：手指的侧面、掌面皮肤过度角化、变厚、脱屑、粗糙伴皲裂，类似技术工人的手。⑤甲周毛细血管扩张和甲周红斑：常见于成年人皮肌炎。⑥皮肤异色病样改变：可能是淡紫色红斑区皮肤慢性活动性的结果，导致花斑状的低色素、高色素、毛细血管扩张和萎缩，伴或不伴鳞屑。罕见的皮肤改变包括获得性鱼鳞病，手掌黏蛋白样丘疹和斑块、手指掌面的皱褶、全身性水肿。不常见的皮肤损害表现包括萎缩性头皮的皮肤病伴非瘢痕性脱发、脂膜炎和网状青斑。38% 的儿童存在瘙痒。瘙痒有助于鉴别皮肌炎和系统性红斑狼疮，后者罕见瘙痒。皮下钙化出现在长期没有治疗的患者，一些病例出现皮肤溃疡形成、感染和疼痛，特别是在受压部位。

皮肌炎可以伴发血管炎，出现消化道出血、胃肠黏膜坏死、胃肠穿孔或视网膜血管炎等。部分皮肌炎患者可出现关节挛缩。由于累及口咽部肌肉和食管上部肌肉可出现吞咽困难。心脏损害出现房室传导阻滞、快速性心律失常、心肌炎。肺脏间质损害导致间质性肺炎、肺纤维化、弥漫性肺泡损伤。当皮肌炎伴发其他结缔组织病时，出现发热、不适、体重减轻、关节疼痛、雷诺现象。

特殊类型皮肌炎如下。

1. 无肌病皮肌炎

具有特征性的皮肌炎皮损，持续 6 个月以上，不包括最初的 6 个月经过系统的免疫抑制药治疗连续 2 个月以上者以及使用能导致皮肌炎样皮肤损害的药物如羟基脲、他汀类降脂药。无肌无力的临床证据，肌电图、肌活检、磁共振结果正常。

2. 叠加综合征

女性发病明显多于男性，比例为 9 : 1。重叠的其他结缔组织病依次为系统性硬化症、类风湿关节炎、系统性红斑狼疮、干燥综合征、结节性多动脉炎。

3. 药物性皮肌炎

D-青霉胺、青霉素、磺胺、异烟肼、他莫昔芬、氯丙嗪、安他唑啉、克立咪唑、保泰松、干扰素-α2b 均可以导致皮肌炎样综合征。

4. Wong 型皮肌炎

特点是红斑、过度角化、滤泡丘疹，有一些报道滤泡丘疹仅出现在膝关节和肘关节的伸侧面皮肤。

（四）辅助检查

1. 血清肌酶检查

肌酸激酶在活动期可升高 50 倍。虽然肌酸激酶浓度常与疾病活动性相平行，但在某些活动性皮肌炎患者可以正常。

2. 肌电图检查

针极肌电图显示自发电活动增多伴纤颤电位，复合重复放电，正锐波。运动单位电位为低波幅、短时限、多相电位。

3. 肌肉活检

肌肉活检对诊断很重要，浸润的炎细胞主要在血管周围或肌束衣，此外可见束周肌纤维变性，伴随毛细血管密度明显下降。电镜检查可见血管内皮细胞内管网包涵体。

4. 影像学检查

MRI 在 T_2 加权像和短 T_1 翻转复原像显示活动性病变为高信号，其信号强度与疾病活动性呈正相关。MRI 的 T_2 弛豫时间可作为检测肌肉炎症的定量指标，与疾病活动性相关。

5. 肌炎特异性抗体

（1）抗合成酶抗体是最常见的肌炎特异性抗体，依据氨基酸的不同，抗合成酶抗体分成若干亚型，出现在 25% ~30% 的特发性炎性肌肉病的患者。

（2）抗 Mi-2 抗体，出现在 15% ~20% 的皮肌炎患者。

（3）抗信号识别颗粒抗体，在皮肌炎患者中阳性率为 2% 左右。

（4）其他少见的肌炎特异性抗体。抗 CADM-140 抗体主要在非肌炎性皮肌炎患者表达；抗 p155/140 抗体出现在 13% ~21% 的皮肌炎患者；抗 p140 抗体主要见于青少年肌炎患者；抗 SAE 抗体出现在 8.4% 的皮肌炎患者，在多发性肌炎或重叠综合征不表达。

（五）诊断及鉴别诊断

结合患者的临床表现，即出现皮肤和骨骼肌的联合损害，皮肤改变具有皮肌炎的典型皮疹，在临床上就可以提出诊断。此外抗体的检查不仅可以进一步协助诊断，而且可以指导进一步的治疗及药物选择。

其鉴别诊断主要排除多发性肌炎、其他结缔组织病合并的多发性肌炎以及肌营养不良，这些患者的皮肤损害一般不出现皮肌炎的典型皮疹，此外骨骼肌病理改变一般没有典型皮肌炎的束周肌纤维损害特点。2003 年，Dalakas 等提出的诊断标准见表 5-2。

表 5-2　Dalakas 等提出皮肌炎诊断标准

临床表现	典型皮肌炎		非肌炎性皮肌炎确诊
	确诊	可能	
肌无力	存在	存在	无，易疲劳、肌痛
肌电图	肌源性损害	肌源性损害	肌源性损害或无特异性
肌酸激酶	可达正常的 50 倍	升高	可达正常的 10 倍或正常
肌肉病理	束周、肌束衣或血管周围炎细胞浸润，束周萎缩	束周、肌束衣或血管周围炎细胞浸润，束周萎缩	无特异性
皮损或钙化	存在	不存在	存在

（六）治疗

1. 类固醇皮质激素

是治疗皮肌炎的一线用药。大剂量泼尼松能改善肌力和功能，短期静脉用甲泼尼龙也有效。58% ~100%的皮肌炎患者至少有部分反应；单独应用泼尼松治疗30% ~66%的患者恢复正常，开始治疗3 ~6个月症状改善。初始泼尼松0.75 ~1.5 mg/（kg·d），最高到100 mg/d，维持3~4周。对于重症患者或有威胁生命的系统并发症患者，可选择甲泼尼龙冲击1.0 g/d，连续3天。在大剂量泼尼松治疗3~4周后，开始递减剂量，10周可递减到隔日用药1 mg/kg，如果有效，且无严重不良反应，再进一步将隔日剂量以每3~4周减5~10 mg的速度递减，当泼尼松减至20 mg隔日1次以后，递减速度不超过每2~3周减2.5 mg。一般在治疗后3~6个月患者肌力和活动能力开始明显恢复。如果泼尼松治疗4~6个月后病情客观上无改善或者在减量期间病情恶化，则需要加二线药物。泼尼松剂量加倍，每日给药，至少2周，才能减量到隔日1次。一旦患者恢复肌力，再开始缓慢减量。泼尼松和其他免疫抑制药的剂量调整应该根据客观的临床检查，而不是肌酸激酶水平或患者的主观反应。如果没有肌力恶化，不要轻易增加免疫抑制药的用量。

在应用糖皮质激素过程中要补充钙1 g/d和维生素D 400 ~800 U/d，必要时补钾。监测血压、血糖和电解质。建议低钠、低糖类和高蛋白饮食，控制体重增长。对有基础间质性肺病或应用糖皮质激素联合其他免疫抑制药治疗的患者，可以用复方新诺明预防肺孢子虫病的机会性感染。如果在糖皮质激素减量过程中患者出现肌无力加重，并且肌酸激酶升高，EMG显示自发电位增多，需要考虑肌炎活动。当大剂量泼尼松治疗无反应时，应当考虑诊断是否正确。在活动性肌炎患者，皮质类固醇很少能引起近端肌无力。患者肌酸激酶和肌电图正常，出现皮质类固醇中毒的其他表现如Cushing面容，则应考虑可能是类固醇肌病。物理治疗、保持体力活动、小剂量应用皮质类固醇将有助于防止肌肉失用。

2. 免疫抑制药

为治疗皮肌炎的二线用药。应用免疫抑制药的指征包括：对糖皮质激素治疗反应差，在糖皮质激素减量过程中病情复发，重症患者和有系统性威胁生命的并发症患者，可以在开始就联合应用糖皮质激素和二线治疗；绝经后妇女和50岁以上男性、X线片提示骨质疏松明显、有可能需要停用糖皮质激素的患者，也可以选择免疫抑制药。①氨甲蝶呤：对71% ~80%的患者有效，而且起效较快。推荐方案为从每周7.5 mg开始，渐递增每1~4周2.5 mg，最高可达每周20 mg，依据耐受性和病情需要决定剂量。如果口服剂量无效或病情严重，可以采用肌内或静脉用药。大剂量用药需要注意监测药物的不良反应，应注意氨甲蝶呤可以导致间质性肺病，所以伴有间质性肺病的患者不宜使用。②硫唑嘌呤：回顾性研究显示硫唑嘌呤对部分皮肌炎和多发性肌炎患者有效。推荐方案为开始50 mg/d，逐渐递增剂量，达到2~3 mg/（kg·d）。同样需要监测药物反应和不良反应。

3. 静脉滴注丙种球蛋白

大剂量IVIG对治疗皮肌炎有效，起效快，用于合并危及生命的系统并发症的重症患者，可与糖皮质激素和免疫抑制药联合应用。静脉注射连用5天，之后1个月一次，共6个月。不良反应包括流感样症状、无菌性脑膜炎和肾功能受损等。

4. 康复治疗

在急性期只能进行被动性的肢体康复训练，后期可以进行物理治疗和有规律地进行游泳，这些治疗必须在患者的稳定期逐渐进行，部分患者出现营养缺乏、体重下降、弛缓性便秘和吞咽困难，对这些患者应当进行特殊的饮食治疗。

（七）预后

皮肌炎急性期经过治疗肌力恢复正常并处于稳定状态，可恢复正常工作的50%，经过2年没有复发，可全天工作，一般60%～70%的患者可达标。约2/3的患者在病程3年后还有轻度的肢体活动障碍；约10%的患者病程超过10年病变还处于活动状态；25%的患者在病后2～3年症状再次恶化；20%～30%的患者在病后几年内死亡，死因多为心肌梗死、吞咽和呼吸麻痹以及恶性肿瘤，4%死亡患者由糖皮质激素的不良反应引起。

二、多发性肌炎

多发性肌炎是一种散发性的骨骼肌免疫性炎性变性疾病，是免疫介导的炎性肌病的罕见类型，多数情况下是其他自身免疫性疾病伴随骨骼肌炎性损害。

（一）病因及发病机制

多发性肌炎由T细胞介导，为$CD8^+T$细胞介导的抗原定向和MHC-Ⅰ限制性的细胞毒性反应。多种炎性趋化因子和前炎性因子参与了肌纤维局部炎性环境的形成，从而促使T细胞浸润。T细胞浸润以肌内衣为主，可以突破肌纤维的基底膜进入肌纤维内部并释放多种可以导致肌纤维坏死的物质。多发性肌炎患者的肌纤维不仅参与了T细胞的募集、抗原呈递和共刺激过程，并且可以通过释放刺激细胞因子活化T细胞，还可以分泌前炎性因子，促进活化的T细胞向肌纤维募集，维持肌内衣的炎性环境。肌纤维不仅是受到T细胞浸润攻击的靶单位，也可以通过分泌细胞因子来形成前炎性微环境，促使炎性反应的形成。病毒感染可以导致肌肉组织自身免疫反应。此外肌炎表型与相应的单倍型相关，有研究提示多发性肌炎可能与$HLA-B_7$和HLA-DRw6有关。

（二）病理

肌肉的主要病理改变是炎细胞浸润和肌纤维坏死。炎细胞浸润以肌内衣和血管周围为主，浸润的炎细胞以$CD8^+T$细胞为主，也可以见到巨噬细胞。肌纤维的坏死一般分散出现，伴随淋巴细胞和单核细胞浸润，可见炎细胞侵入非坏死性肌纤维。肌纤维膜表达MHC-Ⅰ。肌纤维的肥大一般不明显，少数患者的骨骼肌存在线粒体异常，出现破碎红纤维。间质结缔组织增生也不显著。

（三）临床表现

多发性肌炎多为成年人发病，发病年龄通常大于20岁，儿童罕见。

急性或亚急性发病，临床表现为在几周和几个月内迅速发展的肌无力，肌无力双侧对称，近端重于远端，如骨盆带肌、肩带肌、上肢肌或前臂肌。此外肌肉无力还可以累及躯干肌、颈部肌和吞咽肌，极个别的患者累及面肌、眼外肌。在疾病晚期，有时早期也可出现呼吸肌受累表现，个别患者可以呼吸肌受累作为首发症状。少数患者出现面肩肱型分布，大约1/3的患者开始表现为远端肌肉受累。20%～30%的患者出现肌肉持续性钝痛和一过性肌肉疼痛，极个别患者以肌肉疼痛作为首发症状出现。合并结缔组织病患者更容易出现肌痛。

多发性肌炎患者可以合并其他系统性损害，心肌受累可以出现心律失常、心肌炎；呼吸系统受累表现为呼吸肌力弱或肺间质纤维化，消化系统受累导致胃肠道症状和食管运动下降以及吞咽困难。

多发性肌炎可以合并红斑狼疮、干燥综合征、抗磷脂抗体综合征和自身免疫性甲状腺炎等免疫性疾病，也可以合并恶性肿瘤，但较皮肌炎少见。对于拟诊多发性肌炎的患者还需要进行必要的筛查和随诊观察。

（四）辅助检查

1. 血清肌酶检查

最敏感的肌酶化验是肌酸激酶（CK），在活动期可升高到 50 倍。谷草转氨酶、谷丙转氨酶、乳酸脱氢酶也升高。

2. 肌炎特异性抗体检查

（1）Jo-1 抗体出现在 25% ~ 30% 的特发性炎性肌肉病的患者。

（2）抗 Mi-2 抗体出现在 9% 的特发性肌炎患者。

（3）抗信号识别颗粒抗体在多发性肌炎患者中阳性率为 7% ~ 9%。

3. 肌电图检查

出现多相电位增加、小活动电位、插入活动增多、纤颤电位、正相波、假肌强直放电，肌源性损害合并失神经现象也是肌炎的特点。

4. 影像学检查

可以发现骨骼肌出现水肿改变，一般没有骨骼肌钙化。

5. 肌肉活检

肌肉活检对是诊断多发性肌炎的重要方法，MHC-Ⅰ/CD8$^+$T 复合物是多发性肌炎的重要病理表现。其中抗颗粒信号识别抗体阳性的肌炎以坏死性肌肉病为特点，可以没有炎细胞浸润。

（五）诊断及鉴别诊断

首先根据患者急性或亚急性发病的特点、伴随出现四肢近端肌无力、血清肌酸激酶升高和肌源性肌电图损害规律，在临床上提出多发性肌炎的诊断。肌肉活检可以进一步明确诊断。在此基础上应注意是否合并其他结缔组织病和恶性肿瘤，通过抗体检查进一步确定不同炎性肌病的亚型。Dalakas 等提出的诊断标准见表 5-3。

表 5-3 Dalakas 等提出的多发性肌炎诊断标准

项目	确诊的多发性肌炎	可能的多发性肌炎
肌无力	有	有
肌电图	肌源性损害	肌源性损害
肌酸激酶	升高（高于正常 50 倍以上）	升高（高于正常 50 倍以上）
肌肉病理	原发性炎症，伴有 CD8$^+$/MHC-Ⅰ 复合物，无空泡	广泛 MHC-Ⅰ 表达，无 CD8$^+$ 细胞浸润或空泡
皮损或钙化	无	无

在临床工作中不是多发性肌炎被漏诊，而是许多其他肌肉病被误诊为多发性肌炎。鉴别诊断包括下列疾病。

1. 包涵体肌炎

一般在成年晚期缓慢发病，早期出现手指屈肌和股四头肌的无力，肌酸激酶轻度增加。病理检查可以发现肌纤维内出现镶边空泡、肌内衣为主的炎细胞浸润以及肌纤维内的类淀粉蛋白沉积，电镜检查可以发现肌纤维内管丝包涵体。MHC-Ⅰ在部分肌纤维表达。对糖皮质激素治疗没有效果。

2. 肢带型肌营养不良

多见于青少年，为慢性发病，出现进行性加重的肢带肌肉无力，肌酸激酶存在不同程度的增加，一般肌炎的免疫学检查不能发现抗体的显著增加。病理检查可以发现肌纤维肥大、萎缩和间质增生以及炎细胞浸润，MHC-Ⅰ在肌纤维不表达。对糖皮质激素治疗没有效果。

3. 脂肪累积性肌病

多为亚急性发病，出现四肢无力和恶心表现以及肌酸激酶增加，症状在休息后可以自行缓解。给予糖皮质激素治疗后症状迅速改善。肌肉活检可以发现肌纤维内大量的脂肪滴沉积，缺乏炎细胞浸润。

（六）治疗

目前主要应用皮质激素、硫唑嘌呤及其他免疫抑制药治疗，比较科学的治疗方法是根据抗体的类型选择治疗措施，多数抗体类型的多发性肌炎可用大剂量甲泼尼龙冲击治疗，而后改为长期口服，并逐渐减少药物剂量，递减速度可视病情及血清肌酸激酶水平而定。待减至20 mg/d时，应稳定一段时间再逐渐减量直至停药，总疗程全少需要2年。

对于抗信号识别颗粒抗体阳性的坏死性肌炎，因对糖皮质激素耐药，需要采取其他免疫抑制药或丙种球蛋白静脉滴注。给予硫唑嘌呤或其他免疫抑制药治疗时应定期监测血常规和血生化，尤其是白细胞计数和肝功能，如出现白细胞低于正常或肝功能异常时应停药。

（七）预后

多发性肌炎一般没有皮肌炎合并恶性肿瘤那样常见。不同类型的多发性肌炎的预后存在差异，抗信号识别颗粒抗体阳性的多发性肌炎预后相对差。

三、包涵体肌炎

（一）概论

散发性包涵体肌炎是一组50岁以上人群最常见的慢性、进行性骨骼肌炎性疾病。韩国、南美洲、中东和南地中海地区的发病率较北欧、北美白种人和澳大利亚白种人低。包涵体肌炎(s-IBM)占特发性炎性肌病的30%。

（二）病因及发病机制

包涵体肌炎是一种原发的炎性肌病还是一种变性肌病继发炎性反应还不清楚。浸润的炎细胞具有同源限制性，提示该病的发病和细胞毒性T细胞原发介导有关。另外有观点认为包涵体肌炎是一组肌纤维变性疾病，患者的肌纤维存在"Alzheimer特征样蛋白"，包括β类淀粉蛋白、β类淀粉前体蛋白、异常磷酸化的Tau蛋白、α-1抗凝乳蛋白酶、载脂蛋白E、泛素和细胞朊蛋白，推测肌纤维产生过多的β类淀粉前体蛋白，其被切割后所产生的异常β类淀粉蛋白在肌纤维聚积并对肌纤维产生毒性作用。空泡肌纤维出现硝基酪氨酸增加，提示一氧化氮诱导的氧化应激也在疾病发生中起到了一定作用。反转录病毒感染和小儿麻痹症后期综合征的患者其肌肉活检的改变可以和包涵体肌炎十分相似，也有推测此病和病毒感染有关。

（三）病理

骨骼肌的病理改变特点是出现肌内衣为主的炎细胞浸润，以 CD8$^+$T 细胞和单核细胞为主，可见成组分布的小角状萎缩肌纤维以及肌纤维内出现镶边空泡，在空泡肌纤维和细胞核内发现"Alzheimer 特征样蛋白"。电镜下观察到管丝样包涵体是该病主要病理特点，包括含有 Aβ 蛋白的斑片状包涵体和包含 p-Tau 蛋白的弯曲线形包涵体，前者为 6 ~ 10 nm 的淀粉样原纤维及非结晶物质，后者为 15 ~ 21 nm 的双股螺旋丝。

（四）临床表现

发病年龄在十几岁至 80 岁，绝大多数患者的发病年龄超过 50 岁。老年男性更易罹患此病，男女发病比例为 3 : 1。多数患者起病隐袭，进展缓慢，出现四肢的近端和远端肌力弱。股四头肌和前臂屈肌（腕屈肌、指屈肌）力弱和萎缩是包涵体肌炎的特征性临床表现。踝背屈肌力弱也可以在疾病早期出现。80% 以上的患者肌无力为非对称性分布，以非优势侧受累为主。至少 40% 的患者因口咽部肌肉及食管肌肉受累出现吞咽困难。30% 的患者可以出现轻度面肌无力。此外 30% 左右的患者存在四肢感觉障碍。除膝腱反射可能因股四头肌力弱而减低外，其他腱反射很少出现异常。

5% 左右的患者存在潜在的自身免疫性疾病，例如红斑狼疮、干燥综合征、硬皮病、结节病和血小板减少症等。但与皮肌炎、多发性肌炎不同，很少出现心肌炎、肺部病变和恶性肿瘤。

（五）辅助检查

1. 血清肌酶检查

多数患者的血肌酸激酶水平正常或轻度升高，特别在老年患者，升高的幅度一般不超过正常的 10 倍。

2. 电生理学检查

肌电图检查可见自发电位和插入电活动增加，出现短小的多相运动单位动作电位和早期募集现象。在 30% 的患者也可以出现宽大的多相运动单位动作电位。30% 的患者进行神经传导速度检查可以发现轻度的轴索性感觉神经病。

3. 影像学检查

MRI 可以显示受累肌肉由于炎性或水肿改变而出现的异常信号，也可以显示肌肉组织的纤维化改变。MRI 检查可以帮助选择进行活检的部位。

4. 肌肉活检

发现包涵体肌炎典型炎性损害，许多肌纤维出现 MHC-Ⅰ 的表达。发现镶边空泡和其内出现管丝包涵体为疾病诊断的金标准。

（六）诊断和鉴别诊断

包涵体肌炎的诊断是在临床表现的基础上进行骨骼肌病理检查，一般在 30 岁以后发病，多数发病年龄 >50 岁，缓慢发病，肌酸激酶升高，一般不超过 12 倍。其诊断标准见表 5-4。

表 5-4　包涵体肌炎的诊断标准

确认诊断	典型临床表现，年龄 > 30 岁，股四头肌和前臂屈肌力弱。典型病理：出现 MHC-Ⅰ/CD8$^+$T 复合物、镶边空泡、COX 阴性肌纤维、淀粉样蛋白沉积或管丝包涵体
可能诊断	不典型肌力弱和肌萎缩，病理改变典型
	典型临床表现和实验室检查，但病理改变特点不全
可疑诊断	不典型临床表现和不全的病理改变特点

肢体出现无力的患者不是常被误诊为包涵体肌炎，而是包涵体肌炎常被误诊为其他疾病，特别是运动神经元病、慢性炎性脱髓鞘神经病、糖尿病性肌萎缩、伴随线粒体异常的多发性肌炎，其次是酸性麦芽糖酶缺乏、遗传性包涵体肌肉病、眼咽型肌营养不良、多种远端型肌肉病和慢性萎缩性结节病肌肉病。

对激素治疗无反应的多发性肌炎提示散发性包涵体肌炎，需要重新做肌肉活检，以明确诊断。家族性包涵体肌病发病年龄早，具有家族遗传性，其肌肉病理改变和包涵体肌炎类似，不同仅在于没有炎细胞浸润。13% 的包涵体肌炎患者常被误诊为运动神经元病，出现不对称性的肢体无力和肢体远端的肌无力以及吞咽困难和肌肉束颤，常规肌电图检查发现纤颤电位和正锐波，但没有锥体束的体征，疾病进展缓慢和出现严重的屈指无力，肌肉活检可以帮助诊断。

（七）治疗

目前尚无研究表明类固醇皮质激素或其他免疫抑制药可以显著改善包涵体肌炎患者的临床症状。但类固醇皮质激素可疑轻度或短暂改善患者症状，只有存在骨骼肌特异性抗体的患者，可以获得良好的治疗效果。

包涵体肌炎的双盲安慰剂对照试验研究证实部分患者对 IVIG 有效。

康复治疗：有报道显示家庭锻炼可以有助于肌力的恢复，但仍需进一步证实。

（八）预后

包涵体肌炎患者的预期寿命不会受到影响。但不幸的是其对免疫抑制药和免疫调节药治疗均不敏感。部分患者在病程 10 ~ 15 年需要轮椅辅助。

（欧阳晓春）

第三节　离子通道病

周期性瘫痪是一组以发作性的肢体肌无力为临床特点的离子通道病，分为原发性和继发性（表 5-5）。瘫痪发作可以是局限性的，也可以是全身性的，常伴随血清钾的异常。周期性瘫痪中以低血钾性最多见，出现率为 1/10 万。我国以散发患者居多，合并甲状腺功能亢进症的周期性瘫痪主要出现在亚洲的男性，出现率达 2%。

表 5-5　周期性瘫痪类型

原发性周期性瘫痪	继发性周期性瘫痪
家族性低血钾性周期性瘫痪	低血钾性周期性瘫痪
家族性高血钾性周期性瘫痪	甲状腺功能亢进症

原发性周期性瘫痪	继发性周期性瘫痪
先天性副肌强直	醛固醇增多症
Andersen-Tawil 综合征	肾小管性酸中毒
	钾耗竭综合征
	高血钾性周期性瘫痪
	尿毒症
	摄入钾过多
	肾上腺皮质功能不全

一、低血钾性周期性瘫痪

低血钾性周期性瘫痪包括家族性和散发性，在周期性瘫痪中比较多见，我国患者还和甲状腺功能亢进症有关，属于亚洲患者的特点之一。

（一）病因及发病机制

家族性低血钾性周期性瘫痪包括 3 个亚型，1 型的致病基因位于 1 号常染色体长臂 q31～32 的 L-型钙通道蛋白的 α_1 亚单位，2 型的致病基因位于 17 号常染色体长臂 q13 的钠通道 α_1 亚单位，3 型致病基因位于 11 号常染色体长臂 q13～q14 区。散发性低血钾性周期性瘫痪和肾小管酸中毒、钾耗竭综合征、醛固酮增多症以及甲状腺功能亢进症有关。

（二）病理

一般无明显病理改变，部分患者在肌纤维出现空泡或管聚集，也可见个别肌纤维变性、再生和分裂现象。电镜检查显示肌浆网扩张和少量线粒体和糖原堆积，部分肌浆网扩张形成的空泡内充满细颗粒物质，此外可见吞噬空泡和肌纤维变性产物。

（三）临床表现

此病是一种显性遗传性疾病，在女性为不全外显，散发型患者比较常见，男性发病多于女性，而且男性的发作频率和严重程度均大于女性，多数第一次发病在 10～20 岁。家族性患者多在儿童期发病。

一般发病在夜间或早晨，强体力劳动、兴奋、摄入多糖类及多盐饮食、寒冷均可以诱发此病。临床表现为双侧对称性软瘫，首先累及肢带肌和肢体近端肌，后累及远端肌、颈肌和躯干肌，面肌和膈肌不受累及。严重患者出现呼吸容量减少，腱反射消失，可以合并少尿、多汗和便秘，但意识清楚，每次发作瘫痪的程度可以不同，每次发作持续几小时，偶尔达 2～3 天，肌力恢复正常需要几小时到几天，先受累的肌肉最先恢复。发作次数和严重程度一般随年龄的增长逐渐降低。患者在一生中可以只发作 1 次，也可以天天发作。多数患者在发作间歇期完全正常，少数发作频繁而严重者出现持续性的肢体近端肌无力、萎缩和腓肠肌疼痛，有些家族性患者出现缓慢进展的肌肉病表现。约 10% 的患者死于麻痹发作。

（四）辅助检查

1. 一般检查

低血钾性周期性瘫痪患者在发作开始阶段血清钾低于 3.5 mmol/L，间歇期正常。肌酸激酶一般正常或轻度升高。个别散发性低血钾性周期性瘫痪患者可以存在甲状腺功能亢进症、醛固酮增多症、肾小管性酸中毒和严重消耗性疾病。

2. 心电图检查

低血钾性周期性瘫痪出现 U 波、T 波低平或倒置、P-R 间期和 P-T 间期延长、ST 段下降和 QRS 波增宽。

3. 肌电图检查

发作间期正常，在完全瘫痪期间肌肉无动作电位反应。少数患者出现肌源性损害。有诊断价值的肌电图检查是运动诱发试验，阳性率超过 80%。

4. 基因检查

低血钾性周期性瘫痪应当先检查 L-型钙通道蛋白 α_1 亚单位基因，其次是其他类型的基因。

（五）诊断及鉴别诊断

诊断此病主要依靠临床症状和发作时血清钾低于正常，心电图显示窦性心动过缓和低血钾改变。鉴别诊断包括癔症性瘫痪、急性感染性多发性神经根炎合并低血钾、原发性醛固酮增多症和地方性流行性低血钾病。

（六）治疗

应当避免导致发作的一些不良生活习惯和情况，防止高糖类和高盐饮食，不要剧烈活动和精神紧张，要保暖，宜摄入低盐（2~3 g/d）和低糖类（60~80 g/d）饮食。轻度发作一般没有必要进行预防药物处理。氯化钾口服不能防止发作，可以预防发作的药物是乙酰唑胺 250~1 000 mg/d 或螺内酯 100 mg，每天 2 次。应当经常测量血清电解质，血清钾正常时应当减少药量。个别患者可以应用二氯苯磺胺，每日 3 次，每次 250 mg，也可以达到满意的疗效。

诊断确定后在患者发作时尽快给予 2~10 g 氯化钾溶于不含糖的液体中（10%~25%）口服，在充分休息 3~4 小时后根据肌力恢复情况、血清钾水平和心电图改变再重复一次。特别严重的患者可给予 35~50 mEq/L 的氯化钾加入 5% 的甘露醇静脉给予，由于存在危险的心脏不良反应，此方法仅在严格监护下进行，在伴随肾脏疾病者要非常小心。应当准备呼吸机预防呼吸肌瘫痪的产生。

（七）预后

个别低血钾性周期性瘫痪患者死于瘫痪的发作期，呼吸肌瘫痪是最常见死因。

二、高血钾性周期性瘫痪

高血钾性周期性瘫痪包括家族性和散发性，发生率低于低血钾性周期性瘫痪。

（一）病因及发病机制

家族性高血钾性周期性瘫痪的发病主要和位于第 17 对染色体长臂 q23 的骨骼肌钠通道蛋白 α 亚单位基因突变有关。Andersen-Tawil 综合征和钾离子通道基因突变有关。正常血钾性周期性瘫痪多是高血钾和低血钾性周期性瘫痪的特殊表现。获得性高血钾性周期性瘫痪常和尿毒症、摄入钾过多以及肾上腺皮质功能不全有关。

（二）病理

骨骼肌病理检查一般没有明显的病理改变。偶尔可以发现个别肌纤维萎缩，一般没有肌纤维内的管聚集现象。

（三）临床表现

发病年龄多在 5 岁前，极个别患者在青春期后发病。发作常出现在早餐前，每次发作持续几分钟到 1 小时，而后自发缓解。剧烈活动、禁食、紧张、寒冷、怀孕、应用糖皮质激素或过量补钾后可以诱发和加重病情，轻度运动可以抑制发作。瘫痪从下肢开始向近端发展，在 10～15 分钟达到高峰，瘫痪的程度因人而异，语言和吞咽肌常受到影响，呼吸肌一般不受累及。瘫痪可以首先局限在承重肌群，在发作时腱反射消失或降低，个别患者在发作前出现口唇周围和四肢远端麻木和肌束颤动。发作间歇期没有症状。不同患者的发作频率差别很大，开始发作少，而后发作次数增多，一般在 60 岁后停止发作，但频繁发作之后出现持续性的近端肌病。

高血钾性周期性麻痹可见一些少见症状，可以伴肌强直、副肌强直和心律失常，个别患者合并脊髓性肌萎缩或恶性高热，也可以出现共济失调、高弓足。此外在性连锁遗传性脊髓性肌萎缩可以出现高血钾性周期性瘫痪。部分患者存在持续性的近端肌病。

（四）辅助检查

1. 一般检查

高血钾性周期性瘫痪患者的血钾在发作开始时轻度升高或正常，个别患者在发作间歇期也出现轻度升高。肌酸激酶一般正常或轻度升高。此外需要检查肾功能和肾上腺皮质功能。

2. 心电图检查

高血钾患者的心电图出现 T 波高尖改变。

3. 肌电图检查

发作间期常规肌电图正常，在完全瘫痪期间肌肉无动作电位反应。少数患者出现肌源性损害。

4. 冷水诱发试验

将前臂浸入 11～13 ℃水中 20～30 分钟，出现肢体肌无力，停止浸冷水 10 分钟后可恢复为阳性，提示高血钾性周期性瘫痪，该试验结合肌电图的运动诱发试验检查阳性率更高。

5. 基因检查

高血钾性周期性瘫痪应当检查钠通道蛋白 α-亚单位基因，如果正常再检查 L-型钙通道基因。

（五）诊断及鉴别诊断

诊断主要依靠临床症状和发作时血清钾高于正常。高血钾一般出现在发作开始时，在恢复期血清钾正常或低于正常。个别患者在发作间歇期的早晨出现轻度血钾升高。心电图显示高血钾改变即 T 波高大。鉴别诊断主要和低血钾性周期性瘫痪鉴别，此外还需要排除 Andersen-Tawil 综合征，后者是家族性周期性瘫痪的一个罕见类型，周期性肢体无力、严重的心律失常以及骨骼畸形是该病的三大特点。

（六）治疗

由于发作常出现在周末长时间卧床休息之后，预防发作是早起和早餐吃饱，一般应当一日多餐，宜摄入高糖类和低钾饮食，不要进行快速紧张的工作和在寒冷状态下暴露时间太长。许多患者通过轻微活动肢体和口服（或按葡萄糖溶液 2 g/kg 静脉注射）糖类能阻止和缩短发作。

一些患者可以口服噻嗪类利尿药和 β 肾上腺素能药物减少发作，利尿药可以降低血钾，β 肾上腺素能药物可以刺激钠—钾泵而促进排钾。沙丁胺醇 0.1 mg 喷 2 次或口服氢氯噻嗪 25 mg 可以缩短发作，静脉注射 0.5～2 mg 葡萄糖酸钙对部分患者有效。

在发作频繁的患者口服二氯苯磺胺，每天 250～750 mg，或氢氯噻嗪，每天 25 mg，可以很好地预防发作，尽可能采用最小剂量，氢氯噻嗪每天或隔日 25 mg，一般血清钾不低于 3.3 mEq/L，钠不低于 133 mEq/L。发作频繁的患者可以每天清晨服氢氯噻嗪 50 mg 或 75 mg。

（七）预后

高血钾性周期性瘫痪患者预后良好，一般不导致死亡。多数患者随年龄的增长而发作减少，少数周期性瘫痪的患者在长期发作后出现持续性肢体无力。

三、非肌营养不良性肌强直

非肌营养不良性肌强直是一组以出现肌强直为主要表现的离子通道病，是最常见的骨骼肌离子通道病，包括：①氯离子通道病，即显性和隐性遗传性先天性肌强直；②SCN4A 钠通道病，先天性反常肌强直，常常和高血钾性周期性瘫痪合并出现；③非 SCN4A 钠离子通道病。

（一）病因及发病机制

骨骼肌的氯离子通道基因（CLCN-1）突变导致显性遗传（Thomsen 病）和隐性遗传（Becker 病）两种亚型的先天性肌强直。CLCN-1 位于第 7 对常染色体短臂 35 位点，目前已经发现氯离子通道基因存在超过 100 个突变，导致氯离子通道功能障碍。编码电压门控钠离子通道 α 亚单位的 SCN4A 基因错义突变导致先天性反常肌强直，基因突变引起钠离子通道温度相关的通透力下降，目前在钠通道蛋白基因已经发现 16 个突变点，其中 6 个和先天性反常性肌强直有关。非 SCN4A 钠通道肌强直和钠通道蛋白基因突变有关。

（二）临床表现

1. 氯离子通道病

（1）Thomsen 病：多在婴儿期发病，少数患者发病年龄在 10～20 岁，男女同样被累及，男性患者临床表现比较严重。表现为全身广泛性肌强直，一般休息后快速主动运动会诱发肌肉强直，而重复活动后症状减轻，在寒冷、饥饿、疲劳和紧张状态下短期内加重。在怀孕和甲状腺功能低下时肌强直也可以加重。一般下肢受累最明显，头、面、上肢和手指也明显受累，精细运动和行走受到干扰，用力咀嚼时口不能迅速张开，手和足不能充分背伸。可以出现肌肉肥大，肌力正常或比正常大。

（2）Becker 病：男性比女性常见，发病年龄在 4～12 岁，临床症状和 Thomsen 病相似，更常见，肌强直更严重，常伴有骨骼肌肥大以及跟腱反射减低。症状从下肢发展，几年后累及上肢和咀嚼肌，最后累及所有的骨骼肌，肌强直反应也随病情的发展而加强，一般在 20～30 岁后不加重，少数患者出现肌萎缩和肌无力。有时患者会出现一过性的上肢肌和手肌无力，表现为用力抓重物时突然松手。

2. SCN4A 钠通道病

一般于出生后发病，用冷水洗面时通过肌强直反应眼睑关闭而后缓慢睁开，后期在寒冷、湿冷及有风的冬天出现手指处于僵直状态，面肌、咀嚼肌和舌肌也出现僵直现象，在温暖状态下上述症状快速消失。下肢一般不被累及。不同于强直性肌营养不良和显性遗传性先天性肌强直，迅速活动受累及的肌肉加重临床症状。家族中不同患者的临床表现各异，一些患者在温暖状态下也存在肌强直；一些患者仅出现寒冷状态下的肌强直；一些患者在寒冷状态下马上出现麻痹现象；一些患者既有肌强直症状，也出现温度相关的肌无力，肌无力常在早晨发作，持续几小时，口服钾可以引起发作。肌无力发作或合并高血钾性周期性瘫痪一般出现在青少年期，多数患者除寒冷相关的肌强直和周期性瘫痪外没有其他异常。个别患者出现上肢远端性肌萎缩、肌肥大或者在温暖环境工作出现反常肌强直性无力。

3. 非 SCN4A 钠通道病

一般于出生后发病，寒冷对强直没有影响，包括以前报道的波动性肌强直、持续性肌强直以及乙酰唑胺敏感先天性肌强直。波动性肌强直的临床特点为肌强直每天出现明显的波动，通常会延迟出现在活动后 10～30 分钟。肌强直持续 0.5～2 小时，而后几天或几星期没有肌强直，钾离子摄入可加重强直。持续性肌强直临床表现为颈肩骨骼肌肥大和肌强直，由于胸肌出现肌强直而导致呼吸困难，在儿童可以出现换气过低从而出现低氧血症和意识不清，没有持续性的治疗患者一般不会存活。乙酰唑胺敏感先天性肌强直是指与寒冷无关的肌强直，钾离子摄入可加重强直，而乙酰唑胺可明显改善症状。

（三）辅助检查

1. 肌酶检查

常正常。

2. 肌电图检查

可见肌强直发作。长时运动诱发试验肌肉动作电位波幅下降略超过正常范围，短时运动诱发试验肌肉动作电位波幅下降，活动结束 20～40 秒恢复正常。先天性反常肌强直的肌强直反应通过寒冷和活动肌电图针可以加强反应。运动诱发试验可见运动后即刻肌肉动作电位波幅下降，运动后 30 秒至 5 分钟波幅进一步下降，持续 30～90 分钟或更长时间后逐渐恢复。寒冷降低肌肉动作电位波幅，肌肉松弛缓慢，最大收缩时肌力下降，冷水试验为 15 ℃ 30 分钟。一些患者肌肉收缩力量下降 50%，放松时间延长 0.5～50 秒，另一个试验为最大肌肉收缩 1～2 分钟后肌肉放松明显减慢。

3. 肌肉活检

一般不需要。可见肌纤维肥大和核内移，偶尔可见肌浆块形成，没有线粒体堆积以及肌纤维坏死及再生改变，可见 Ⅰ 型肌纤维占优势。

4. 遗传学检查

先天性肌强直可以针对 CLCN-1 进行基因突变检查。先天性反常肌强直主要是 SCN4A 基因突变检查。

（四）诊断及鉴别诊断

先天性肌强直以肌强直为主要表现，或具有阳性家族史，可以帮助诊断。先天性反常肌强直发病常在 10 岁前，在一些家族可以出现类似高血钾性周期性瘫痪的自发性肌无力。约 30% 的患者可以出现肌肉肥大。电生理检查结合基因检查可以最后确诊。

鉴别需除外强直性肌营养不良，一般先天性肌强直为全身性，症状比较严重，而强直性肌营养不良以远端肌肉为主，肌强直比较轻，可伴有早发性白内障、内分泌障碍等多系统改变。由于肌肉活检在强直性肌营养不良早期改变不明显，最好的鉴别方法是进行强直性肌营养不良的基因检查。

（五）治疗

β_2 受体激动药、羧氨基酸以及除极化肌松药可以加重肌强直，该病患者应禁止使用。

目前尚无临床证据提示哪种药物有效。临床经验提示可选用稳定细胞膜的药物，包括：奎宁(200～1 200 mg/d)，苯妥英钠（300～400 mg/d），乙酰唑胺（125～750 mg/d）。先天性反常肌强直可以通过温水洗浴诱发发作，如果患者必须在寒冷状态下工作，可以口服 2～3 片美西律。

（六）预后

肌强直的严重程度在患者一生中保持稳定，患者保持工作能力，寿命不受限。

（王　丽）

第六章

周围神经疾病

第一节　脊神经疾病

一、单神经病及神经痛

单神经病是单一神经病损产生与该神经分布一致的临床症状。神经痛是受损神经分布区疼痛，分为特发性与症状性两类。特发性神经痛是受损神经分布区的特发性疼痛，通常神经传导功能正常，无病理形态学改变；症状性神经痛是多种病因所致神经病的早期症状，可以无明显感觉及运动功能缺失，需要仔细查找脊椎或神经通路上邻近组织的病变。

（一）病因

单神经病主要由于创伤、缺血、物理性损伤和肿瘤浸润等局部病因所致，也可由全身代谢性或中毒性疾病引起。

1. 创伤

是单神经病最常见的原因。外伤过程中的骨折、脱位、穿通伤及压迫性麻痹均可引起单神经病。急性创伤多为机械性，根据临床表现和病理所见可分为以下 3 种。①神经失用，是神经外伤导致的暂时性神经传导阻滞。可分为 2 种：一种为神经短暂缺血而无解剖改变，引起轻度短暂传导阻滞；另一种为节段性脱髓鞘，轴索正常，症状可在 2～3 周内恢复。②轴索断伤，轴索断离使远端发生沃勒变性，围绕轴索的 Schwann 细胞和基底层、神经内膜结缔组织正常，轴索可再生恢复功能。③神经断伤，轴索和周围结缔组织支架均断离，仅少部分轴索可再生达到原靶器官，大多数轴索形成神经瘤，故恢复慢而不完全。

2. 嵌压综合征

是因为肿瘤、骨痂、滑膜增厚和纤维带等的压迫所致的周围神经损伤。在上下肢的神经通路中可能通过骨性神经纤维间隙，或纤维间隙、肌肉间隙等，这些间隙由于先天、后天，或绝对、相对的狭窄，以及某些动力学因素造成神经嵌压。轻微压迫引起脱髓鞘，严重者导致轴索变性。神经通过狭窄的解剖通道并经历反复缩窄性压迫可导致脱髓鞘，称为嵌压性神经病。这类疾病常见的有腕管综合征，胸腔出口综合征，肘管综合征，前骨间神经、后骨间神经麻痹，腓管、跗管综合征以及梨状肌综合征等。

3. 肿瘤浸润

多指恶性肿瘤侵犯周围神经，如肺尖肿瘤造成的臂丛神经压迫称为 Pancost 综合征，卵巢癌造成的坐骨神经痛等。

4. 血管炎

可导致神经的营养血管循环障碍，引起缺血性神经病，如结节性多动脉炎、系统性红斑狼疮等。

5. 炎性致病因子

如细菌、病毒、寄生虫等均可侵犯周围神经。

6. 免疫机制引起的神经脱髓鞘性传导阻滞

如多灶性运动神经病（multifocal motor neuropathy，MMN），伴有神经节苷脂周围神经抗体 GM1 的存在。

7. 其他

略。

（二）病种、诊断与治疗

1. 桡神经麻痹

桡神经由 $C_{5\sim8}$ 组成，支配上肢肱三头肌、肘肌、肱桡肌、旋后肌、指伸肌及拇长展肌等，主要功能是伸肘、伸腕和伸指。

（1）病因：桡神经上段紧贴于肱骨中段背侧桡神经沟，由上臂内侧行至外侧，肱骨干骨折时极易损伤，或骨折后骨痂形成压迫受损；睡眠时以手臂代枕、手术时上臂长时间外展、上臂放置止血带不当等均可导致损伤，铅中毒和乙醇中毒也可选择性损害桡神经。

（2）临床表现：运动障碍典型症状是垂腕，损伤部位不同，表现各异。

1）高位损伤。桡神经在腋下发出肱三头肌分支，分支以上受损则产生完全性桡神经麻痹症状，上肢各伸肌完全瘫痪，肘、腕和掌指关节均不能伸直，前臂伸直时不能旋后，手掌处于旋前位；肱桡肌瘫痪使前臂在半旋前位不能屈曲肘关节；垂腕时腕关节不能固定使握力减低，伸指肌和伸拇肌瘫痪。

2）在肱骨中 1/3 处发出肱三头肌分支，分支以下受损时，肱三头肌功能完好。

3）若损伤肱骨下端或前臂上 1/3 时，肱桡肌、旋后肌、伸腕肌功能保存。

4）前臂中 1/3 以下损伤仅伸指瘫痪而无垂腕。

5）接近腕关节的损伤由于各运动支均已经发出，可不产生桡神经麻痹症状。

桡神经感觉支分布于上臂、前臂、手和手指背面，但由于邻近神经的重叠，感觉手背拇指和第一、第二掌间隙极小的区域。

桡神经再生功能良好，治疗后可恢复功能，预后良好。

2. 正中神经麻痹

正中神经由 $C_6\sim T_1$ 组成，支配旋前圆肌、桡侧腕屈肌、各指屈肌、掌长肌、拇对掌肌及拇短展肌。主要功能是前臂旋前和屈腕、屈指。该神经位置较深，一般不易损伤。

（1）病因：正中神经损伤常见的原因是肘前区静脉注射药物外渗，以及腕部被利器割伤，肱骨或前臂骨折及穿通伤，腕管综合征压迫。

（2）临床表现：运动障碍表现为握力和前臂旋前功能丧失。

1）上臂受损时，正中神经支配的肌肉完全麻痹，前臂旋前完全不能，屈腕力弱，拇指、示指、中指不能屈曲，握拳无力；拇指、示指也不能过伸，拇指不能对掌和外展，大鱼际肌萎缩，状如猿手；因手指功能受到严重损害，持物困难。手指大部分感觉丧失，表明手的伤残很重。

2）损伤位于前臂中1/3或下1/3时，旋前圆肌、腕屈肌、指屈肌功能仍可保存，运动障碍仅限于拇指外展、屈曲和对掌。

感觉障碍区主要在桡侧手掌及拇指、示指、中指的掌面，无名指的桡侧一半和示指、中指末节的背面。正中神经富于交感神经纤维，故损伤后易发生灼性神经痛。

腕管综合征的压迫可致正中神经麻痹，腕管由腕屈肌支持带与腕骨沟围成，正中神经走行其间，受压可发生桡侧三指的感觉障碍及麻木、疼痛和鱼际肌瘫痪。多见于中年女性，右侧多见。劳动后加剧，休息后减轻。治疗应局部制动，掌侧用夹板固定腕关节于中间位，可服用吲哚美辛、布洛芬等非类固醇抗炎药。严重者可在腕管内注射泼尼松龙0.5 mL加2%普鲁卡因0.5 mL，每周1次。2次以上无效时，心肌电图显示鱼际肌呈失神经支配，宜手术治疗。

3. 尺神经麻痹

尺神经由 $C_8 \sim T_1$ 组成，支配尺侧腕屈肌、指深屈肌尺侧一半、小鱼际肌、拇收肌及骨间肌等，并支配小指和环指尺侧及尺侧一半手背的感觉。

（1）病因：尺神经损害可见于压迫、外伤、麻风等，它在肱骨内上髁后方及尺骨鹰嘴处最表浅，刀伤或骨折易受累；肱骨内上髁发育异常及肘外翻畸形、长期以肘支撑劳动易损伤之。肘管综合征也很常见，在上肢单神经病的发病率仅次于腕管综合征。

（2）临床表现：尺神经损伤的典型表现是手部小肌肉运动功能丧失，影响手指的精细动作。

1）尺侧腕屈肌麻痹而桡侧腕屈肌有拮抗作用，使手向桡侧偏斜。

2）拇收肌麻痹而拇展肌有拮抗作用，使拇指处于外展状态。

3）由于伸肌过度收缩，使手指的基底节过伸，末节屈曲，小鱼际平坦，骨间肌萎缩凹陷，手指分开、合拢受限，小指动作丧失，呈外展位，各指精细动作丧失，第4~5指不能伸直呈屈曲位，状如爪形手。

4）尺神经在前臂中1/3和下1/3受损时，仅见手部小肌肉麻痹。

感觉障碍在手背尺侧一半、小鱼际、小指和无名指尺侧一半。尺神经、正中神经、肌皮神经和肱动脉的起始段彼此紧密地连在一起，成为一血管神经束，常合并受伤。

（3）治疗：肘管综合征处理包括肘部用夹板固定，并用非类固醇抗炎剂，如3~4个月后无效，应考虑手术减压。

4. 腓总神经麻痹

腓总神经由 $L_4 \sim S_3$ 组成，在大腿下1/3从坐骨神经分出，在腓骨头处转向前方，分出腓肠外侧皮神经分布于小腿的侧面，然后形成腓浅神经和腓深神经，前者支配腓骨长肌和腓骨短肌，后者支配胫骨前肌、拇长伸肌、拇短伸肌和趾短伸肌。可使足背屈、足外展及内收、伸拇趾等。

（1）病因：腓浅神经和腓深神经可因外伤、牵拉受损。腓总神经绕过腓骨颈部最易受损，可因穿通伤、腓骨头骨折、铅中毒、各种原因的压迫（如石膏固定，盘腿坐、跪位和蹲位的时间过久）等引起。

（2）临床表现：腓总神经麻痹的临床特点如下。①足和足趾不能背屈，足下垂，步行时足尖先落地，呈跨阈步态；不能用足跟行走。②感觉障碍在小腿前外侧和足背。

（3）治疗：腓总神经麻痹内翻垂足可行局部封闭，2%普鲁卡因 5～10 mL，加的士宁 1 mg 在腓骨小头前方阳陵泉穴封闭，或用加兰他敏 2.5 mg 封闭，促使肌力恢复。针灸、理疗及药物离子透入等也可应用。严重内翻垂足可带小腿矫形器或穿矫形鞋，完全麻痹保守治疗无效者可行手术矫正。

5. 胫神经麻痹

胫神经由 $L_4 \sim S_3$ 组成，胫神经支配小腿三头肌、腘肌、跖肌、趾长屈肌、胫骨后肌和足底的所有短肌。

（1）临床表现。

1）足和足趾不能背屈，足尖行走困难，足内翻力弱。

2）感觉障碍主要在足底。

（2）治疗：腓总神经和胫神经麻痹的治疗包括如下 3 点。

1）急性期可用肾上腺皮质激素，如泼尼松每次 10 mg，每日 3 次；地塞米松 5～10 mg 静脉滴注或局部封闭，每日 1 次；神经营养药可用 B 族维生素、神经生长因子等。

2）垂足内翻严重者可行局部封闭，用 2%普鲁卡因 5～10 mL，加士的宁 1 mg 在腓骨小头前侧阳陵泉穴封闭；也可用加兰他敏 2.5 mg 封闭，以促使肌力恢复；也可采用针灸、理疗及药物离子透入等。

3）腓神经麻痹产生内翻垂足，可带小腿矫形器或穿矫正鞋；完全麻痹保守治疗无效者可行手术矫正。

6. 枕神经痛

枕大神经、枕小神经和耳大神经分别来自 $C_{2 \sim 3}$ 神经，分布于枕部，该分布区内的神经痛统称枕神经痛。

（1）病因：可为上段颈椎病、脊柱结核、骨关节炎、脊髓肿瘤、硬脊膜炎、转移性肿瘤等，也可由上呼吸道感染或扁桃体炎引起，或病因不明。

（2）临床表现。

1）枕神经痛以一侧较多，起于枕部，可向头顶（枕大神经）、乳突部（枕小神经）或外耳（耳大神经）放射，呈持续性钝痛，可有阵发性加剧，也可呈间歇性发作，头颈部活动、咳嗽、喷嚏时可加剧，在枕外隆凸下常有压痛。

2）枕神经分布区可有感觉过敏或减退。

（3）治疗：除针对病因外，可用止痛剂、局部封闭、理疗等对症治疗。

7. 臂丛神经痛

臂丛由 $C_5 \sim T_1$ 脊神经的前支组成，主要支配上肢的感觉和运动。受损时可产生其支配区的疼痛，称为臂丛神经痛。

原发性臂丛神经痛或称臂丛神经炎，泛指肩胛带及上肢疼痛、肌无力和肌萎缩综合征，又称神经痛性肌萎缩。其病因未明，多认为是一种变态反应性疾病，可能与感染和疫苗接种有关。

臂丛神经痛的诊断要点如下。

（1）有感染或异种血清、疫苗接种史，多见于成年人。

（2）急性、亚急性起病，病前及发病早期多伴有发热及全身症状。

（3）病初以肩和上肢疼痛为主，继之出现肌无力和肌萎缩。

继发性臂丛神经痛的病因多为臂丛邻近组织病变压迫。神经根压迫可因颈椎病，颈椎间盘突出，颈椎结核、肿瘤、骨折、脱位，颈髓肿瘤及蛛网膜炎等引起。压迫神经干者有胸腔出口综合征、颈肋及颈部肿瘤、腋窝淋巴结肿大（如转移性癌肿）、锁骨骨折、肺沟瘤等，或因臂丛神经外伤引起。各种原因导致臂丛神经痛的临床表现是：肩部及上肢不同程度疼痛，呈持续性或阵发性加剧；夜间及活动肢体时疼痛明显。臂丛范围内有感觉障碍、肌萎缩和自主神经障碍，腱反射减低。治疗和预后因病因而异。

颈椎病是由于颈椎间盘退行性病变和椎体骨质的增生性病变，压迫颈神经根和（或）脊髓引起的临床综合征。其临床表现主要有三，即颈痛和强迫头位、臂神经痛及脊髓压迫症状，3 种症状可单独或先后合并发生，其中尤以臂神经痛为多见，也是臂神经痛最常见的原因。随着年龄的增长，椎间盘髓核逐渐脱水，髓核周围的纤维环变性而弹性减少，椎间盘退行性变最终可致纤维环破裂而髓核脱出，椎间盘内压力减低而椎间隙变窄，引起前和（或）后纵韧带宽松，脱出的髓核使韧带与骨膜分离并嵌入其间，以后逐渐纤维化、钙化而形成骨赘，椎体两侧后外方的 Luschka 关节也可有骨赘形成，最后可影响整个椎体的周围。理论上任何脊椎都可发生骨赘，但与支持重力和活动程度有关，故以下颈及腰椎体后侧最明显。

由于胸椎比较固定，紧接其上的下颈椎（$C_{4\sim6}$）的活动范围及损伤机会最大。除年龄因素外，较长时间的颈部不正确姿势，如颈部过仰或过屈（喜卧高枕或某些职业）、颈部肌肉紧张（某些职业或睡眠不良、精神紧张等）、上呼吸道感染等可为颈椎病的诱因。髓核脱出和骨赘形成的结果，椎间孔及椎管变小、变形，使经过椎间孔的神经根和（或）椎管内脊髓受压。

由于颈椎病主要影响 $C_{4\sim5}$ 及 $C_{5\sim6}$ 椎间隙，主要表现为压迫 C_5 及 C_6 神经根引起的臂神经痛。压迫感觉神经根时产生根性神经痛，压迫运动神经根产生肌痛性疼痛。根性神经痛为发麻或触电样疼痛，位于上肢远端，大多在前臂桡侧及手指，与神经根支配节段的分布一致，相应区域可有感觉减退。肌痛性疼痛常在上肢近端、肩部和（或）肩胛等区域，表现为持续性钝痛和（或）短暂的深部钻刺样不适感。大部分病例因疼痛而使肩部运动受限，病程较长者可致凝肩。病程较短者常有肩部附近肌腱压痛。肱二头肌、肱三头肌反射可减低。

颈椎病常在 40～50 岁起病，男性较多见，病程较缓慢，常可反复发作。诊断主要依据病史及体征，颈椎 X 线平片对诊断有帮助，但 X 线改变与临床症状可不一致，有时神经症状明显而 X 线检查可正常，也可相反。并需与肩周炎及脊柱转移性肿瘤鉴别。颈椎病引起的臂神经痛以保守治疗为主。头颈部位置应予纠正，平时避免颈部过伸过屈，头位固定在某一位置的时间不宜太久，平卧时枕头不宜过高，其位置应垫及部分肩部，以免颈部过屈。

药物可先试用消炎止痛剂如酮洛芬 50 mg，合并肌肉松弛剂如艾司唑仑 1 mg，每日3～4次。也可用2% 普鲁卡因及泼尼松龙各 0.5～1 mL 痛点局部封闭治疗。颈痛和（或）强迫头位和肩部痛可试用理疗。用颈托支架或吊带牵引，以减少颈部活动或有帮助。

8. 肋间神经痛

肋间神经痛是指肋间神经支配区内的疼痛综合征。原发性者罕见，多为继发性病变。

（1）病因：有胸腔疾病如胸膜炎、肺炎和主动脉瘤等；胸椎及肋骨外伤继发骨痂形成或骨膜炎，胸椎及肋骨肿瘤或畸形，胸髓肿瘤或炎症等；带状疱疹性肋间神经痛在相应肋间可见疱疹，疼痛可出现在疱疹之前，消退之后仍可存在相当长的时间。

（2）临床表现。

1）疼痛位于一个或几个肋间，多呈持续性，可有阵发性加剧。

2）呼吸、咳嗽和喷嚏等可加剧疼痛。

3）可有相应肋间的皮肤感觉过敏和肋骨边缘压痛。

（3）治疗。

1）病因治疗：如切除肿瘤、抗感染治疗等。常见为带状疱疹病毒感染，可选用阿昔洛伟静脉滴注，或 α 干扰素肌内注射等。

2）对症治疗：可用止痛剂、镇静剂、B 族维生素和血管扩张剂地巴唑、烟酸和山莨宕碱等。

3）胸椎旁神经根封闭、胸椎旁交感神经节封闭和肋间神经封闭等。

9. 股外侧皮神经病

股外侧皮神经病或感觉异常性股痛是最常见的一种皮神经炎。

（1）病因：主要病因是受压或外伤、各种传染病、乙醇及药物中毒、动脉硬化、糖尿病、肥胖、腹部肿瘤和妊娠子宫压迫等，有的病因不明。该神经为单纯感觉神经，由 L_2、L_3 神经组成，通过腹股沟韧带下方，在离髂前上棘以下 5～10 cm 处穿出大腿的阔筋膜，分布于股前外侧皮肤。

（2）临床表现。

1）男性发病多于女性，二者发病比例约为 3：1，常发生于一侧，可有家族倾向。

2）主要症状是大腿外侧感觉异常，如蚁走感、烧灼感、麻木针刺感等，或出现局部感觉过敏、感觉缺失、疼痛，常呈慢性病程，预后良好。

（3）治疗。

1）治疗糖尿病、动脉硬化、感染和中毒等全身性疾病，肥胖者减肥后症状可减轻或消失。

2）可用 B 族维生素 100 mg 加山莨宕碱 10 mg，或 2% 普鲁卡因 5～10 mL，在腹股沟下 5～10 cm 该神经穿过阔筋膜部位行浸润封闭，可有较好效果。

3）疼痛严重者可给予口服止痛剂、镇静剂及抗痫药苯妥英钠、卡马西平，或神经营养药如 B 族维生素。

4）理疗、针灸、推拿和按摩等可能有效。

5）疼痛严重、保守治疗无效者可考虑手术治疗，切开使该神经受压的阔筋膜或腹股沟韧带。

10. 坐骨神经痛

坐骨神经痛是沿坐骨神经通路及其分布区内的疼痛综合征。坐骨神经由 L_4～S_3 神经根组成，是全身最长、最粗的神经，经臀部分布于整个下肢。

（1）病因及分类：病因可分为原发性和继发性两大类。原发性坐骨神经痛或坐骨神经炎，原因未明，可能因牙齿、鼻窦、扁桃体等感染病灶，经血流而侵犯周围神经引起间质性神经炎；继发性坐骨神经痛是因坐骨神经在其通路上受周围组织或病变的压迫所致。按病变的部位可分为根性和干性坐骨神经痛。

1）根性坐骨神经痛主要是椎管内和脊椎病变，远较干性坐骨神经痛多见，最常见为腰椎间盘脱出症，其他如腰椎肥大性脊柱炎、腰骶段硬脊膜神经根炎、脊柱骨结核、椎管狭窄、血管畸形、腰骶段椎管内肿瘤或蛛网膜炎等。

2）干性坐骨神经痛主要是椎管外病变，常为腰骶丛和神经干邻近病变，如骶髂关节炎、骶髂关节结核或半脱位、腰大肌脓肿、盆腔肿瘤、子宫附件炎、妊娠子宫压迫、臀部肌内注射不当或臀部受伤、感染等。

（2）临床表现。

1）常见于成年人，青壮年多见。沿坐骨神经径路的典型放射性疼痛为其特点，病变多为单侧性。疼痛位于下背部、臀部，并向股后部、小腿后外侧、足外侧放射，呈持续性钝痛，并有阵发性加剧，为刀割或烧灼样痛，夜间常加重。

2）行走、活动或牵拉坐骨神经可诱发或加重疼痛，患者常采取减痛姿势，如患肢微屈并卧向健侧；在仰卧起立时病侧膝关节弯曲；坐下时先是健侧臀部着力；站立时脊柱向患侧方侧凸。

3）沿坐骨神经的压痛局限于 L_4、L_5 棘突旁，骶髂点，臀点，股后点，腓点，腓肠肌点，踝点等。坐骨神经牵拉试验引发的疼痛为牵引痛，如直腿抬高试验（Lasegue 征）、交叉性直腿抬高试验等；还可发现轻微体征，如患侧臀肌松弛、小腿萎缩、小腿及足背外侧感觉减退、踝反射减弱或消失等。压颈静脉试验（压迫两侧颈静脉至头内感发胀时）也可激发或加剧下肢疼痛。干性坐骨神经痛的压痛以臀部以下的坐骨神经径路明显，一般无腰椎棘突及横突压痛，压颈静脉及颏胸试验阴性。

（3）诊断和鉴别诊断：根据疼痛的分布、加剧及减轻的诱因，压痛部位，Lasegue 征阳性，感觉和踝反射减退等，诊断不难。临床上需与腰肌劳损、臀部纤维组织炎、髋关节炎等鉴别，因这些病损也可引起下背部、臀及下肢疼痛，但其疼痛和压痛都在局部，无放射、感觉障碍及肌力减退、踝反射减退等。为明确病因应详细询问有关病史，检查时注意脊柱、骶髂关节及骨盆内器官的情况；并区别根性与干性坐骨神经痛。必要时可进行脑脊液、X 线摄片、CT 或 MRI 等检查。

（4）治疗：首先应针对病因。腰椎间盘突出和坐骨神经痛的急性期应卧硬板床休息，使用止痛剂，对严重病例可静脉滴注地塞米松 10～15 mg/d，7～10 天；一般口服泼尼松10 mg，每日 3～4 次，10～14 天为 1 个疗程；也可用1%～2% 普鲁卡因或加泼尼松龙各1 mL椎旁封闭。可配合针灸及理疗，腰椎间盘突出经保守治疗大多可缓解；疗效不佳时可用骨盆牵引或泼尼松龙硬脊膜外注射；个别无效或慢性复发病例可考虑手术治疗。

11. 股神经痛

股神经由 $L_{2\sim4}$ 神经组成，是腰丛中最大的分支，股神经受到刺激可产生股神经痛，又称 Wassermann 征。

（1）病因：股神经及其分支的损伤可见于枪伤、刺割伤、骨盆骨折、股骨骨折、中毒、传染病、骨盆内肿瘤和炎症、静脉曲张和股动脉动脉瘤等。

（2）临床表现。

1）股神经损伤时步态特殊，患者尽量避免屈膝，行走时步伐细小，先伸出健侧脚，然后病侧脚拖拉到一起，不能奔跑和跳跃。皮支损伤可产生剧烈的神经痛和痛觉过敏现象。

2）令患者俯卧位，检查者向上抬其下肢，则在大腿的前面及腹股沟部出现疼痛；如患者蹲坐在两脚上也可引起疼痛而需伸直，膝腱反射消失；感觉障碍在大腿前面及小腿内侧，可伴有水肿、青紫和挛缩等营养性改变。

（3）治疗。

1）去除病因：如神经离断伤需行神经缝合，瘢痕等压迫应行神经松解术，盆腔肿瘤、股动脉瘤应行手术切除，解除对神经的压迫；神经外伤可用肾上腺皮质激素消除局部水肿和粘连，有助于外伤恢复；与止痛剂合用有明显的止痛作用。

2）神经营养药：如维生素（B_1、B_6、B_{12}），三磷酸腺苷（ATP）、地巴唑和神经生长因子等。

3）镇痛药：如索米痛片、阿司匹林和布洛芬等。

二、多发性神经病

多发性神经病以往称为末梢神经炎，主要表现为四肢远端对称性感觉障碍、下运动神经元瘫痪和（或）自主神经障碍的临床综合征。

（一）病因与发病机制

四肢周围神经的轴突变性、神经元病及节段性脱髓鞘病变都可表现为多发性神经病，其机制以轴突变性最常见也最为典型。通常轴突变性从远端开始，逐渐向近端发展，故称远端轴突病。引起多发性神经病的原因很多，其共同特点是这些病因都是全身性的。常见病因如下所示。

1. 各类毒物中毒

（1）药物：如呋喃类、异烟肼、磺胺类、氯霉素、链霉素、两性霉素、乙胺丁醇、呋喃唑酮、甲硝唑、苯妥英钠、长春新碱、顺铂、肼苯达嗪、戒酒硫、保泰松、甲巯咪唑和丙米嗪等，长期服用异烟肼可干扰维生素 B_6 的代谢而致多发性神经病。

（2）化学品：如二硫化碳、三氯乙烯、丙烯酰胺等。

（3）有机磷农药和有机氯杀虫剂。

（4）重金属：如铅、砷、汞等中毒。

（5）白喉毒素等。

2. 营养缺乏和代谢障碍

如 B 族维生素缺乏、慢性乙醇中毒、妊娠、慢性胃肠道疾病或手术后等；代谢障碍性疾病也可继发营养障碍，如糖尿病、尿毒症、血卟啉病、黏液性水肿、肢端肥大症、淀粉样变性和恶病质等所致的代谢障碍。

3. 继发于胶原血管性疾病

如结节性多动脉炎、系统性红斑狼疮（SLE）、硬皮病、肉瘤病、类风湿关节炎（RA）等，多由于血管炎而致病。

4. 自身免疫性疾病

如吉兰—巴雷综合征、急性过敏性神经病（血清注射或疫苗接种后神经病）等，以及各种结缔组织病并发的多发性神经病，多为血管炎性；炎症性病变如白喉性、麻风性及莱姆病引起的多发性神经病。

5. 遗传性疾病

如遗传性运动感觉性神经病（hereditary motor sensory neuropathy，HMSN）、遗传性共济

失调性多发性神经病、遗传性自主神经障碍等。

6. 其他

如淋巴瘤、肺癌和多发性骨髓瘤等引起的癌性远端轴突病、癌性感觉神经元病、亚急性感觉神经元病、麻风和 POEMS 综合征。

（二）病理

主要病理改变是轴突变性及节段性脱髓鞘，均以周围神经病远端最明显。轴突变性由远端向近端发展，表现为逆死性神经病。

（三）临床表现

其临床表现可因病因而不同，分为急性、亚急性和慢性经过，但多数经过数周至数月的进展过程，病情发展由肢体远端向近端，病情缓解则由近端向远端。也可见复发的病例。

可发生于任何年龄。神经损害的共同特点是肢体远端对称性分布的感觉、运动和（或）自主神经功能障碍。

1. 感觉障碍

表现为肢体远端对称性各种感觉缺失，呈手套袜子形分布，也可有感觉异常、感觉过度和疼痛等刺激症状。

2. 运动障碍

为肢体远端下运动神经元性瘫痪，表现为肌无力、肌萎缩和肌束颤动等，远端重于近端；下肢肌萎缩以胫前肌、腓骨肌，上肢以骨间肌、蚓状肌、大小鱼际肌为明显；可有手、足下垂和跨阈步态，晚期因肌肉挛缩而出现畸形。

3. 四肢腱反射减弱及消失

为疾病早期的表现，以踝反射明显，并较膝反射减弱出现得早。

4. 自主神经功能障碍

可有肢体远端皮肤发凉，多汗或无汗，指/趾甲松脆，皮肤菲薄、干燥或脱屑，竖毛障碍，高血压及直立性低血压等，膀胱传入神经病变可出现无张力性膀胱，也可有阳痿、腹泻等。

（四）辅助检查

脑脊液除个别患者有蛋白含量轻度增高外，一般均为正常；肌电图和神经传导速度测定有助于本病的神经源性损害与肌源性损害的鉴别，也有利于轴突病变与节段性脱髓鞘病变的鉴别，轴突病变表现为波幅降低，而脱髓鞘病变表现为神经传导速度变慢；神经组织活检对确定神经病损的性质和程度可提供较准确的证据。

（五）诊断

多发性神经病的诊断主要依据临床特点，如肢体对称性末梢型感觉障碍、下运动神经元性瘫痪和（或）自主神经功能障碍。神经传导速度测定对亚临床型病例的早期诊断以及鉴别轴突与节段性脱髓鞘变性很有帮助，纯感觉或纯运动性的轴突性多发性神经病提示为神经元病。

本病的病因诊断颇为重要，因其决定患者的病因治疗。可根据病史、病程、特殊症状及有关实验室检查进行综合分析判定。

1. 药物性多发性神经病

以呋喃类药物如呋喃妥因以及异烟肼最常见。尿路感染并有肾功能障碍患者应用呋喃类药，易致血药浓度增高而发病，症状常出现于用药后 1~2 周内，为感觉、运动及自主神经功能合并受损，尤以疼痛和自主神经功能障碍最明显。长期服用异烟肼的患者因干扰维生素 B_6 的代谢而致本病，每日剂量 300 mg 时本病发生率约 2%，每日剂量 400 mg 时为 17%。以双下肢远端感觉异常和感觉减退为主。服异烟肼的同时并用维生素 B_6（剂量为异烟肼的 1/10）可有预防作用。

2. 中毒性多发性神经病

如在一群体或工厂中群集性发病时，应考虑重金属或化学品中毒的可能。砷中毒可从患者尿、头发、指甲等测定砷含量以确诊。

3. 糖尿病多发性神经病

发生率与年龄和病程有关，初诊的糖尿病患者为 8%，25 年病程者可达 50%。可表现为感觉性、运动性、自主神经性或混合性神经病，以混合性神经病最多见，但感觉障碍通常较运动障碍为重。如主要损害小感觉神经纤维则以疼痛为主，夜间尤甚；主要损及大感觉纤维引起感觉性共济失调，并可因反复的轻微外伤、感染和血供不足而发生无痛性溃疡和神经源性骨关节病。也有的病例以自主神经损害表现突出。

4. 尿毒症多发性神经病

尿毒症的毒素或代谢物潴留也可引起多发性神经病，约占透析患者的半数，典型症状与远端性轴突病相同，初期多表现为感觉障碍，下肢较上肢出现早且严重，透析后可好转。

5. 营养缺乏性多发性神经病

多见于慢性乙醇中毒、慢性胃肠道疾病、妊娠和手术后等。

6. 恶性肿瘤

对周围神经的损害多为局部压迫或浸润，多发性神经病也可见于副肿瘤综合征和 POEMS 综合征（表现为多发性神经病、脏器肿大、内分泌病变、M 蛋白及皮肤损害）。

7. 感染后多发性神经病

如吉兰—巴雷综合征及疫苗接种后多发性神经病，可能是一种变态反应。各种结缔组织病并发的多发性神经病多为血管炎引起的多数性单神经病发展而来，病史及全身症状可提供线索，周围神经活检也有帮助。白喉性多发性神经病是因白喉外毒素通过血循环作用于血神经屏障较差的后根神经节及脊神经根，引起 Schwann 细胞中毒而致脱髓鞘，多为感觉运动性，常起病于白喉病后 8~12 周，多于数日或数周内恢复。麻风性多发性神经病是麻风杆菌感染引起，潜伏期长，起病缓慢，特点是周围神经增粗而常可触及，肢体营养障碍较明显，可发生大疱、溃烂和指骨坏死，周围神经活检可确诊。

8. 遗传性多发性神经病

特点是起病隐袭，呈慢性进行性发展，并可有家族史。

（六）治疗

1. 病因治疗

（1）中毒性多发性神经病的治疗原则是：积极采取措施阻止毒物继续进入人体，加速排出和使用解毒剂；药物引起者应立即停药，如病情需要继续用异烟肼者可并用较大剂量维生素 B_6；重金属和化学品中毒应立即脱离中毒环境，急性中毒应大量补液，促进利尿、排汗和通便，以尽快排出毒物；重金属砷中毒可用二硫基丙醇（BAL）3 mg/kg 肌内注射，每 4~6 小时 1 次，2~3 天后改为每日 2 次，连用 10 天；铅中毒用二巯丁二酸钠，每日 1 g，多加入5%葡萄糖注射液500 mL静脉滴注，5~7天为1个疗程，可重复2~3个疗程；也可用依地酸钙钠每日1 g，稀释后静脉滴注，3~4天为1个疗程，停2~4天后再重复，一般可用3~4个疗程。

（2）营养缺乏及代谢障碍性多发性神经病的治疗原则是：积极治疗原发病；糖尿病性应严格控制血糖，尿毒症性可采用血液透析和肾移植治疗，黏液性水肿性用甲状腺素有效，肿瘤并发的行肿瘤切除后可缓解，砜类药物对麻风性神经病有效，胶原血管性疾病如SLE、硬皮病和RA及变态反应如血清注射或疫苗接种后神经病，可用皮质类固醇治疗。

2. 一般治疗

急性期应卧床休息，特别是累及心肌者，如维生素 B_1 缺乏和白喉性多发性神经病；各种原因引起的均可用大剂量维生素（ B_1、B_6、B_{12} ）等，重症病例可并用辅酶A、ATP及神经生长因子等；疼痛明显者可用各种止痛剂，严重者可用卡马西平和苯妥英钠。恢复期可采用针灸、理疗、按摩及康复治疗等。

3. 护理

重症患者应做好护理，四肢瘫痪者应定时翻身，并维持肢体的功能位，有手足下垂者应用夹板和支架以防瘫痪肢体的挛缩和畸形。

三、急性炎症性脱髓鞘性多发性神经病

急性炎症性脱髓鞘性多发性神经病（acute inflammatory demyelinating multiple neuropathy，AIDP）又称吉兰—巴雷综合征（Guillain-Barre syndrome，GBS），是以周围神经和神经根的脱髓鞘及小血管周围淋巴细胞及巨噬细胞的炎性反应为病理特征的自身免疫性周围神经病。

（一）流行病学

GBS的年发病率为（0.6~1.9）/10万人，男性略高于女性，各年龄组均可发病。白种人的发病率高于黑种人。美国的发病高峰在50~74岁，发病年龄有双峰现象，即16~25岁和45~60岁出现2个高峰，欧洲国家发病趋势与之相似。我国尚无大规模系统的流行病学资料，以儿童和青壮年多见。国外多无明显的季节倾向，但我国GBS的发病似有地区和季节流行趋势，在我国河北与河南交界地带的农村，多在夏、秋季节有数年一次的流行趋势。

（二）病因与发病机制

GBS的病因还不清楚。GBS患者病前多有非特异性病毒感染或疫苗接种史，最常见为空肠弯曲菌（campylobacter jejuni，CJ）感染，约占30%，此外还有巨细胞病毒（CMV）、EB病毒、肺炎支原体、乙型肝炎病毒（HBV）和人类免疫缺陷病毒（HIV）感染等。以腹泻为前驱感染的GBS患者CJ感染率可高达85%，CJ感染常与急性运动轴索型神经病（AMAN）有关。CJ是一种革兰阴性微需氧弯曲菌，有多种血清型，GBS常见的血清型为2、4和19型，我国以19型最常见。CJ感染潜伏期为24~72小时，最初为水样便，后变为脓血便，高峰期为24~48小时，1周左右恢复，GBS发病常在腹泻停止之后，故分离CJ较困难。也有白血病、淋巴瘤和器官移植后应用免疫抑制剂出现GBS的报道，系统性红斑狼疮和桥本甲状腺炎等自身免疫病可并发GBS。

分子模拟机制认为，GBS的发病是由于病原体某些组分与周围神经组分相似，机体免疫系统发生错误识别，产生自身免疫性T细胞和自身抗体，并针对周围神经组分发生免疫

应答，引起周围神经髓鞘脱失。

周围神经髓鞘抗原包括以下 4 种。

1. P_2 蛋白

是分子量 15kD 的碱性蛋白，因其致神经炎的作用最强，常作为诱发实验性自身免疫性神经炎（experimental autoimmune neuritis，EAN）的抗原。

2. P_1 蛋白

是分子量 18.5kD 的碱性蛋白，它相当于 CNS 的髓鞘素碱性蛋白（MBP），用 P_1 免疫动物可同时诱发 EAN 和实验性自身免疫性脑脊髓炎（EAE）。

3. P_0 蛋白

是分子量 30kD 的糖蛋白，是周围神经中含量最多的髓鞘蛋白，致神经炎作用较弱。

4. 髓鞘结合糖蛋白（MAG）

是分子量 110kD 的糖蛋白，中枢神经系统也存在。而神经节苷脂是一组酸性糖脂，由酰基鞘氨醇和寡糖链构成，分布于神经元和轴索的质膜上，尤其在 Ranvier 结及其周围的髓鞘，抗原性较弱。

GBS 的实验动物模型 EAN 可用牛 P_2 蛋白免疫 Lewis 大鼠诱发，病理可见神经根、神经节、周围神经节段性脱髓鞘及炎性反应，严重者可累及轴索；用 EAN 大鼠的 P_2 蛋白抗原特异性 T 细胞被动转移给健康 Lewis 大鼠，经 4～5 天潜伏期也可出现 EAN，与脱髓鞘为主的 AIDP 相似。

（三）临床表现及分型

1. 临床表现

（1）多数患者可追溯到病前 1～4 周有胃肠道或呼吸道感染症状，或有疫苗接种史。

（2）多为急性或亚急性起病，部分患者在 1～2 天内症状迅速加重，出现四肢完全性瘫痪及呼吸肌麻痹，瘫痪可始于下肢、上肢或四肢同时发生，下肢常较早出现，可自肢体近端或远端开始，多于数日至 2 周达到高峰；肢体呈弛缓性瘫痪，腱反射减低或消失，发病第 1 周可仅有踝反射消失；如对称性肢体无力 10～14 天内从下肢上升到躯干、上肢或累及脑神经，称为 Landry 上升性麻痹。

（3）发病时多有肢体感觉异常如烧灼感、麻木、刺痛和不适感，可先于瘫痪或与之同时出现；感觉缺失较少见，呈手套袜子样分布，震动觉和关节运动觉障碍少见，约 30% 患者有肌肉痛。也可始终无感觉异常，有的患者出现 Kernig 征和 Lasegue 征等神经根刺激症状。

（4）有的患者以脑神经麻痹为首发症状，双侧周围性面瘫最常见，其次是延髓麻痹，眼肌及舌肌瘫痪较少见，因数日内必然要出现肢体瘫痪，故易于鉴别。

（5）自主神经症状常见皮肤潮红、出汗增多、手足肿胀及营养障碍，严重患者可见窦性心动过速、直立性低血压、高血压和暂时性尿潴留。

（6）所有类型 GBS 均为单相病程，多于发病 4 周时肌力开始恢复，恢复中可有短暂波动。

2. 临床分型

Griffin 等根据 GBS 的临床、病理及电生理表现将其分成以下类型。

（1）经典吉兰—巴雷综合征：即 AIDP。

（2）急性运动轴索型神经病（AMAN）：为纯运动型。主要特点是病情重，多有呼吸肌受累，24～48小时内迅速出现四肢瘫，肌萎缩出现早，病残率高，预后差。

（3）急性运动感觉轴索型神经病（AMSAN）：发病与 AMAN 相似，病情常较其严重，预后差。

（4）Fisher 综合征：被认为是 GBS 的变异型，表现为"眼外肌麻痹、共济失调和腱反射消失"三联征。

（5）不能分类的 GBS：包括"全自主神经功能不全"和复发型 GBS 等变异型。

（四）辅助检查

（1）脑脊液检查示蛋白细胞分离，即蛋白含量增高而细胞数正常，是本病的特征之一；起病之初蛋白含量正常，至病后第 3 周蛋白增高最明显，少数病例脑脊液细胞数可达（20～30）×10^6/L。

（2）严重病例可出现心电图异常，以窦性心动过速和 T 波改变最常见，如 T 波低平，QRS 波电压增高，可能是自主神经功能异常所致。

（3）神经传导速度（NCV）和 EMG 检查对 GBS 的诊断及确定原发性脱髓鞘很重要。发病早期可能仅有 F 波或 H 反射延迟或消失，F 波改变常代表神经近端或神经根损害，对 GBS 诊断有重要意义；脱髓鞘电生理特征是 NCV 减慢、远端潜伏期延长、波幅正常或轻度异常；轴索损害以远端波幅减低甚至不能引出为特征，但严重的脱髓鞘病变也可表现波幅异常，几周后可恢复；NCV 减慢可在疾病早期出现，并可持续到疾病恢复之后，远端潜伏期延长有时较 NCV 减慢更多见；由于病变的节段性及斑点状特点，运动 NCV 可能在某一神经正常，而在另一神经异常，因此异常率与检查的神经数目有关，应早期做多根神经检查。

（4）腓肠神经活检发现脱髓鞘及炎性细胞浸润可提示 GBS，但腓肠神经是感觉神经，GBS 以运动神经受累为主，因此活检结果仅可作为诊断参考。

（五）诊断和鉴别诊断

1. 诊断

可根据病前 1～4 周有感染史，急性或亚急性起病，四肢对称性弛缓性瘫，有感觉异常、末梢型感觉障碍、脑神经受累，常见脑脊液蛋白细胞分离，早期 F 波或 H 反射延迟、NCV 减慢、远端潜伏期延长及波幅正常等神经电生理改变进行诊断。

2. 鉴别诊断

（1）低血钾型周期性瘫痪：本病为遗传因素引起的骨骼肌钠通道蛋白的 α 亚单位突变所致的钾离子转运异常，表现为四肢肌肉的发作性、弛缓性瘫痪，发作时伴有血清钾的改变及相应的心电图异常，低血钾型最常见，一般发作持续 2～7 天，补钾治疗效果好。

（2）脊髓灰质炎：多在发热数日之后，体温尚未完全恢复正常时出现瘫痪，常累及一侧下肢，无感觉障碍及脑神经受累；病后 3 周脑脊液可有蛋白细胞分离现象，应注意鉴别。

（3）全身型重症肌无力：可呈四肢弛缓性瘫，但起病较慢，无感觉症状，症状有波动，表现晨轻暮重，疲劳试验、依酚氯铵试验阳性，脑脊液正常。

（4）中毒性神经炎：包括药物、重金属以及其他化学物品中毒，此类患者常有突出的感觉症状及体征以及明显的植物营养性障碍，运动障碍不如 GBS 重，也不如感觉障碍明显。

（5）卟啉病：又称血紫质症，是卟啉代谢障碍引起的疾病，为常染色体显性遗传的亚铁血红素生物合成酶的缺陷引起卟啉在体内聚集。可表现为以运动障碍损害为主的多神经疾病，急性发作，女性多见，常有腹痛。除周围神经病外，患者可有头痛、癫痫发作、精神症状（特别是谵妄）。患者尿液在日晒后呈紫色，血卟啉及尿卟啉阳性。

（六）治疗

治疗方法主要包括辅助呼吸及支持疗法、对症治疗、预防并发症和病因治疗。

1. 辅助呼吸

呼吸肌麻痹是 GBS 的主要危险，抢救呼吸肌麻痹是治疗重症 GBS 的关键。密切观察患者呼吸困难程度，当出现缺氧症状，肺活量降低至 $20 \sim 25$ mL/kg 体重以下，血气分析动脉氧分压低于 9.3 kPa，应及早使用呼吸器；通常可先行气管内插管，如 1 天以上无好转，则进行气管切开，用外面围有气囊的导管插管，外接呼吸器。

呼吸器的管理非常重要，需根据患者的临床情况及血气分析资料，适当调节呼吸器的通气量和压力，通气量不足或过大均影响气体正常交换，甚至危及患者生命；需加强护理，预防并发症，保持呼吸道通畅，定时翻身拍背、雾化吸入和吸痰，使呼吸道分泌物及时排出，预防肺不张。

对气管阻塞发生肺不张的患者，可用纤维气管镜取出黏稠的痰块，及时发现及处理患者的憋气、烦躁、出汗和发绀等缺氧症状，一旦出现，应及时检查呼吸器及连接处有无漏气或阻塞，呼吸道有无分泌物阻塞；适当应用抗生素预防呼吸道感染。

患者有恢复迹象后可暂时脱离呼吸器，观察是否有心动过速和发绀，如能长时间脱离呼吸器，可阻塞气管插管观察 $1 \sim 2$ 天，确定是否适合拔管；拔管前需了解患者的咳嗽反射是否恢复，否则拔管后不能咳嗽，则有痰液窒息危险。呼吸器的湿化和吸痰通常是保证辅助呼吸成功的关键。

2. 对症治疗

（1）重症患者入院后即进行持续心电监护，直至开始恢复；窦性心动过速常见，通常不需治疗；心动过缓可能与吸痰有关，可用阿托品或吸痰前给氧预防；严重心脏传导阻滞和窦性停搏少见，如发生需立即植入临时性心内起搏器。

（2）高血压可能与失神经支配后 β 受体上调有关，可用小剂量 β 受体阻滞剂；低血压可补充胶体液或调整患者体位治疗。

3. 预防长时间卧床引起的并发症

（1）坠积性肺炎和脓毒血症可用广谱抗生素治疗。

（2）保持床单平整和勤翻身以预防压疮。

（3）可穿弹力长袜预防深静脉血栓形成及并发肺栓塞。

（4）早期进行肢体被动活动防止挛缩，用夹板防止足下垂畸形。

（5）不能吞咽的应尽早鼻饲，进食时和进食后 30 分钟取坐位，以免误入气管引起窒息。

（6）尿潴留可做下腹部加压按摩，无效时则需留置导尿，便秘者可用番泻叶代茶或肥皂水灌肠；一旦出现肠梗阻迹象应禁食，并给予肠动力药如西沙必利。

（7）疼痛很常见，常用非阿片类镇痛药，或试用卡马西平和阿米替林，有时短期应用大剂量激素有效。

（8）对焦虑和抑郁应及早识别并适当处理，可用百忧解（氟西汀，Fluoxetine）20 mg，每日 1 次口服；并应始终对患者进行鼓励。

4. 病因治疗

病因治疗目的是抑制免疫反应，消除致病性因子对神经的损害，并促进神经再生。

（1）血浆交换（plasma exchange，PE）：可去除血浆中致病因子如抗体成分，每次交换血浆量按 40 mL/kg 体重或 1~1.5 倍血浆容量计算。血容量复原主要靠 5% 清蛋白，可减少使用血浆的并发症。临床试验表明，接受 PE 的患者获得良好的疗效；轻度、中度和重度患者每周应分别做 2 次、4 次和 6 次 PE；主要禁忌证是严重感染、心律失常、心功能不全及凝血系统疾病。

（2）静脉注射免疫球蛋白（intravenous immunoglobulin，IVIG）：已证实 IVIG 治疗 AIDP 是有效的，应在出现呼吸肌麻痹前尽早施行，成人为 $0.4 \, g/(kg \cdot d)$，连用 5 天。近年国外的临床试验比较了 IVIG、PE 及二者联合治疗，疗效无差异，故推荐单一治疗。禁忌证是免疫球蛋白过敏或先天性 IgA 缺乏患者，先天性 IgA 缺乏患者使用后可造成 IgA 致敏，再次应用可发生过敏反应。发热和面红等常见的不良反应，可通过减慢输液速度而减轻。有个别报道发生无菌性脑膜炎、肾衰竭和脑梗死，后者可能与血液黏度增高有关；近来发现 IVIG 可引起肝功能损害，但停用 1 个月后即可恢复。

（3）使用皮质类固醇：研究认为，无论在 GBS 早期或后期用皮质类固醇治疗均无效，并可产生不良反应。故目前不主张应用皮质类固醇治疗。

总之，IVIG 和 PE 是 AIDP 的一线治疗方法，PE 需在有特殊设备和经验的医疗中心进行，而 IVIG 在任何医院都可进行，且适合于各类患者。但两种疗法费用都很昂贵。

5. 康复治疗

可进行被动或主动运动，针灸、按摩、理疗及步态训练等应及早开始。

（七）预后

预后取决于自然因素如年龄、病前腹泻史及 CJ 感染，以及人为因素，如治疗方法和时机，应强调早期有效治疗的意义，支持疗法对降低严重病例的死亡率也很重要，及时合理的使用辅助呼吸至关重要。大部分 GBS 患者可完全恢复或遗留轻微的下肢无力，约 10% 患者可出现严重后遗症，多发生在病情严重、进展快、轴索变性和需长期辅助通气的患者。疾病早期的主要死因是心搏骤停、成人呼吸窘迫综合征或辅助通气意外，后期是肺栓塞和感染。条件完备医院 GBS 的死亡率已降至 3%~5%。

四、Guillain-Barre 综合征变异型

Guillain-Barre 综合征变异型（variant form of GBS）包括：①复发型急性炎症性脱髓鞘性多发性神经病；②Miller-Fisher 综合征；③急性运动轴索型神经病；④急性运动感觉轴索型神经病；⑤纯感觉型 Guillain-Barre 综合征；⑥多数脑神经型 Guillain-Barre 综合征；⑦全自主神经功能不全型 Guillain-Barre 综合征；⑧GBS 其他变异型等。

（一）复发型急性炎症性脱髓鞘性多发性神经病

复发型急性炎症性脱髓鞘性多发性神经病（relapsing type of AIDP）是 AIDP 患者发病数周或数年后再次出现 GBS 的临床表现。研究发现有 5%~9% 的患者可能复发，其中 50% 的患者可能复发 2 次以上。病理表现与单相病程的 GBS 不同，同时见脱髓鞘与再生以及洋葱

头样改变。该型的临床表现与第一次发作基本相同,但进展缓慢,对治疗反应较好。仅少数持续进展或不完全缓解,转变成慢性型。

(二) Miller-Fisher 综合征

Miller-Fisher 综合征(MSF)或称 Fisher 综合征,临床少见。本病以男性青壮年发病率较高,急性或亚急性发病,病前常有上呼吸道或消化道感染史,经数日或数周出现神经系统表现。眼外肌麻痹、共济失调及腱反射消失是其典型表现,称为三联征。但需注意的是个别患者可以出现腱反射活跃。该综合征患者均有抗 GQ1b 抗体存在,具有病理生理学意义。脑脊液蛋白轻度或中度增高,病后 2 周最明显,可出现寡克隆带,细胞数正常,呈蛋白—细胞分离。电生理检查可见原发性脱髓鞘及轴索损害,以四肢周围感觉神经损害及脑运动神经损害为主。腓肠肌神经活检节段性脱髓鞘与轴索损害并存。

MSF 的诊断主要依据眼外肌麻痹、共济失调及腱反射消失三联征表现以及脑脊液蛋白—细胞分离。应该与引起眼外肌麻痹的其他疾病相鉴别。治疗可参考 AIDP 的治疗。MSF 是一种良性病程,纯 Fisher 综合征预后较好,大多数患者可以自愈,病后 2 ~ 3 周或数月内完全恢复。

(三) 急性运动轴索型神经病

急性运动轴索型神经病(acute motor axonal neuropathy,AMAN)为纯运动性,以肢体瘫痪为主。AMAN 的病因不明,CJ 感染常与此病相关。AMAN 失神经病变主要发生在神经末梢的远端。其诊断依据病前腹泻史,血清学检查证实 CJ 感染,大便中分离出 CJ。病情重,以肢体瘫痪为主,24 ~ 48 小时内迅速出现四肢瘫,多并发呼吸肌受累,无感觉症状,可早期出现肌萎缩。预后差。

(四) 急性运动感觉轴索型神经病

急性运动感觉轴索型神经病(acute motor sensory axonal neuropathy,AMSAN)也称爆发轴索型 GBS,临床不常见。AMSAN 与 AMAN 的起病方式相似,症状较 AMAN 重,恢复慢,预后差。其电生理表现为运动、感觉神经兴奋性降低及重度失神经改变。诊断主要依据病前 CJ 感染史、临床特征及电生理检查,确诊需病理资料。治疗与 AIDP 相同,研究认为 IVIG 可能要好于 PE。本病预后较差,功能恢复缓慢而不完全。

(五) 纯感觉型 Guillain-Barre 综合征

纯感觉型 Guillain-Barre 综合征主要表现为四肢对称性感觉障碍和疼痛,深感觉障碍较突出。临床特点为起病快,四肢呈对称性感觉障碍,深感觉损害重,可伴有疼痛,无明显瘫痪或仅有轻瘫,腱反射可减弱。脑脊液蛋白增高,细胞少或无,呈蛋白—细胞分离,神经电生理检查符合脱髓鞘性周围神经病改变,恢复较完全。本病的治疗主要为去除病因,给予神经营养治疗。

(六) 多数脑神经型 Guillain-Barre 综合征

多数脑神经型 Guillain-Barre 综合征是 GBS 伴有多数脑神经受累。主要累及单侧或双侧的脑运动神经、面神经、舌咽及迷走神经,其次为动眼、滑车和展神经,舌下神经也可受累。脊神经受累较轻,可有一过性肢体无力,有的病例表现为颈—臂—咽肌无力变异型。

(七) 全自主神经功能不全型 Guillain-Barre 综合征

全自主神经功能不全型 Guillain-Barre 综合征是急性单纯型自主神经功能不全,表现为急性或亚急性发作的全自主神经系统功能失调。本病的临床表现是患者在病前可完全健康，部分有上呼吸道或其他病毒感染史，病前数日已恢复正常。表现周身无汗，皮肤、鼻腔、口腔干燥，泪腺、唾液腺分泌减少，便秘及排尿困难，直立性低血压，瞳孔不等大、对光反射消失，阳痿，失张力性膀胱。无感觉障碍和瘫痪，腱反射减弱。约40%的患者出现脑脊液蛋白—细胞分离现象，肌电图为神经源性损害。腓肠肌活检可见脱髓鞘和部分轴索变性，Schwann 细胞增生和胶原纤维增多，巨噬细胞及单核细胞浸润等。本病预后良好，呈单相病程，经治疗后数月可完全或基本恢复。

（八）GBS 其他变异型

GBS 的其他变异型主要表现为临床症状或体征以部分孤立的形式出现、非对称性表现等。如单纯性眼肌麻痹，病变先累及颅神经或上肢后才出现下肢等受累。目前有学者认为，无论任何 GBS 的变异型均呈急性或亚急性发病的单相病程，常伴脑脊液蛋白—细胞分离，电生理及病理表现符合 GBS 的基本特点为特征。临床需注意与某些特殊病因所致的 GBS 相鉴别，如继发于钩端螺旋体病的 GBS。

五、慢性炎症性脱髓鞘性多发性神经病

慢性炎症性脱髓鞘性多发性神经病（chronic inflammatory demyelinating polyneuropathy，CIDP）是周围神经的慢性复发性疾病，也称慢性吉兰—巴雷综合征。CIDP 主要特点是：①慢性进行性或慢性复发性病程；②起病隐匿，很少发现有前驱因素；③病理上炎症反应不明显，脱髓鞘与髓鞘再生可同时并存，Schwann 细胞再生，出现"洋葱头样"改变；④激素的疗效较肯定。

（一）病因和发病机制

CIDP 发病机制与 AIDP 相似而不同。CIDP 的动物模型是用半乳糖脑苷脂与蛋白酶制成，CIDP 患者目前只发现微管蛋白抗体、髓鞘结合糖蛋白（MAG）抗体，而无髓鞘素蛋白、GMI 及其他神经节苷脂的自身免疫证据，也没有针对 CJ 及巨细胞病毒（CMV）等感染因子反应的证据。

（二）临床表现

（1）CIDP 发病率低，国内报道占 GBS 的 1.4%～4.7%；男女发病比例相似；各年龄均可发病，但儿童很少。

（2）隐匿发病，多无前驱因素，进展期数月至数年，平均 3 个月；其自然病程有阶梯式进展、稳定进展和复发—缓解 3 种形式，最初病情迅速进展可与 AIDP 相似，当进展超过 4 周时，其慢性特征就变得明显了。

（3）常见对称分布的肢体远端及近端无力，自远端向近端发展，腱反射减弱或消失。从上肢发病的罕见，躯干肌、呼吸肌及脑神经受累少见，偶见复视、构音障碍和吞咽困难等。大多数患者同时存在运动和感觉障碍：可有痛觉过敏、深感觉障碍及感觉性共济失调，步态蹒跚，容易踩空。肌萎缩较轻，部分患者可较严重。少数病例可有 Horner 征、原发性震颤、尿失禁和阳痿等。

（三）辅助检查

（1）脑脊液可见蛋白细胞分离，但蛋白量波动较大，部分患者寡克隆带阳性。

（2）NCV、远端潜伏期、F波潜伏期等异常通常均较 AIDP 严重，病程不同时间的电生理检查显示脱髓鞘及继发轴索损害的程度不同。

（3）因感觉神经受累较常见，故腓肠神经活检常可发现炎症性节段性脱髓鞘，典型"洋葱头样"改变高度提示 CIDP；但此改变并非 CIDP 的特异性改变，也可见于 Deierine-Sottas 病、Charcot-Marie-Tooth 病、炎症性局限性肥大性单神经病、神经束膜瘤、创伤性神经瘤和神经纤维瘤等。如怀疑糖尿病性周围神经病并发 CIDP，活检发现炎症性脱髓鞘反应更有确诊意义。

（4）MRI 在病程较长的 CIDP 患者可发现神经增粗，强化扫描有助于发现活动性病变。

（四）诊断和鉴别诊断

1. 诊断

CIDP 是一种比 AIDP 更具异质性的疾病，其慢性特点及不对称型使诊断更困难。CIDP 的诊断主要根据临床症状和体征、电生理及脑脊液检查，有时需神经活检来确诊。

2. 鉴别诊断

（1）复发型 GBS：与 GBS 相似，多在 1 个月内进展至高峰，并常有面神经及呼吸肌受累；而 CIDP 的进展平均为 3 个月；复发型 GBS 多有前驱感染因素，而 CIDP 少见。

（2）结缔组织病：如系统性红斑狼疮、血管炎和干燥综合征等由于小血管炎影响周围神经血液供应，而造成慢性进行性多发性神经病，结节病可浸润神经根导致慢性多发性神经病。

（3）异常蛋白血症：并发周围神经病是一组异质性神经病，多伴发于意义不明的良性单克隆丙种球蛋白血症（MGUS），少数患者有潜在的恶性浆细胞增生性疾病、Waldenstrom 巨球蛋白血症、POEMS 综合征等。

（4）多灶性运动神经病（multifocal motor neuropathy，MMN）：是仅累及运动神经的脱髓鞘性神经病，表现为不对称性、节段性 NCV 减慢或阻滞，激素疗效不佳，多需用环磷酰胺治疗。

（5）副肿瘤性神经病：可见于临床发现肿瘤前，多为纯感觉性或感觉运动性，感觉症状明显，可出现感觉性共济失调。部分患者随肿瘤治疗好转，神经病也有好转。

（6）淋巴瘤和白血病可浸润神经根造成慢性多神经病，淋巴瘤以多神经病为首发症状。

（7）遗传性感觉运动性神经病（HSMN）：有家族史及手足残缺、色素性视网膜炎、鱼鳞病和弓形足等体征可帮助诊断，确诊需依靠神经活检。

（8）中毒性周围神经病有长期暴露于可引起周围神经病的药物或毒物病史。

（9）CIDP 可继发于代谢性疾病，应检查肝、肾和甲状腺功能；常与糖尿病性神经病同时存在，电生理检查有助于鉴别；皮肤活检及用刚果红染色标本可发现原发性和继发性淀粉样蛋白沉积所致神经病；维生素缺乏性神经病可见皮肤及黏膜溃疡、消化系统及中枢神经系统症状；CIDP 可与这些疾病同时存在。

（五）治疗

泼尼松是治疗 CIDP 最常用的药物，随机对照试验已证实有效。CIDP 患者应长期口服泼尼松 100 mg，每日 1 次，连用 2~4 周；后逐渐减量，大多数患者平均在 2 个月时临床出现肌力改善。隔日用药及隔日减量方案可减轻皮质类固醇不良反应。每 2 周减量 15% 及转换隔日用药方案见表6-1。

表 6-1　泼尼松早期转换为隔日用药方案

剂量（day1/day2）	治疗的周数	用此剂量的周数
60/60	0	4
60/45	4	2
60/30	6	2
60/15	8	2
60/0	10	2
50/0	12	2
45/0	14	2
40/0	16	2
30/0	18	4
25/0	22	2
20/0	24	4
15/0	28	4
10/0	32	4
7.5/0	36	4
5/0	40	6 或更多

注：初始剂量 60 mg，每日 1 次，连用 4 周，逐渐减量至每 2 周 1 次。早期转换为隔日方案首先是次日减量。

近来采用地塞米松 40 mg 静脉滴注，连续冲击 4 天；然后用 20 mg/d，12 天；10 mg/d，12 天；28 天为 1 个疗程，经 6 个疗程后均有缓解，疗效可保持 15～23 个月。地塞米松抗感染作用强、不良反应轻，易出现激素不良反应的患者可考虑应用；因含氟，故伴有风湿性疾病的患者慎用。

CIDP 患者可每周接受 2 次 PE，连用 3 周，3 周时疗效最明显，但多数患者的反应是暂时的，可多次或定期进行 PE。随机对照试验已证明 IVIG 有效，0.4 g/（kg·d），连续 5 天。IVIG 与 PE 短期疗效相近，但 IVIG 疗效维持时间较长，与小剂量激素合用疗效维持时间更长。虽然费用较高，但如条件许可仍不失为可选择的治疗方法。

免疫抑制剂如环磷酰胺冲击治疗、硫唑嘌呤、环孢素 A 及全淋巴系统照射通常在其他治疗无效时使用。难治性患者的治疗始终具有挑战性，目前尚无指导性的成功方案。

（六）预后

Dyck 等对 52 例 CIDP 进行长期观察，发病后 2～19 年因各种并发症死亡率为 11%，3 例死于其他疾病；包括最终死亡病例在内，完全恢复者占 4%；有轻度神经系统症状，能正常工作和生活者占 60%；有中度症状，仍能步行，但不能正常工作和生活者占 8%；卧床不起或需坐轮椅者占 28%。

（李　鹤）

第二节 药物性周围神经病

药物介导的周围神经病大多以感觉性周围神经病表现为主，多数情况下存在剂量依赖性特点，常见于短期大剂量应用或长期应用某种药剂后。以下是较易诱发药物性周围神经病的临床常用药物，以及药物性周围神经病的治疗。

一、抗肿瘤药物

约半数应用顺铂或卡铂化疗的患者，在化疗开始数周后，即可出现周围神经病的症状。周围神经粗大的纤维成分最易受累，甚至可累及后索而出现 Lhermitte's 征。患者深感觉、触觉受累较痛温觉为著，常常自远端开始，指/趾尖可有麻木、疼痛，而后逐渐向近端发展，有时自主神经也受累，出现指尖疼痛及颜色改变。病理研究发现，神经纤维发生轴索变性，神经组织中存在铂盐沉积，其中脊神经节的沉积较为明显。可给予神经营养药物治疗，关键在于开始化疗前，医生应对铂剂的周围神经毒性作用予以重视，出现症状后及时减量或减少用药频率。

长春新碱是另一种临床上常用的抗肿瘤药物，应用药物数周后可出现周围神经受损的症状，患者主观感觉异常较重，查体时则客观感觉障碍较少，早期即可出现跟腱反射的减弱或消失。肌无力发生较早，常累及四肢末端的伸肌肌群，出现不能伸指/趾，严重时肌无力向近端发展，远端症状更为明显，甚至出现足下垂。自主神经可以受累，偶尔也可出现颅神经症状。本病的剂量依赖性较强，通常停药或减量后自行恢复，但恢复较慢。可给予神经营养药物对症治疗。

紫杉萜与紫杉醇常用于卵巢肿瘤及乳腺癌的化疗，长期或过量应用亦可导致周围神经病的发生，其症状与铂剂的症状相近，多以感觉障碍症状为主，病理表现为远端轴索变性，以大纤维为主。本型疾病多为剂量依赖性，停药或减药后多可自行恢复。

二、抗生素类药物

服用异烟肼抗结核治疗时，可诱发周围神经损伤，表现为四肢末端对称性的感觉异常，如麻木、疼痛、烧灼感等。继续发展，可出现感觉减退、四肢远端肌无力等症状，肌无力以下肢为主，同时可伴有四肢腱反射减退。其发病机制为干扰周围神经的吡哆醇的磷酸化代谢，使酶的活性减低，故临床应用异烟肼时给予维生素 B_6 预防其周围神经损害。

呋喃类抗生素也可诱发周围神经损害。病理可见周围神经的轴索变性，感觉神经根尤为明显。患者早期表现为下肢末端的感觉异常，随着病情的发展逐渐波及上肢，严重时出现感觉运动功能的损害。并发肾功能不全时，该药物的周围神经损伤更为明显。

三、治疗

1. 停药或减量

药物性神经病的治疗主要在于预防，尽量不用或少用可引起神经病的药物，确需应用者要严格掌握剂量和疗程。在用药过程中，应注意观察，一旦出现神经症状应及时减量或停药。症状严重者应给予对症治疗。

2. 药物治疗

（1）乙酰基-L-卡尼汀：该药具有神经保护及神经营养作用，抗氧化作用，促线粒体代谢作用。动物实验发现，预防性应用可防止化疗药物所产生的周围神经毒性损害。

（2）钙镁及谷胱甘肽：研究显示静脉内给予钙镁及谷胱甘肽对防止化疗药所产生的周围神经病有潜在效果。

（3）神经营养药物：神经损害较重者可加用神经营养药物。

（4）血浆交换：苏拉明引起的神经病需停药，并进行血浆交换。

（5）谷氨酸：非随机安慰剂对照的小样本临床试验研究显示口服谷氨酸对紫杉醇或奥沙利铂所致的周围神经病（感觉及运动损害）有改善作用。

（6）对症治疗：疼痛者可应用局部止痛药（如巴氯芬、阿米替林、氯胺酮凝胶）或5-羟色胺和去甲肾上腺素再摄取抑制剂（如文拉法辛或度洛西汀）。

（李　鹤）

第三节　中毒性神经病

一、概述

中毒性神经病是神经系统对毒性物质最常见的反应之一。可引起中毒性神经病的物质有工业物质、环境物质、生物物质、重金属及药物。在药物中，最常见为抗癌药。神经毒性物质可产生远端轴索变性（轴索病）、神经细胞体变性（神经元病）或原发性脱髓鞘（髓鞘病）。中毒性神经病的病理机制尚不清楚。

大多数毒物可产生对称性轴索变性，许多中毒性轴索病还可累及中枢神经系统，出现后索及视神经损害。己烷或有机磷类物质可引起皮质脊髓束变性。毒物引起的第二种神经变性为神经元病或神经节病，常见物质为甲基汞复合物、大剂量维生素 B_6 及阿霉素。因存在神经元变性，其功能恢复差。

原发性脱髓鞘不常见，见于白喉、药鼠李毒素、哌克昔林、胺碘酮及苏拉明。继发性脱髓鞘见于六碳神经病。脱髓鞘神经病患者的神经传导速度明显减慢。

中毒性神经病的起病速度取决于毒物的内在神经毒性、接触剂量、接触时间、病理反应部位及患者的易感性。

二、诊断

中毒性神经病的诊断必须满足下列标准。

（1）有肯定的毒物，有足够的接触剂量和接触时间，并与临床症状的出现存在时间关系。神经病症状常于接触毒物后立即出现或经过数月的潜伏期后出现。

（2）必须有主观症状、神经体征及异常的电生理检查结果。

（3）易感因素（如已有神经病、糖尿病、酗酒）、同时应用其他神经毒性药物或存在干扰药物代谢的代谢障碍或有肾功能损害，可使发生严重中毒性神经病的危险性增加，短时间的低剂量接触也可发生中毒性神经病。

（4）停止接触毒物后疾病不再进展并出现改善。某些轴索病在停止接触毒物后，在开始恢复前有数周的症状加重期。铂类化合物在停止使用后其感觉损害还可进展数月。

中毒性神经病的病史应重点了解职业、环境及药物方面。大多数中毒性神经病患者临床表现为感觉运动性或纯感觉性神经病。自主神经功能障碍很少为突出表现，但丙烯酰胺、顺铂及长春碱引起者自主神经功能障碍较明显。六碳神经病的典型病理表现为神经丝轴索肿胀，哌克昔林及胺碘酮出现板层状 Schwann 细胞包涵体。

三、治疗

中毒性神经病的治疗首先在于识别出引起神经损害的物质，然后脱离接触。重金属引起者可给予螯合剂，铅中毒者可给予青霉胺或 EDTA，砷中毒者可给予青霉胺或巴尔（BAL），铊中毒者可给予氯化钾或普鲁士蓝。神经营养因子（包括 NGF、神经营养因子-3、脑源性神经生长因子及胰岛素样生长因子-Ⅰ）可能对抗癌药的神经毒性作用有预防效果。

支持疗法，如物理治疗和应用夹板在治疗中也有用。

四、中毒性神经病预后

中毒性神经病的预后取决于两个方面：病理损害部位及神经病范围。前角细胞或后根神经节受累者预后差，轴索病如进展严重预后也差，严重脱髓鞘会伴有明显轴索损害，恢复程度会受限。一般来说，大多数中毒性神经病患者只要停止接触毒物，即使损害程度较重，也不会再加重。

（李　鹤）

第七章

癫痫

第一节　癫痫的流行病学

全人群癫痫发病率的研究相对较少。在发达国家，初次诊断原发性癫痫的全人群年发病率为（20~70）/10万，其中主要的癫痫年发病率研究结果如下：芬兰24/10万，瑞典34/10万，美国48/10万，英国48/10万，冰岛44/10万。而在发展中国家，如智利农村地区、坦桑尼亚和厄瓜多尔的癫痫年发病率分别为114/10万，77/10万和190/10万，洪都拉斯、印度分别为92.7/10万和49.3/10万。由于各研究采用的癫痫的定义不尽相同，发病率无法比较，但发展中国家癫痫的发病率大约是发达国家的2~3倍。

我国大规模人群调查的资料显示，癫痫的年发病率农村和城市分别为25/10万和35/10万，处于国际中等水平。在我国农村和少数民族地区进行的调查中，显示了地区之间发病率的差异，高发地区有新疆、陕西、云南等地，年发病率在60/10万左右；发病率较低的是福建、浙江、贵州等地，年发病率在10/10万以下。患病率是发病、缓解、死亡等因素相互作用的综合结果，我国癫痫流行病学调查结果显示，癫痫患病率与发展中国家相比处于较低水平。不同地区之间也存在明显差异，如农村六地区癫痫患病率调查显示，终身患病率为4.7‰~8.5‰，宁夏、黑龙江、江苏的活动性癫痫患病率分别为6.40‰、5.32‰和5.22‰，而上海金山、河南、山西分别为3.84‰、3.50‰和3.65‰。回族、汉族流行病学对比分析结果表明，回族的患病率国际调整率为8.48‰，明显高于汉族的3.03‰。

许多研究报道的是特定年龄段人群的癫痫发病率，包括儿童、成人或老年人。年龄别发病率数据往往是整个人群发病率的重要组成部分，一些调查显示癫痫的年龄别发病率从婴儿到青年有明显的下降，而其他疾病发病率自婴儿期后基本不变或者是随着年龄的增长而增加。在发达国家，癫痫发生的高峰在生命的两端。发病率在刚出生的几个月中最高，1岁以后急剧下降，到10岁这段时间相对稳定，并在青春期再次下降。儿童发生热性惊厥的危险性为2%，在美国和欧洲有较大差异，表现为1%~4%。在日本、马里亚纳群岛和巴拿马印第安人的调查中显示该危险性分别为7%、11%和14%。从总体上看热性惊厥发病率男性与女性比为1.2：1。在绝大多数的研究中，发热惊厥中有1/3为周期性发热惊厥，而2%~4%的单纯性发热惊厥和11%的复杂性发热惊厥将转变为癫痫。

发达国家的成人期年龄别癫痫发病率是最低的。大部分西方国家的研究发现癫痫发病率在老年人中有一个高峰，且高于成人数倍之多。调查组统计了美国明尼苏达州按年龄分组的癫痫的发病情况：癫痫在 1 岁以内高发，在儿童期和青春期发病率逐渐下降，到 55 岁又呈上升趋势。癫痫的累积发病率在 24 岁之前为 1.2%，并逐渐增至 4.4%（85 岁）。75 岁以上人群中将近有 1.5% 的人有癫痫频繁发作。在西方，约 50% 的癫痫病例起病于儿童或青少年，而 70 岁以上人群的癫痫发病率明显高于 10 岁以下者。一项英国的普查提示约 25% 新发症状性癫痫（非癫痫病）病例发生于 60 岁以上的人群。但发展中国家的情况却有所不同，在非洲和南美的调查中，癫痫的发病率高峰出现在青年人，且无第二个高峰，提示其发病模式和危险因素可能不同于西方国家。

（南在元）

第二节　癫痫的病因与发病机制

一、病因

癫痫按照病因可分为原发性、症状性和隐源性 3 种类型。

（一）原发性癫痫

通过详细询问病史与进行体格检查，以及目前所能做到的各种辅助检查未能找到引起癫痫发作的原因，临床上称原发性癫痫，又称特发性癫痫，这种癫痫的发生可能与遗传因素有关，约占全部癫痫的 2/3。

（二）症状性癫痫

任何局限性或弥漫性脑部疾病以及某些全身性或系统性疾病均可引起癫痫。癫痫发作只是脑部疾病或全身性疾病的一个症状，故又称症状性癫痫，约占癫痫患者总数的 23% ~ 39%。

1. 局限性或弥漫性脑部疾病

（1）先天性异常：染色体畸变、脑穿通畸形、小头畸形、先天性脑积水、胼胝体发育不全、脑皮质发育不全等。

（2）头颅损伤：颅脑外伤和产伤。

（3）炎症：中枢神经系统细菌、病毒、真菌、寄生虫、螺旋体等感染以及 AIDS 的神经系统并发症。

（4）脑血管病：脑动静脉血管畸形、脑动脉粥样硬化、脑栓塞、脑梗死和脑出血、脑动脉硬化性脑病等。

（5）颅内肿瘤：原发性脑胶质瘤、脑膜瘤、脑转移性肿瘤。

（6）代谢遗传性疾病：如结节硬化症、斯特奇—韦伯综合征、苯丙酮尿症等。

（7）变性病：如阿尔茨海默病（AD）等。

2. 全身性或系统性疾病

（1）缺氧：CO 中毒、麻醉意外等。

（2）新陈代谢及内分泌障碍：尿毒症、高尿素氮血症、肝性脑病、低血糖、碱中毒、甲状旁腺功能亢进症、水潴留等。

（3）心血管疾病：心搏骤停、高血压脑病等。

（4）高热：热性惊厥。

（5）子痫。

（6）中毒：乙醇、乙醚、氯仿、樟脑、异烟肼、卡巴唑、重金属（铅、铊等）中毒等。这些因素一旦去除后，可能不再引起发作。

（三）隐源性癫痫

指目前虽然尚未找到肯定的致病原因，但随着科学技术的发展，致病原因日渐清晰，尤其是在基因和分子医学的广泛应用和快速发展情况下，随着部分癫痫在分子水平的病因被确定，隐源性癫痫将日趋减少，在 2009 年 ILAE 最新的分类中，该定义已被"未知的病因"取代。

癫痫发作受到许多因素的影响，若能对这些因素加以调整，可以减少发作或有利于控制发作。

1. 年龄

60% ~ 80% 的癫痫初发年龄在 20 岁以前，各年龄段的病因各不相同。

2. 睡眠与觉醒周期

癫痫发作与睡眠觉醒周期密切相关，例如，婴儿痉挛症、良性中央回—颞区棘波灶癫痫以及具有枕叶棘波的良性癫痫均在睡眠中发作，额叶癫痫亦多在睡眠中发作，强直—阵挛性发作常在清晨刚醒时发作，有时持续少睡可诱发癫痫发作。觉醒时发作的癫痫最常见的是原发性全身性癫痫（IGE），如典型失神发作，青少年肌阵挛癫痫（JME）和癫痫伴觉醒期大发作（EGMA）等。

3. 月经和内分泌

女性癫痫患者常在经前期发作增多或加重，少数仅在月经期发生癫痫或发作频率明显增加者称为经期性癫痫。妇女妊娠时癫痫发作次数增多或减少不定，少数仅在妊娠期发生癫痫者称为妊娠期癫痫。

4. 遗传因素

遗传因素可通过多种途径影响癫痫发作。①原发性癫痫有家族史者，其患病率较普通人群增高 6 ~ 10 倍，系由遗传因素降低个体痫性发作阈值所致。②某些遗传性疾病的基因突变是引起癫痫的原因，如许多遗传性疾病以及进行性肌阵挛性癫痫等。③遗传因素与癫痫发作有关，近年的研究经过大量实验和临床资料提示基因异常是 40% 以上癫痫患者的病因，已有 6 种常见全身性癫痫的基因被克隆，141 种单基因遗传性疾病有癫痫发作，1 000 种以上基因突变与癫痫发作有关。遗传因素以编码离子通道、神经递质受体以及线粒体基因起关键作用。原发性癫痫的致病基因主要集中在离子通道基因上，涉及电压依赖或配体依赖的离子通道基因，因此癫痫被认为是一种离子通道病。目前研究结果显示，特发性癫痫相关的电压依赖的离子通道基因包括：①编码 Ca^{2+} 通道的基因 CACNA1A、CACNB4、CACNA1H；②编码 Na^+ 通道的基因 SCN1A、SCN2A、SCN2B；③编码 Cl^- 通道的基因 CLCN2；④编码 K^+ 通道的基因 KCNQ2 和 KCNQ3。同时，配体依赖的门控离子通道包括：①γ- 氨基丁酸（GABA）受体通道基因 GABRA1、GABRG2、GABRD；②乙酰胆碱受体通道基因 CHRNA4、CHRNB2、CHRNA2。这些变异基因通常是通过改变神经元兴奋性或降低发作阈值而导致癫痫发作。此外，近年来研究发现了一些非离子通道基因的突变也可以引起癫痫的表现型。例如，LGI1 基因突变引起家族性颞叶外侧癫痫，EFHC1 基因可导致青少年肌阵挛癫痫，CRH

基因引起常染色体显性遗传夜间额叶癫痫，ME2 基因突变产生特发性全身性发作。这些结果表明癫痫的遗传病因是极为复杂的，不同的发作类型可能存在不同的遗传基础。

5. 其他因素

疲劳、饥饿、便秘、饮酒、情绪激动以及各种一过性代谢紊乱和过敏反应，都能激发癫痫发作。另外，过度换气对失神发作，过度饮水对强直—阵挛发作，闪光刺激对肌阵挛发作均有诱发作用。

有些患者仅在某种特定条件刺激下发作，如闪光、音乐、惊吓、阅读、书写、沐浴、下棋等，统称为反射性癫痫。

二、发病机制

癫痫发作的类型十分复杂，但其共同点，是脑内某些神经元的异常持续兴奋性增高和阵发性放电。这些神经元兴奋性增高的原因以及这些兴奋性如何扩散至今尚不清楚，但突触间兴奋性传递障碍可能与之有关。

1. 神经递质失平衡

可能是癫痫发生的原因，γ- 氨基丁酸（GABA）是中枢神经系统主要的抑制性递质，GABA 型受体介导 Cl^- 跨膜通过，发生膜的去极化，抑制神经细胞的兴奋性。GABA-A 型受体还通过 K^+ 通道与细胞内三磷酸鸟苷的蛋白结合，特异性调节以增加细胞的去极化。因此皮质中许多 GABA 能神经元通过前置与反馈通路的相互作用控制神经细胞兴奋性活动。谷氨酸是脑内主要的兴奋性递质，它通过许多受体亚型而兴奋神经元。N- 甲基-D-天冬氨酸（NMDA）受体是一种离子载受体，它的拮抗剂有抗痫作用，而它的受体协同剂则有致痫作用。因此，脑内 GABA 受体兴奋性与 NMDA 受体兴奋性的失平衡是致痫的主要递质基础，而这两种受体功能的失平衡又因神经元突触传递的离子通道异常所致。

2. 轴突发芽

可能是神经元异常放电的形态学基础，在人和动物的各个脑区，以海马 CA3 区的锥体神经元最易发生痫样活动。而齿状回的颗粒细胞上由于存在许多抑制性突触，从而抑制痫样放电的产生。海马硬化的病理改变中发现有苔藓状纤维发芽（mossy-fiber sprouting，MFS）现象。电刺激正常海马切片的颗粒细胞不能引起痫样放电，但在有 MFS 改变的海马切片中87% 的颗粒细胞可引起痫样放电。在应用红藻氨酸处理致痫动物模型的海马切片中可以看见MFS。若以微量谷氨酸激活齿状回的颗粒细胞，64% 的细胞出现兴奋性后突触电位频率的增高，这说明 MFS 使齿状回的颗粒细胞间建立了返回性兴奋性突触回路。局部外伤或药物刺激可能促使皮质 MFS 的形成，从而在神经元间形成返归性兴奋性突触回路而促使发生痫样活动。

3. 遗传因素

是癫痫发生的内因，外因通过内因起作用也是癫痫发生的基础。众所周知，许多癫痫患者有家族倾向。许多研究已证明了某些癫痫的遗传基因和基因定位。例如，良性家族性新生儿惊厥（benign familial neonatal convulsions，BFNC）是由位于 20q13.3 和 8q24 位置上的 K^+ 通道基因 KCNQ2 和 KCNQ3 基因突变所致，钾电流的减弱可诱发痫性发作。常染色体显性遗传夜发性额叶癫痫（autosomal dominant frontal lobe epilepsy，ADNFLE）患者与位于 20q13.2 上编码烟碱型乙酰胆碱受体（nAChR）α_4 亚单位的 Ca^{2+} 通道基因（CHRNA4）突变有关。近年来又发现位于 1 号染色体上编码 nAChR β_2 亚单位的 CHRNB2 基因的突变也与 ADNFLE 的发生有关。位于突触前膜上的有些 AChR 具有促进末梢释放 GABA 的功能，在基因突变后 Ca^{2+} 经受体通道的内流减少，使突触的 GABA 释放减少，降低了抑制性递质而诱发痫性发作。近期的研究还发现特发性颞叶癫痫与 K^+ 通道基因改变的关系也十分密切，编码内向整流 K^+ 通道的 KCNJ4 基因在特发性 TLE 患者脑内表达水平明显下调，这种改变很可能导致神经细胞对过度钾离子负荷的缓冲能力下降，细胞兴奋性增加，最终导致异常放电发生。家族性伴热性惊厥的全身性癫痫附加症（generalized epilepsy with febrile seizure plus，$GEFS^+$）是由 2q24-q33 位置上的 SCN1A、SDN2A、SCN3A 基因簇和 19q13.1 位置上编码 Na^+ 通道亚型 β_1 亚单位的基因（SCN1B）突变，使得 Na^+ 通道兴奋失活不能、神经元的去极化不能限制而致病。另外有研究发现该综合征还与 GABA 受体变异有关，其中，特别是编码 $GABA_A$ 受体 γ_2 亚单位的 GABRG2 基因突变是目前较为肯定的与 $GEFS^+$ 发生有关的遗传学证据。近年来的研究在散发性 $GEFS^+$ 病例中也检测到 GABRG2 基因的多态位点 C588T 等位基因频率与正常对照组比较有明显差异，突变前后其二级结构发生明显变化，破坏了 mRNA 二级结构的稳定性，引起相关蛋白表达水平改变从而影响功能。此外，尚有家族性成年肌阵挛发作与 8q、19qSCN1B 基因突变，良性中央回发作与 16q 等部位的基因异常有关。

4. 离子通道病学说

该学说在遗传性癫痫发病机制中的重要性不言而喻。越来越多的研究表明，离子通道的改变是引起神经元内在的兴奋性不平衡的物质基础。大部分遗传性癫痫的分子机制为离子通道或相关分子的结构或功能改变，离子通道改变在继发性局灶性癫痫的发病中也起重要作用。目前研究已明确与癫痫密切相关的离子通道有以下 4 种。①钾通道异常：目前在人类已证实 M 型 VGKC 病变导致良性家族性新生儿癫痫，M 型钾通道由 2 个 Q_2 与 2 个 Q_3 亚单位组成，任何一个亚单位突变均可导致外向性钾电流减少，出现细胞兴奋性增高和癫痫。另外，A 型钾通道可产生瞬间的外向钾电流，阻断 A 型钾通道可导致严重的癫痫发作，其在皮质异位局灶性癫痫灶中的作用已被证实，A 型钾通道调节因素的作用也已逐渐在人类癫痫中证实，如 EFHC1、EFHC2 基因与青少年肌阵挛性癫痫有关。②钠通道异常：SCN1A、SCN2A 基因的突变可使钠通道失活延缓，从而在静息状态下产生持续性钠内流，使膜电位慢性去极化，细胞兴奋性增高。SCN1A、SCN2A 的异常可导致人类的婴儿重症肌阵挛癫痫（SME）、伴热性惊厥的全身性癫痫附加症（$GEFS^+$）、良性家族性新生儿及婴儿癫痫、严重的癫痫性脑病等。而钠通道的 β 亚单位本身不构成通道，但参与通道开放的调节，SCN1B 的突变可使钠电流的时程延长，从而增加细胞的兴奋性，在人类 SCN1B 的异常可导致 $GEFS^+$，另外 SCN1B 可能与失神、肌肉阵挛等多种特发性癫痫类型有关。③钙通道异常：CACNA1H 基因突变与 T 型钙通道异常在儿童失神发作中的作用已得到临床和实验证实，目前尚无钙通道基因异常导致单基因疾病的报道。④配基门控型通道：配基门控型通道 $GEFS^+$ 又称受体，通过与外源性作用物结合，使通道开放或关闭而产生相应的离子流与兴奋性改变，如 γ-氨基丁酸（GABA）受体亚单位突变可导致 $GEFS^+$、SME（GABRG2 突变）、JME（GABRA1 突变）、特发性全面性癫痫（IGE）（GABRD 突变）以及儿童失神癫痫（CAE）（GABRG2 突变），还有烟碱型乙酰胆碱受体基因（CHRNA4、CHRNB2）异常导致常染色体显性遗传性夜间额叶癫痫，由于烟碱受体 α_4 或 β_2 亚基的异常，使其对激活物敏感性增加而出现癫痫。

癫痫的发病机制十分复杂，除上述因素外，免疫机制也参与其发病，可能是自身抗体与神经细胞突触传递中的受体结合，导致受体破坏、再生和轴突发芽而使兴奋通路错误传递。

（南在元）

第三节　癫痫的分类与临床表现

一、分类

（一）癫痫发作的临床及脑电图分类

1. 部分性发作（局灶性、局限性发作）

分为单纯部分性发作、复杂部分性发作和部分性发作发展至继发全身性发作3部分。

（1）单纯部分性发作（无意识障碍）。

1）以运动症状为表现的发作。

局限性运动性发作（不进展）。

局限性运动性发作逐渐扩延（Jacksonian 发作）。

扭转性发作。

姿势性发作。

发音性（发声或语言中断）发作。

2）躯体感觉或特殊感觉性发作。有简单幻觉，如麻木、闪光、嗡鸣，表现为以下5个方面。

躯体感觉性。

视觉性。

听觉性。

嗅觉性。

味觉性。

眩晕性。

3）自主神经症状或体征。包括上腹部感觉、苍白、出汗、潮红、竖毛、瞳孔散大等。

4）精神症状（高级大脑皮质功能障碍）表现。

语言困难。

记忆障碍（似曾相识）。

认知（梦样状态、时间的歪曲）。

情感性（恐惧、发怒或其他情感状态）。

错觉（视物显大症）。

结构性幻觉（如音乐、景象）。

（2）复杂部分性发作（有意识障碍，有时从单纯部分性发作开始）。

1）单纯部分性发作继以意识障碍。①单纯部分性发作继之以意识障碍。②有自动症。

2）开始即有意识障碍。①仅有意识障碍。②有自动症。

（3）部分性发作发展至继发全身性发作，可以是全身性强直—阵挛、强直或阵挛发作。

1）单纯部分性发作发展至全身性发作。

2）复杂部分性发作发展至全身性发作。

3）单纯部分性发作发展为复杂部分性发作再进展为全身性发作。

2. 全身性发作（非局限开始的发作）

（1）失神发作。①典型失神发作，仅有意识障碍；伴有轻度阵挛；伴有肌张力丧失；伴有强直性肌肉收缩；有自动症；有自主神经症状。除仅有意识障碍外，其余可以单独或合并出现。发作时脑电图上双侧性3次/秒的棘慢波。②不典型失神发作，可以有更为明显的肌张力改变；发作开始和（或）终止均不突然。

（2）肌阵挛发作（单一或多发）。

（3）阵挛发作。

（4）强直发作。

（5）强直—阵挛发作。

（6）失张力发作。

3. 不能分类的癫痫发作

包括因资料不全而不能分类的各种发作以及迄今所描写的类型不能包括者，如某些新生儿发作：节律性眼动、咀嚼及游泳样运动。

（二）癫痫和癫痫综合征的分类

1. 与部位相关（局灶性、局限性、部分性）的癫痫及综合征

分为特发性和症状性两个方面。

（1）特发性，起病与年龄有关。

1）具有中央、颞区棘波的良性儿童癫痫。

2）具有枕叶暴发的儿童癫痫。

3）原发性阅读性癫痫。

（2）症状性，分为以下2个方面。

1）慢性进行性部分性癫痫状态。

2）以特殊状态诱发发作为特征的综合征。①颞叶癫痫。②额叶癫痫。③顶叶癫痫。④枕叶癫痫。

2. 全身性癫痫及综合征

分为特发性、隐源性和症状性3个方面。

（1）特发性，起病与年龄有关。

1）良性家族性新生儿惊厥。

2）良性新生儿惊厥。

3）良性婴儿肌阵挛癫痫。

4）儿童失神癫痫。

5）青少年失神癫痫。

6）青少年肌阵挛癫痫。

7）具有大发作的癫痫。

8）醒觉时具有大发作（GTCS）的癫痫。

9）其他全身特发性癫痫。

10）以特殊状态诱发发作的癫痫。

（2）隐源性，分为以下 4 个方面。

1）West 综合征（婴儿痉挛症）。

2）Lennox-Gastaut 综合征。

3）肌阵挛站立不能性癫痫。

4）肌阵挛失神癫痫。

（3）症状性，分为以下两个方面。

1）非特殊病因。①早期肌阵挛性脑病。②早期婴儿癫痫性脑病伴有暴发抑制（大田原综合征）。③其他症状性全身性癫痫。

2）特殊综合征。合并其他疾病的癫痫发作，包括有发作及以发作为主要症状的疾病。

3. 不能确定为局限性或全身性的癫痫及综合征

（1）兼有全身性和局限性发作，分为以下 5 个方面。

1）新生儿发作。

2）婴儿严重肌阵挛癫痫。

3）慢波睡眠期持续棘—慢综合波癫痫（ESES）。

4）获得性癫痫性失语（Landau-Kleffner 综合征）。

5）其他不能确定的癫痫。

（2）未能确定为全身性或局限性者，在临床及脑电图所见不能确定为全身性或局限性的强直—阵挛发作，如很多睡眠期的 GTCS。

4. 特殊综合征与情况相关的发作

（1）热性惊厥。

（2）发作或孤立癫痫状态。

（3）仅发生于急性代谢性或中毒性事件的发作，如乙醇中毒、药物、子痫、非酮性高甘氨酸血症。

国际抗癫痫联盟（ILAE）关于癫痫和癫痫发作分类的方案，在临床应用中发现仅用上述两种分类很难将有些发作归入某一发作类型，随着近年来基因学与分子生物学、中枢神经递质、分子电生理及临床电生理等学科的发展，ILAE 又提出了修改上述方案的建议，新方案总结了近年来癫痫学研究的进展，更为全面与完整，其目的是希望有助于了解癫痫分类学的新观点，是否用于临床还有待于在使用中不断完善和修改。新方案由 5 个层次组成。①发作期症状学：根据标准描述性术语对发作时的症状进行详细的描述。②发作类型：确定患者的发作类型，如有可能应明确大脑定位，如为反射性发作需指明特殊的刺激因素。③综合征：进行癫痫综合征的诊断。④病因：如可能根据经常并发癫痫或癫痫综合征的疾病分类确定病因或症状性癫痫的特殊病理基础。⑤损伤：评价癫痫造成损伤的程度。

二、临床表现

癫痫发作大多具有短时性、刻板性和间歇反复发作 3 个特点，各类发作既可单独也可不同组合地出现于同一个患者身上，也可能起病初期表现为一种类型的发作，以后转为另一种类型的发作。例如，在儿童期出现的失神发作可在青春后期转为全身性强直—阵挛发作（GTCS）；也有起初为全面性发作，以后发生复杂部分性发作等。现介绍临床上常见的 4 种发作类型。

（一）全面性强直—阵挛发作（GTCS）

患者突然神志丧失并全身抽搐发作，可为原发性或继发性，但大部分属继发性。按症状经过可分为 3 期。

1. 先兆期

部分继发性发作的患者在发作前一瞬间可出现一些先兆症状，分为感觉性（如上腹部不适，胸、腹中有气上升，眩晕，心悸等），运动性（如身体局部抽动或头、眼向一侧转动等）或精神性（如无名恐惧，不真实感或如入梦境等）。先兆症状极为短暂，有的甚至不能回忆。先兆症状常可提示脑部病灶的位置。原发性发作的患者常缺乏先兆症状。

2. 抽搐期

患者突然神志丧失，发出尖叫声，跌倒，瞳孔散大，对光反射消失。又可分为 2 期。

（1）强直期：全身肌肉强直性收缩，颈部和躯干前屈转为反张，肩部内收，肘、腕和掌指关节屈曲，拇指内收，双腿伸直，足内翻。由于呼吸肌强直收缩，呼吸暂停，脸色由苍白或充血转为青紫，双眼上翻，持续约 20 秒。先自肢端呈现细微的震颤，震颤幅度逐渐增大并延及全身，即进入阵挛期。

（2）阵挛期：全身肌肉屈曲痉挛，继之有短促的肌张力松弛，呈现一张一弛性交替抽动，形成阵挛。发作过程中阵挛频率逐渐减慢，松弛时间逐渐延长。持续 1~3 分钟，出现最后一次强烈痉挛后，抽搐突然停止。在此期内，由于胸部的阵挛活动，气体反复由口中进出，形成白沫。若舌或颊部被咬破，则口吐血沫。

3. 痉挛后期或昏睡期

此期患者进入昏睡状态。在最后一次明显的痉挛后 5 秒有时可有轻微短暂的强直性痉挛，但以面部和咬肌为主，造成牙关紧闭并有再次咬破舌头的可能。在最后一次痉挛到第二次肌肉强直期之间全身肌肉松弛，包括括约肌在内，尿液可能自尿道流出造成尿失禁。呼吸渐趋平稳，脸色也逐渐转为正常，患者由昏迷、昏睡、意识模糊而转为清醒。此期长短不一，经数分钟至数小时。醒后除先兆症状外，对发作经过不能回忆，患者往往感到头痛、头昏、全身酸痛乏力。少数患者在发作后还可能出现历时长短不等的精神失常。

发作间歇期患者正常。脑电图描记约 50% 有节律紊乱、阵发性尖波、棘波或棘—慢综合波。如在睡眠状态下描记及使用其他诱发试验时，可有 75% 以上显示异常。发作期因肌肉痉挛，不易进行脑电图描记，如能描记到脑电，一般由低幅快频率的棘波开始，逐渐变为高幅尖波，最后变为慢波，抽搐停止后进入电活动抑制状态，然后再出现慢波逐渐变为正常。发作间歇期脑电图正常者往往容易控制，预后较好。若为继发性癫痫大发作，则脑电图上可能有局灶性改变。

发作时患者可能因突然神志丧失跌倒而遭受各种程度的外伤，也可能在发作时由于肌肉的剧烈收缩而发生下颌关节脱臼、肩关节脱臼、脊柱或股骨骨折，甚至颅内血肿等。患者昏迷时如将唾液或呕吐物吸入呼吸道，还可能并发吸入性肺炎。在强直期因呼吸暂停而有短暂的脑缺氧，以致造成脑组织损害，病程迁延者，这种损害更重。原发性癫痫患者一般不会发生智能衰退，预后较好。如果发作非常频繁，时间久加之原来又有脑部病变的基础，则可能发生智能衰退，甚至痴呆。

（二）非局限开始的非惊厥性发作或全脑性非惊厥性发作

临床主要见于儿童或少年，有以下 4 种发作形式。

1. 失神发作

以 5~10 岁起病者为多，15 岁以后发病者极少。发作时表现为短暂的意识丧失，一般不会跌倒，亦无抽搐。患儿往往突然停止原来的活动，中断谈话，面色苍白，双目凝视无神，手中所持物件可能跌落，有时头向前倾，眼睑、口角或上肢出现不易觉察的颤动。有时眼球有向上约 3 次/秒的颤动，也可能机械地从事原先的活动。一般持续 6~20 秒，极少超过 30 秒，发作突然停止，意识立即恢复。发作无先兆，亦不能回忆发作经过。

因为发作时间短暂，常不易被人发觉。部分儿童因进食时发作，碗筷经常跌落或玩耍时玩具落地而引起家长注意。临床经过一般良好，智力不受影响，但发作频繁，一天可达数十次以至百余次，会影响学习。通常至青春期停止发作，也有部分转为全身性强直—阵挛发作。

失神发作的诊断标准为：①反复发作的短暂失神，深呼吸容易诱发；②脑电图上有弥漫性双侧同步的 3 次/秒棘—慢综合波。

全身性强直—阵挛发作患者在服用抗痫药后没有惊厥发作，但有先兆或短暂意识不清时，应认为是强直—阵挛发作的不完全发作而不能视为失神发作。15 岁以后发生失神发作时应首先考虑颞叶癫痫。年长者还应注意与短暂脑缺血发作（TIA）鉴别。

2. 非典型失神发作

肌张力的改变要比典型失神发作明显，发作和停止并不十分突然。脑电图上表现为不规则 2.5 Hz 以下的棘—慢综合波，往往为不对称或不同步的。

3. 失张力性（松弛性）发作

为一种复合性发作，多见于儿童，表现为突然意识障碍和肌张力消失，发作结束后意识很快恢复，肌张力消失可能使者跌倒于地。

4. 肌阵挛性发作

亦为一种复合性发作。以头部及上肢肌肉为主的双侧节律性肌阵挛抽动，频率为 3 次/秒，与脑电图上棘—慢综合波或多棘—慢综合波的频率一样，且与棘波同步。对药物的反应很差。

（三）单纯部分性发作

为大脑皮质局部病灶引起的发作，通常由于损害的区域不同而引起不同的表现类型，患者意识常保持清醒。部分患者的单纯部分性发作可发展成为全身性发作。

1. 单纯体感性发作

指躯体感觉性而非内脏感觉性发作，往往局限于或先从一侧口角、手指或足趾开始的短暂感觉异常，表现为麻木、触电感或针刺感，偶尔发生温热感、动作感或感觉缺失。疼痛感则极为罕见。最近有一些儿童病例发生足底、足趾、距小腿关节发作性疼痛的报道。病灶一般在对侧大脑半球中央后回。如果痫性活动延及其他区域，会发生运动性发作甚至于全身性发作。

2. 单纯运动性发作

多从一侧口角、手指或足趾开始或局限于该处的强直性或阵挛性抽搐，由对侧中央前回神经元的异常放电所引起。发作时意识并不丧失。持久或严重的局限性运动性发作时常在发作后遗留暂时性的局部瘫痪（Todd 瘫痪）。局部抽搐偶可持续数小时、数天，甚至数周，局限性运动性发作连续不断而患者意识始终清醒者称为部分性癫痫持续状态。

3. 扩延型发作

局限性单纯体感性或运动性发作可按其感觉或运动代表区在大脑中央后回或前回的分布顺序缓慢移动，甚至扩散至对侧半身。有时局限性体感性发作不仅先有局部感觉异常，沿中央后回扩展至一侧半身，而且可以越过中央沟扩展至中央前回出现部分运动性发作。若放电再通过大脑皮质下的联系纤维而导致双侧大脑半球的弥漫性放电时，就发展成继发全身性惊厥发作，此时患者的意识丧失。若局限性发作很快转化为全身性发作，这种部分性发作或感受就成为"先兆"。有时扩延非常迅速，正如前述，甚至于患者还来不及"感受"或"意识"到有先兆时即失去意识，出现四肢抽搐，醒后不能回忆，临床医生常难以区别究竟为原发性还是继发性发作，有时也难于区别究竟是部分性发作还是全身性发作。

4. 其他感觉性发作

有视觉性发作、听觉性发作、眩晕性发作、嗅觉性发作和味觉性发作等。

5. 混合性发作

一种以上的上述发作形式。

（四）复杂部分性发作

多数自简单部分性发作开始，随后出现意识障碍、自动症和遗忘，也有发作开始即有意识障碍。由于症状复杂，病灶常在颞叶及其周围，涉及边缘系统，故又称精神运动性发作、颞叶癫痫或边缘（脑）发作。

这一类型的发作，多以意识障碍与精神症状为突出表现。患者在发作时与外界突然失去接触，精神模糊，出现一些无意识的动作（称为自动症），如咂嘴、咀嚼、吞咽、舔舌、流涎（口咽自动症），反复抚摸衣扣或身体某一部位，或机械地继续其发作前正在进行的活动，如行走、骑车或进餐等。有的表现为精神运动性兴奋，如突然外出、无理吵闹、唱歌、脱衣裸体、爬墙跳楼等。每次发作持续达数分钟或更长时间后，神志逐渐清醒，对发作情况多数无记忆。也可能表现为单纯部分性发作中出现精神症状，接着就与外界失去接触，并出现自动症。发作停止后，对于自动症以前出现的一些症状，常常能回忆。复杂部分性发作可以发展为全身性强直—阵挛发作。脑电图上最典型的表现为在一侧或双侧颞前部有棘波或尖波发放。由于致病灶常在颞叶内侧面或底面，有时头皮电极不易见到痫样放电而表现为阵发性 θ 波活动。睡眠描记、蝶骨电极或鼻咽电极可使局灶性棘波或尖波的阳性率增高。部分患者的异常放电灶位于额叶。

上述 4 种为最常见的发作类型，每个患者可以只有一种发作，也可有一种以上的发作。单纯部分性发作可以发展为复杂部分性发作或出现继发全身性发作。

（五）儿童失神癫痫

癫痫发作反复发生者即为癫痫症，如儿童有反复失神发作时即称为儿童失神癫痫，其类型可参见国际癫痫和癫痫综合征分类。以下介绍其中常见的 5 种。

1. 婴儿痉挛症

多在生后 3～9 月龄发生，超过 1 岁才发病者极少。临床表现为突然短暂的、全身性肌肉强直性抽动，往往以屈肌为主。因此每次发作时颈部屈肌痉挛呈点头状，上肢屈曲上举，下肢亦卷曲，因此有称为点头或强直痉挛，又称为前冲性小发作、折刀样抽搐或 West 综合征。屈曲的婴儿痉挛、智能运动发育迟滞和脑电图高峰节律紊乱构成本病的三联征。每次发作极为短暂，持续 1～15 秒，但可连续发生数次至数十次，每次痉挛时可伴口中发声，清醒及睡眠时均可发作，尤其是在入睡及清醒后不久容易发生。这种"丛集"性发作，每天可发生数次。本病严重影响患儿智力发育，病前已获得的智力功能也可能消失，智力低下严重程度与发作形式、确诊早晚及治疗手段等无明显关系。

这种病例大部分为继发性，多有脑部损害的病症，小部分为隐源性，预后取决于正确诊断与应用激素治疗的早晚，但仍伴有智能、运动发育迟缓，如发作抑制不住并发生全身性强直—阵挛发作或不典型失神发作，称为 Lennox-Gastaut 综合征，与 West 综合征一样，均属难治性癫痫之一。脑电图描记常显示弥漫性不规则的高电位尖波、棘波和慢波发放，每次发放后有一低电位的间歇期，此时可有痉挛发作，脑电图改变成为高峰节律紊乱或者高峰失律。

2. 良性儿童中央—颞区棘波灶癫痫

发病多在 3~13 岁，以 9~10 岁最多。表现为睡眠中开始的一侧口唇、齿龈、颊黏膜的感觉异常以及一侧面部、口唇、舌和咽喉部肌肉的强直性、阵挛性抽搐，使患者惊醒，但不能言语，往往在发展为全身性发作后才惊醒家长，所以很少发现其局限性口、面部抽搐而误认为单纯全身性发作，直至脑电图常规检查或睡眠检查才发现一侧或双侧中央区（C_3、C_4）和（或）颞叶（T_3、T_4）有高波幅尖波、棘波放电灶，一般发作稀少，数月或更长时间发作 1 次。本病约占儿童期癫痫的 15%~20%，预后良好，易于药物控制，不管治疗与否，大多至 15~16 岁可自愈，以往认为预后较好的原发性全身性发作中，这种类型的癫痫占了不少比例。

3. 儿童枕叶放电灶癫痫

发病年龄自 15 月龄至 17 岁（平均为 7 岁）。常为发作性的视觉症状如黑矇、视幻觉（移动的光点等）或错觉（视物变小等），接着可有偏侧性阵挛，偶可有大发作。发作后可有头痛。闭眼时脑电图上在枕部有高幅棘波或尖波，睁眼时消失，此为与其他癫痫如不典型失神发作的鉴别点。本病比较少见，目前被归于原发性局灶性癫痫中，基本属于良性癫痫，预后良好。

4. Lennox-Gastaut 综合征（LGS）

多起病于学龄前，3~5 岁为发病高峰，患者多伴有智能发育障碍，LGS 大多可以找到病因，常继发于其他癫痫，特别是继发于 West 综合征，这部分病例大多预后不良。其他类型的癫痫发作也可转化为 LGS，如全身性强直—阵挛发作、部分性发作等。LGS 有多种发作形式，以强直发作最为常见，其次有失张力发作、肌阵挛发作、全身性强直—阵挛发作等，每天发作达数次。脑电图背景活动异常，伴有 1.5~2.5 Hz 棘—慢综合波或尖慢波。本病治疗困难，抗癫痫药物较难控制发作，预后不佳。

5. 诱发性癫痫

约有 5% 的患者，在某些特定体内外因素如缺睡、乙醇或药物撤除等可诱发癫痫发作，某些刺激如闪光、声音或需做出决断的活动，如弈棋等，亦可诱发发作，称为感受性或反射性癫痫。抗癫痫药物的治疗效果较差，需避免诱发因素，如防止电视性癫痫可以用单眼观看或不要过于靠近电视机，室内电灯不要全闭。

（南在元）

第四节　癫痫持续状态

一、概述

癫痫持续状态（status epilepticus，SE）是一种严重威胁生命的神经科急症，临床表现为癫痫持续性发作或反复发作伴间歇期意识功能不恢复，持续时间 > 30 分钟。早在公元前 718—前 612 年新巴比伦时代出土的石碑上已有 SE 的描述。Clark 和 Prout 认为：SE 是一种癫痫频繁发作，其间昏迷和衰竭持续不恢复的状态。ILAE 首次提出：SE 是癫痫发作持续足够长时间或频繁反复发作足以产生确定或持续的癫痫情况。Aicardi 和 Fujiwara 提出了 SE 持续 >1 小时的诊断标准。美国癫痫基金会根据动物实验，癫痫持续或反复发作超过 15 ~ 30 分钟可引起神经元不可逆损伤，且产生耐药性，因此，提出 SE 的时间应确定为 > 30 分钟；同时指出，如果癫痫发作持续 10 分钟不停止，应给予药物控制。Bleck 和意大利 ILAE 将 SE 的时间标准更改为 > 20 分钟；Mayer 又提出发作持续 > 10 分钟或间歇性发作 > 30 分钟的 SE 诊断标准，理由是前者预后较后者差，后者的预后较发作持续 10 ~ 29 分钟差，而 Treiman 提出发作持续 10 分钟以内是控制发作和减少耐药性的最佳时机。Lowenstein 等提出 SE 的实用性定义：成年和 5 岁以上儿童一次全身惊厥性发作持续 > 5 分钟或反复发作 2 次以上，且意识不完全恢复。其他学者赞同这样的定义，指出这与 SE 的传统概念并不相矛盾，前者有利于指导及时和有效的临床治疗，后者更有利于评价各种 SE 的流行病学、病理生理和预后疗效。对于难治性癫痫持续状态（refractory status epilepticus，RSE），目前尚无公认的诊断标准，多数人认为 RSE 指 SE 对 2 ~ 3 种一线抗癫痫药物（地西泮类和苯妥英钠等）治疗无效，发作时间超过 1 ~ 2 小时。

二、分类

正如 Gastuat 所说，SE 的发作形式如同癫痫发作一样，分为多种类型。根据不同的临床需要和研究目的，可选用以下几种分类方法。

（1）根据临床发作时有无明显的骨骼肌收缩表现，将 SE 分为惊厥性（convulsive status epilepticus，CSE）与非惊厥性（non-convulsive status epilepticus，NCSE）。

（2）根据病因学不同，ILAE 将 SE 分为：①急性症状性；②远期症状性；③特发性；④隐匿性；⑤未分类性。

（3）Shoevon 根据起病年龄及癫痫综合征特点进行了年龄相关性 SE 分类。

（4）ILAE（2006）根据临床表现形式进行了 SE 的发作分类。

（5）Wasterlain 根据发作持续时间和自然演变过程将 SE 分为初期性、早期性、确立性、顽固性和微小发作性。

（南在元）

第五节　癫痫的诊断与鉴别诊断

癫痫的诊断对临床表现典型者来说一般并不困难，但发作表现复杂或不典型者，确定诊断也非易事。癫痫的诊断方法和其他疾病一样，主要是通过病史、体格检查与神经系统检查、实验室检查等几个方面收集资料，进行综合分析。癫痫诊断的思维程序，包括是否是癫痫，是何种类型或综合征的癫痫和由何种病因导致的癫痫。癫痫的诊断需要解决或回答下列问题：①其发作性症状是癫痫性的，还是非癫痫性的；②如为癫痫性的，是什么类型的发作，是否为一特殊的癫痫综合征；③是否有癫痫性病灶的证据，病因或病理变化是什么；④是否有特殊的诱发因素。

一、诊断

确定癫痫的诊断，主要依靠临床表现，脑电图、神经影像学、辅助检查和抗癫痫药物的效应。对一位患者来说，初步的诊断并非要求三项条件必备，但在诊断过程中，对不同的患者，三者都是重要的。尤其是最后诊断的确立，对多数患者来说，三项条件都是必不可少的。

（一）病史采集与体检

当前虽然有了良好的实验室条件，但病史采集和临床检查是无可替代的。癫痫患者就诊时均在发作以后而且体检大多数无异常所见。因此病史采集是十分重要的。由于患者发作时多数有意识障碍，叙述不清发作中的情况，甚至根本不知道自己有发作（如夜间入睡中的发作），因此必需详细询问患者的亲属或目击其发作的人，常需要很长时间了解患者的过去和现在。应该包括详细的发作中及发作后的表现，是否有先兆，发作次数及时间，发作有什么诱因，与生理变化如月经和睡眠的关系如何，患者智力、生活能力及社会适应性如何，患者性格是否有变化等。病史搜集应注意的是：癫痫通常是一个慢性病过程，患者的发作常不确定，因此在就诊时对每次发作的描述常有很大变异。因此对专科医师而言，每次与患者交谈时都应反复询问患者及其家属对发作的描述，以便不断地修正诊断。由于移动电话的普及，可要求患者家属在发作时用其携带的摄影功能记录其发作情况，在就诊时交给医生不失为简便有效的方法。

还应了解患者过去患过什么病，是否有脑外伤史，母亲在怀孕期间及围生期是否有异常以及患者的习惯、工作、营养状态等。家族史也同样重要，了解父母亲双方是否有癫痫或其他遗传病史。对上述细节的询问有助于临床医生进一步判断引起癫痫发作的可能病因。临床体检除可发现有无神经系统阳性体征外，还须注意患者的智能情况、心脏情况、皮肤和皮下结节、有无畸形、有无运动与协调功能障碍等。必须强调癫痫是临床诊断，如实验室报告与观察到的临床现象不符，则以后者为主。

（二）脑电图检查

脑电图检查对癫痫的诊断有很大的价值，脑电图已成为癫痫诊断和分型必不可少的检查方法，还广泛应用于指导选用抗癫痫药、估计预后、手术前定位，并用于阐明癫痫的病理生理。发作时记录的脑电图诊断意义最大，但这种机会甚少，大多在发作间歇期对患者进行脑电图检测。一次发作间歇期记录，历时 20~40 分钟，其发现癫痫样电活动的概率约 50%，故不能据此作为确诊有无癫痫的手段。发作间歇期放电与患者发作时的放电有很多不同之处，两者相比较，前者持续时间短暂（一般不超过 2~3 秒），甚至为单个散在出现，脑电波形整齐，不伴有临床发作而且波形可与发作时放电完全不同，出现范围也不如后者广泛。而发作时放电持续时间通常在数十秒以上甚至数分钟，包括节律性重复性成分，波形不如发作间歇期放电整齐，出现范围广泛，常合并临床发作。

脑电图可以用来鉴别发作类型和明确致痫灶部位，常规脑电图常要多次重复记录，并结合缺睡诱发和睡眠记录，可使阳性率增加至 85% 左右，其余 15% 的患者，需应用长时监测（long time monitoring, LTM）的方法来获取更多的信息，个别复杂部分性发作的患者甚至需要做脑深部电极记录方能确诊。除去某些特殊类型如儿童失神发作和婴儿痉挛症外，由于头皮电极所记录到的癫痫样电活动可能不来自皮质，而为远处病灶的传播所致，常规记录有其性能上的局限性，应用视频脑电图（VEEG）为较理想的方法。

长时脑电图监测的目的是通过延长脑电图记录时间获得更多的信息，包括发作时和发作间期的异常发放，用于确定癫痫的诊断，进行癫痫发作的分类，也有助于对脑内癫痫源病灶的定位，有助于患者在服用抗癫痫药物的过程中监测脑电变化等。LTM 的方法可根据是在医院外还是院内监测以及所采用技术的不同而分为数种。院内的 LTM 需要患者在监测室或监测病房内，进行 24 小时、数天至数周的监测；而院外监测最常用的是携带式脑电图（ambulatory EEG，AEEG），由患者随身携带一个电子盒及记录设备，一般包含 8~16 个电极。AEEG 监测的优点是允许患者在正常的环境中从事一些日常活动，同时进行 EEG 记录，特别是对于门诊患者。但因为在 24 小时记录过程中缺乏同步的视频监测，对可能出现的伪差需要加以识别，眼动、眨眼、吞咽、咀嚼及其他身体运动均可产生伪差，故要求患者尽量在家中安静度过监测期。另外，在缺乏视频监测的情况下，AEEG 对于临床和脑电图之间关系的判断变得非常困难，不能仅仅通过 AEEG 的检测结果来鉴别癫痫性与非癫痫性临床发作。因此不确定的记录结果可能会给临床造成误导或误诊。24 小时脑电监测检查的适应证是：应选择在发作时可能有特征性的脑电图变化，发作时较少出现动作伪差并在发作后立即恢复正常状态的病例。脑电携带式监测为临床提供了有效的检查手段，用于癫痫及其相关发作性疾病的诊断，实现了脑电图在自然状态下的长时间监测。对于尚不能确定的病例应配合长时间视频脑电图监测。视频脑电图监测对癫痫的诊断有非常重要的意义，大多可以获得有助于诊断的信息，同时有助于鉴别非癫痫性发作及痫性发作。对于反复常规 EEG 结果阴性的患者，长时间通过数小时、数天或数周的 VEEG 监测，可以对少见的发作期及发作间期的异常 EEG 进行分析，并通过增加电极数（包含 32 电极、64 电极甚至更多的监测电极）来进行更为准确的癫痫灶定位。发作时的视频记录还可以获得癫痫发作时的症状学信息，并将其与当时的 EEG 进行对照研究。

（三）神经影像学检查

癫痫影像学检查的主要目的是寻找最可能与最重要的潜在病因，包括那些药物难治性癫痫需要接受手术治疗的患者。癫痫影像学检查方法有：常规 X 线摄影、脑血管造影、CT、MRI、正电子发射断层扫描（PET）、单光子发射断层扫描（SPECT）、功能磁共振成像（fMRI）、MRS 等。

电子计算机 X 线体层扫描（CT）有助于发现肿瘤或其他可能导致癫痫发生的结构性改变，但大多数癫痫患者的 CT 扫描结果正常。MRI 较 CT 有更高的软组织分辨率，对于诊断脱髓鞘病（脑白质病变）、脑炎、缺血、早期脑梗死和低度分化胶质瘤等疾病，优于 CT。此外，MRI 还有多方位成像的优点，一次扫描可以分别获得横断面、冠状面、矢状面和任意方向的层面图像。MRI 一般没有骨骼和金属产生的伪影。而 SPECT 与 PET 则对脑的生理、生化、化学递质、受体乃至基因改变的研究具有独特作用。

新发癫痫患者进行脑部影像学检查的指征包括：病史或脑电图提示有局灶性起源的依据，于婴儿期或是成人期首次发病者，神经系统体检有局灶性阳性体征者，经典抗癫痫药物正规治疗疗效不佳者，长期应用抗癫痫药物治疗癫痫得到控制，经过一段稳定期后发作再次频繁者或发作类型改变者。重复脑部影像学检查的指征有：癫痫复发，发作情况恶化，抗癫痫药物常规治疗出现难以解释的发作类型的变化以及神经系统体检发现体征出现变化。在所有的影像学检查方法中，MRI 技术为首选，可做颅脑或海马 MRI，应该作为诊断癫痫的常规检查方法。对于部分不能接受 MRI 扫描，或是怀疑有脑部结构性损害、情况紧急的患者可以选用 CT 扫描。功能影像学检查则多用于癫痫手术时致痫灶的定位。

1. MRI

MRI 已经成为评价癫痫患者（尤其是部分性发作的癫痫患者）最为重要的影像学检查技术。高分辨率 MRI 能够对近 80% 行颞叶切除术的患者和近 60% 行额叶切除术的患者进行手术定位。MRI 在诊断颞叶海马硬化方面具有重要作用，典型表现为与癫痫灶同一侧的中央海马不对称变小或萎缩，受累海马在 T_2 加权像上为高信号。具有内侧面海马硬化（MTS）的难治性癫痫的 MRI 检出率约为 90%，轻度的 MTS 可能不被 MRI 检出。约有 90% 颞叶癫痫的 MRI 发现与 EEG 改变相吻合，而颞叶外癫痫两者的一致性相对较低。其他能够被 MRI 成像检出的病变还包括低级肿瘤、血管畸形、局限性损伤或胶质增生、脑皮质发育异常等。这些病变均是颞叶以外癫痫的重要病因，其中局部脑皮质发育异常较难被检出。

MRI 影像学的采集技术对于能否发现异常病灶至关重要，一般高分辨率 MRI 所需的磁场强度至少要达到 1.5 T，分别作冠状面、横断面和矢状面扫描（层厚≤1.5 mm），T_1 加权、T_2 加权序列与 FLAIR 序列。根据解剖学特点，颞叶的 MRI 扫描取斜冠状位面的 T_1 加权像，扫描平面垂直于海马的长轴。

2. MRS

磁共振波谱仪（magnetic resonance spectroscopy，MRS）是一种评价体内组织和器官生化和代谢特征的非侵袭性与非损伤性检查方法，在颞叶癫痫的临床诊断方面具有越来越重要的地位。尽管许多原子核能够被 MRS 检测到，但用于颞叶癫痫的定位诊断主要集中于[1]HMRS 波谱分析。H 质子是生物界最普遍存在的原子核，具有最高的绝对敏感性，代谢物信号的相对频率位置又称化学位移，受原子核局部磁场环境的影响。^{1}HMRS 主要有 3 个共振波：N-乙酰天冬氨酸（NAA），胆碱类物质——磷酸胆碱、甘油磷酸胆碱和乙酰胆碱，肌酸和磷酸肌酸（Cr + PCr）。其他一些更为复杂的代谢物波峰如果存在也能被检测到，如乳酸、谷氨酸、γ-氨基丁酸等。NAA 被定位于神经元内。由于总肌酸（Cr + PCr）浓度在大脑不同代谢情况下基本保持不变，所以 Cr + PCr 常作为计算比值的标准，如 NAA/Cr 比值，也有用 NAA/（Cr + Cho）比值来进行比较分析的。^{1}HMRS 用于颞叶癫痫定位诊断的标准多种多样，有绝对浓度的比较、信号强度比值的比较，但就目前的 MRI 设备而论，只能用 NAA/（Cr + Cho）比值作为颞叶癫痫定位诊断的标准。颞叶癫痫患者病侧颞叶 NAA 降低和（或）Cr、Cho 的升高所造成的 NAA/（Cr + Cho）比值降低较为敏感。磁共振波谱技术为颞叶癫痫的术前定位诊断提供了新的手段。

3. 功能磁共振成像（fMRI）

近年来，功能性磁共振成像（functional magnetic resonance imagine，fMRI）的应用已得到广泛开展，fMRI 采用自体血氧水平依赖（BOLD）的方法，了解特殊任务引起的局部脑血流和代谢改变，从而了解局部的脑功能。fMRI 是完全非创伤性的，而且提供了足够的任务相关信号来实现脑功能的激发研究。fMRI 对癫痫的早期研究是语言功能定位，同时对颞叶癫痫患者术前的记忆功能评价也具有价值。fMRI 对颞叶癫痫的研究具有广阔的前景，其对手术预后的评价作用令人瞩目，对手术适应证的掌握和手术方案的选择也具有参考价值。

4. PET 及 SPECT

正电子断层显像（positron emission computed tomography，PET）属于功能显像范畴，采用不同的正电子显像剂进行脑部 PET 显像可反映脑功能方面的信息，包括血流、代谢及受体等功能。由此，PET脑功能显像又可分为脑血流灌注显像（血流量、血容量）、脑代谢显像（葡萄糖代谢、氧代谢、氨基酸代谢）和脑受体显像（多巴胺、5-羟色胺、阿片等各类受体）。目前常用的方法有：用^{15}O-H$_2$O来正确地测定局部脑血流灌注，用^{18}F-FDG（去氧葡萄糖）测定局部脑葡萄糖代谢率，用^{11}C-FMZ来测定苯二氮䓬受体密度，用^{11}C-Diprenorphine来测定颞叶癫痫中阿片受体的变化等。癫痫患者发作间期^{18}F-FDG-PET脑代谢研究最常见的异常是局部皮质下代谢降低而呈FDG摄取减少，通常低代谢区与发作源的部位一致。

　　单光子发射电子计算机断层扫描（single photon emission computed tomography，SPECT）是一种核医学检查，主要也是反映脑功能（如脑血流灌注、代谢、受体等）的变化。SPECT的基本原理是将能衰变放出γ光子的放射性核素标记化合物静脉注射、吸入或服入体内，然后用探头从不同方向或角度接受被检查部位释放出的γ光子，利用计算机特殊软件综合处理，重建核素立体分布的三维图像，测定单位体积的放射性活性（即浓度）。SPECT在癫痫中的应用主要包括癫痫的诊断、癫痫灶的手术定位、治疗后评估等。原发性局灶性癫痫在脑血流灌注SPECT中大多表现为发作间期局部血流灌注减少，发作期相应部位血流灌注异常增加。特别是发作期的SPECT，能够给予较准确的定位。

　　PET或SPECT功能显像的最有效用途之一就是无创性帮助识别癫痫灶的定位。有一部分癫痫是难治性的，其局限性病灶需外科手术治疗，手术成功的关键在于癫痫灶的准确定位，在手术前进行PET或SPECT检查就是为了确定手术的范围。脑电图（EEG）尤其是24小时动态EEG有时难以准确定位，在有限的时间能否探测到癫痫发作仍是问题；CT、MRI定位主要反映的是形态学与脑的结构性变化，对于那些仅有脑的功能或代谢改变而无形态学改变的病灶往往不能见到异常，而PET及SPECT在这方面具有明显的优越性。另外，对于复杂部分性发作的癫痫灶的探测，CT、MRI都不及PET或SPECT。PET及SPECT对癫痫灶定位较为准确，与颅内EEG吻合率较高。结合EEG，综合应用MRI、MRS、PET等手段可以提高癫痫特别是顽固性癫痫致痫灶切除术前定位诊断的准确率。

　　5. 脑磁图检查

　　神经元膜的离子流动不仅产生电场，还产生磁场，形成脑磁图（magnetoencephalography，MEG）。脑磁图是测量颅外磁场的方法，这个颅外磁场主要是由大脑的细胞内电流产生，场强极其微弱，只能通过特殊的感应器（超导量子干涉仪）进行测量。尽管MEG信号不受硬膜、头皮与颅骨等组织的影响，但是仍然会产生信号的衰减。与脑电图（EEG）测量一样，估计需要6~8 cm^{2}的脑皮质同步放电才能产生MEG的信号。MEG与EEG均可用于皮质偶极子定位，MEG和EEG的产生基础相同，但是脑磁图信号是由磁场组成的，方向与颅骨垂直，磁场由与皮质表面呈切线方向的流动偶极子产生，而径向位辐射电流对脑磁图信号作用不大。脑电图信号是由切线位和径向位两种偶极子成分共同作用的结果。同相应的脑电波形相比，脑磁图波形活动较局限。大量研究结果表明，对癫痫起源的成功模拟在于EEG和MEG各自优势的互补、联合，两者的最高灵敏度方向互相垂直，EEG对水平、径向位偶极子敏感，MEG对垂直、切线位偶极子敏感。但MEG描记要求在较短时间内完成，因为患者必须安静地躺卧或坐在杜瓦瓶下保持不动，不能像脑电描记那样可以长时间监测。另外，信号大小严重影响MEG的描记结果，为此采取的屏蔽措施与倾斜仪器等价格昂贵，大大限制了其使用，因此，目前MEG偶极子定位应用仍具有局限性。

（四）辅助检查

1. 催乳素（PRL）

癫痫发作，特别在强直—阵挛发作后，血清 PRL 的水平明显升高，在发作后 20～30 分钟达到高峰，随后 1 小时内逐渐降低回到基线。另外，垂体病变、药物使用、外伤、中毒等都可能影响 PRL 水平，须注意假阳性的可能。

2. 神经元特异性烯醇化酶（NSE）

NSE 特异性地定位于神经元和神经内分泌细胞，主要参与糖酵解，在神经元坏死或损伤时进入脑脊液和血液。在癫痫发作后 NSE 明显升高。

（五）抗癫痫药物治疗效应

抗癫痫药物的治疗效应是癫痫最后诊断的一项根据。当然，不能认为一次药物治疗效果不好就否定癫痫的诊断。因为选药不当、药物剂量不足、代谢障碍以及患者对药物敏感性的差异等均可影响疗效。经验证明，正确的药物治疗可使 90% 以上的患者获得满意的效果。临床怀疑癫痫，但发作表现不典型，而 EEG 检查又为阴性的病例，抗癫痫药物效应，往往成为确定诊断的主要依据。

二、鉴别诊断

临床上癫痫发作应与以下多种发作性疾病相鉴别（表 7-1），判断某种发作性疾病是否为癫痫，是诊断中的重要问题。

表 7-1　癫痫的鉴别诊断

1. 脑氧利用率下降	睡眠肢体周期运动综合征
青紫型屏气发作	5. 与精神障碍有关的发作
反射性缺氧发作	假性癫痫发作
晕厥	杜撰的癫痫发作
心律失常	过度换气综合征
2. 偏头痛	惊恐发作综合征
3. 一过性脑缺血（transient ischemic attack，TIA），包括一	交叉摩腿综合征
过性全面遗忘症	儿童手淫
低血糖	6. 运动疾患
低血钙	婴儿良性肌阵挛
4. 睡眠障碍	良性阵发性眩晕
夜间恐怖	阵发性斜颈
梦游	发作性舞蹈手足徐动
梦话	战栗反应
梦魇	惊恐反应
睡眠呼吸暂停	眼球运动失用症
发作性肌能力障碍	抽动
发作性睡病	一侧面肌痉挛
磨牙病	7. 脑干受压的强直发作
夜间遗尿	8. 胃食管反流
良性婴儿睡眠肌阵挛	

（南在元）

第六节 癫痫的治疗与预后

一、治疗

症状性癫痫如能明确病因则应针对病因治疗，本节所讨论的是针对癫痫发作的治疗。癫痫主要的治疗手段包括药物治疗和手术治疗，此外还有生酮饮食与迷走神经刺激术等辅助治疗手段，除少数患者外，大多数患者均需要长期使用抗癫痫药物治疗。患者对战胜疾病的信心、积极乐观的情绪，有规律的工作、学习和生活，周围和社会的理解、支持与关心，都是使治疗取得成功的重要条件。此外，尚需注意适当的体育锻炼，避免烟酒等刺激物，不要从事高空或水上作业、驾驶、在高速转动的机器旁等工作，以免发生危险。除脑部本身已有病损者外，未给予及时治疗，未按照发作类型选用药物，药物虽然选择恰当但剂量不足，服药不规则或经常更换药物，过早地停用药物或减量等，常是发作控制不佳的主要原因，均应设法避免及纠正。

抗癫痫药物治疗的目标是：①尽可能地控制发作；②最大限度地减少使用抗癫痫药物而产生的不良反应；③提高患者的生活质量。

一般而言，已建立癫痫诊断者均应开始治疗，但以下情况如某些外界因素引起的激发性发作，某些药物引起的偶尔发作或某些疾病如脑血管病等引起的急性期单次发作，发作频率稀疏如1~2年有一次发作以及某些类型的癫痫如良性儿童中央区—颞叶棘波灶癫痫等，可以权衡治疗利弊包括经济负担等因素，在与患者及其家属充分沟通后，采取随访观察，可以暂不予药物治疗。

（一）发作时的处理

1. 全身性强直—阵挛发作

注意防止跌伤和碰伤，应立即使患者侧卧，尽量让其唾液和呕吐物流出口外，不致吸入气道。在患者张口时，可将折叠成条状的小毛巾或手帕等塞入其上下白齿之间，以免舌部咬伤。衣领及裤带应该放松。抽搐时不可用力按压患者的肢体，以免造成骨折。发作大多能在几分钟内终止，不必采取特殊的治疗措施，亦不要采取所谓"掐人中"的方法，因为此举不仅不能终止发作，还有可能对患者造成新的伤害。对自动症发作的患者，在发作时应防止其自伤、伤人或毁物。

2. 癫痫持续状态

癫痫持续状态是一种严重而紧急的情况，必须设法于最短时间内使其中止，并保持24~48小时不再复发。应保持气道的通畅和正常换气。在积极治疗病因的同时，选用以下药物之一进行静脉注射（均为成人剂量）。这些药物对呼吸、循环功能都有不同程度的抑制，使用时必须严密观察。

（1）地西泮：10 mg，于5~10分钟内静脉注射，由于分布快，血药浓度很快下降，故作用持续时间较短，可以每隔15~20分钟重复应用，总量不超过100~200 mg。地西泮注射偶可产生呼吸抑制，呼吸道分泌大量增加或血压降低。应注意观察并及时采取相应措施。

（2）苯妥英钠：文献报道，因地西泮作用时间较短，故在静注地西泮后应给予作用较持久的药物，一般用苯妥英钠0.5~1.0 g静脉注射，目标总量至少13 mg/kg甚至18 mg/kg，每分钟注射不超过 50 mg。有心律不齐、低血压和肺功能损害者应慎用。苯妥英钠对局部刺激明显，国外现已有新一代制剂磷苯妥英钠（FDPH），可以减少这一不良反应。

（3）氯硝西泮：1~4 mg 静脉注射，但此药对心脏、呼吸的抑制作用均较地西泮为强。

（4）氯羟西泮：4~8 mg 静脉注射。于 2 分钟内注完，亦有较佳效果，作用较地西泮持久，对心脏和呼吸系统抑制较地西泮为弱。

（5）丙戊酸钠：静脉注射，5~15 mg/kg 推注，1 次注射以 3~5 分钟推完。每天可以重复 2 次。亦可静脉维持，0.5~1.0 mg/（kg·h）。

（6）异戊巴比妥：0.5~0.75 g，溶于注射用水 10 mL 内缓慢静注，根据患者的呼吸、心律、血压及发作情况控制注射速度，如出现呼吸抑制现象时应立即停止用药。但目前国内无此药物。

（7）咪达唑仑：先予 0.1 mg/kg 静脉注射后再予 0.1 mg/（kg·h）静脉持续滴注，如癫痫再发，加用咪达唑仑 0.1 mg/kg 静脉注射并以 0.05 mg/（kg·h）幅度加量，直到惊厥控制，如果给药剂量达 0.6 mg/（kg·h）时，癫痫未控制考虑无效，不再加大用药剂量。如持续 24 小时无癫痫发作，予逐渐减量，每 12 小时以 0.05~0.1 mg/（kg·h）减量直至停用。静脉注射后，有 15% 患者可发生呼吸抑制。特别当与阿片类镇痛剂合用时，可发生呼吸抑制甚至停止，部分患者可因缺氧性脑病而死亡。

少数患者如仍难以控制，则可应用利多卡因甚至全身麻醉。在发作基本被控制后，根据患者的意识状态采用口服或鼻饲给药，用间歇期的药物剂量。

反复的全身性强直—阵挛发作会引起脑水肿，后者又能促使癫痫发作，可静脉注射20% 甘露醇等以消除脑水肿。还应注意维持患者的呼吸道畅通，防止缺氧，必要时作气管切开并人工辅助呼吸。还应保持循环系统的功能，预防和治疗各种并发症，如使用抗生素治疗继发感染等。

（二）发作间歇期抗癫痫药物的应用

抗癫痫药物的应用必须遵循下列原则。①有 2 次非激发性发作以上开始用药。②单药，小剂量开始，逐步达到有效浓度。③服药后不应随意更换或停药，换药应逐步进行。有良好控制并持续 3~5 年没有发作者方可考虑逐步撤减药物直至停药。④药物选择必须依发作类型或癫痫综合征而异，药物选择不当不仅不能控制癫痫，有时反能加剧发作，如卡马西平用于肌阵挛发作。⑤合并用药应当选用作用机制不同的药物。⑥不选用有相同不良反应的药物。⑦不选用同一类型的药物，如扑痫酮和苯巴比妥，丙戊酸钠与丙戊酸镁以及癫痫安等。⑧合并用药以二药联合为宜，除某些状态如换药外，不要同时使用 3 种以上药物。癫痫治疗流程见图 7-1 所示。

抗癫痫药物的血清浓度测定有助于调整剂量和了解患者是否按要求服药。所有药物均与血清蛋白结合，但比例不同，起抗痫作用的是不与蛋白结合的这部分"游离"药物。常规测定的血药浓度为药物总浓度，是间接了解药物是否达到治疗范围的方法。但肝、肾功能差的患者可能与蛋白结合的这部分药物异常减少而"游离"药物浓度相对较高。在血浓度很低的情况下就能出现毒性反应。偶尔也可发生相反的情况，血浓度已经很高，患者却依然发作如旧，连药物的"生理性"不良反应也不出现。然而，所有的抗癫痫药物都有其毒性、允许剂量和一定的有效浓度及严重不良反应。

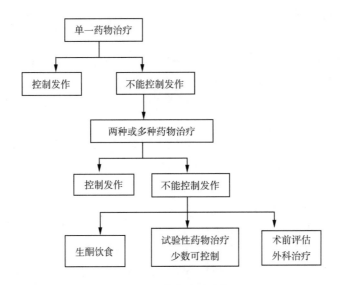

图 7-1 癫痫治疗流程

1. 全身性强直—阵挛发作

具体根据患者对哪个药的不良反应为最轻而选用，一般首选丙戊酸钠。

（1）丙戊酸钠：常用剂量为 0.2~0.4 g，每天 3 次，最大剂量为 1.8~2.4 g，分次口服。主要不良反应为食欲缺乏，少数出现肝功能损害，尤其是年龄较小者。有效血浓度为 60~100 μg/mL。

（2）苯妥英钠：优点为安全，可以控制发作而不引起镇静或智力影响，缺点是该药的代谢遵循饱和代谢动力学，且治疗剂量与中毒剂量接近，存在较大的个体差异。常用剂量为 0.3~0.4 g/d，每天 3 次分服，口服吸收需要 8~12 小时，有效血浓度为 10 μg/mL。与血清蛋白结合率高，与 VPA 竞争同一结合位点。部分患者在剂量偏高时使失神或大发作增多。主要不良反应为齿龈增生，毛发增生，偶有粒细胞减少。长期过大剂量可有中毒性小脑损害。

（3）苯巴比妥：一般无上述全身反应，但有产生镇静和反应迟钝的缺点。扑痫酮在体内代谢为苯巴比妥，体内代谢产物为苯巴比妥与苯乙基二酰胺（phenylethylmalonamide，PEMA），最大的不良反应也为镇静，常使患者因此而不能依从医嘱。若以小剂量（扑痫酮 62.5 mg，1/4 片，每天 1 次）开始，逐渐增加剂量，可达到治疗目的而无镇静等不良反应。苯巴比妥在儿童可能引起活动增多、过度兴奋或失神发作增多。该药另一缺陷是对认知功能尤其是儿童和青少年影响较明显。

（4）卡马西平：常用剂量为 0.1~0.2 g，每天 3 次服用，最大剂量为 1.2 g/d，分次口服。主要不良反应为皮疹、粒细胞减少，罕有再生障碍性贫血。有效血浓度为 4~12 μg/mL。

2. 其他全面性发作

失神发作可选用乙琥胺或丙戊酸，但前者目前国内无药。苯妥英钠、苯巴比妥、卡马西平、扑痫酮等均可加重失神发作。

非典型失神和肌阵挛发作较难控制，选用丙戊酸钠，也可应用氯硝西泮，但易于产生耐药性，氯硝西泮若与丙戊酸同用可能会触发失神发作持续状态，应当慎重。

3. 部分性发作

卡马西平、奥卡西平为治疗首选药物，苯妥英钠、扑痫酮、苯巴比妥也可能有效。丙戊酸钠的反应不一。复杂部分性发作一般难以控制，单药治疗常常无效而需合并用药，常用的组合有卡马西平、奥卡西平与丙戊酸钠，或者使用新一代抗癫痫药如拉莫三嗪、左乙拉西坦、托吡酯等。

这些药物在大剂量时都有神经毒性，在治疗范围血浓度常会出现眼球震颤，更高血浓度时可出现共济失调、眩晕、震颤、健忘、精神错乱、意识障碍等。

4. 婴儿痉挛症

常规抗癫痫药中多选用 VPA，口服，50 mg/kg，每天 2 次口服，10~14 天后无效则增至 100 mg/kg，分 2 次口服，10~14 天后如仍无效则代之以激素治疗，泼尼松每晨服 30~40 mg，4~6 周后减至 5 mg，以后每 2~4 周减 5 mg，达隔日 5 mg，总疗程 10~12 个月。也可以激素和氯硝西泮合用。口服维生素 B_6 300 mg，每天 3 次，部分患儿可获显效。对伴结节硬化病者非尔氨酯效果较好，可惜国内无此药物。

5. 新型抗癫痫药

近十多年已有十余种新药上市，如加巴喷丁、拉莫三嗪、托吡酯、奥卡西平、左乙拉西坦等，在国内已用于临床。

（1）非尔氨酯：口服吸收好，经过肝脏代谢。抗癫痫谱广，对 Lennox-Gastaut 综合征的非典型失神发作、强直发作、肌阵挛发作、失张力发作等也有效，还能减少复杂部分性发作、继发性全身性强直—阵挛发作。动物实验显示毒性较低，远高于控制发作的剂量，在动物中无致畸作用。但 5%~10% 的患者因不良反应而终止用药。

（2）加巴喷丁：结构与 γ-氨基丁酸（GABA）相近，但未发现它对经由 GABA 介导的抑制过程有何影响。与其他抗癫痫药物不同，在体内不代谢，以原型经肾脏排出体外，不与蛋白结合。与其他抗痫药无相互影响。半衰期短，每天必须服用 3~4 次，以治疗复杂部分性发作或继发性全身性强直—阵挛发作。但近年来多个国际性临床试验的结果发现其疗效一般。

（3）拉莫三嗪：为广谱抗癫痫药，口服吸收好，经肝脏代谢。对复杂部分性发作、原发性或继发性全身性强直—阵挛发作有效。单独应用时半衰期为 24 小时，与苯妥英钠或卡马西平共同使用时半衰期为 15 小时。丙戊酸能抑制其代谢，合用时半衰期延长至 60 小时，故必须将拉莫三嗪剂量减少 50% 以维持原来的血浓度。

（4）氨己烯酸：口服后很快吸收，它不与血浆蛋白结合，也无代谢产物。血浆半衰期为 5~7 小时。对部分性发作的疗效较好。但因有引起视野缺失的不良反应而使其应用受到限制。

（5）托吡酯：它能阻断钠离子通道，在 $GABA_A$ 受体上增强 GABA 活性，又可以抑制红藻氨酸/AMPA受体，并可部分抑制碳酸酐酶活性，是一种有效的抗癫痫新药。国内常用剂量从 25 mg/d 开始，逐步增加，每 2~4 周增加一次，多数在 200 mg/d 分次服用时有效，最大剂量可达 400~800 mg。主要不良反应为嗜睡、头昏，少数有找词困难、认知功能障碍与体重减轻。

（6）奥卡西平：为卡马西平的 10-酮基衍生物，口服吸收完全，生物利用度达 96%，半衰期仅为 1~2 小时，故达稳态快，无药物代谢自身诱导作用，并极少出现药物动力学相互作用，作用机制和临床特征同卡马西平。

（7）唑尼沙胺：作用于钠离子通道及 T 型钙通道，口服吸收好，生物利用度高，半衰期为 27 小时，临床上用于部分性发作、全身性强直—阵挛发作、失张力发作、不典型失神及肌阵挛发作。

（8）替加宾：选择性抑制神经元及神经胶质细胞对 GABA 的重吸收，使突触间隙部位的 GABA 浓度增高。口服吸收快，生物利用度为 95%，肝中代谢但不影响肝酶，蛋白结合率 96%，半衰期为 4~8 小时。可应用于复杂部分性发作及继发性 GTC。但该药也因为有视野缺失的不良反应而使其应用受限。

（9）左乙拉西坦：口服吸收快，进食不影响其生物利用度，半衰期 6~8 小时，蛋白结合率低，不被细胞色素 P450 代谢，66% 以原型从肾脏排出。主要不良反应为嗜睡、乏力、头昏，另外还有行为异常、激动、焦虑、不安、抑郁、幻觉、健忘、共济失调等。

（10）普瑞巴林：是一种与抑制性神经递质 γ-氨基丁酸（GABA）结构相类似的物质，可与中枢神经系统中电压门控钙通道辅助性亚单位结合，使钙离子在神经末梢处的内流减少，从而使一些神经递质（谷氨酸、去甲肾上腺素、5-羟色胺、多巴胺及 P 物质）的释放减少，通过这些活性和效应可起到抗惊厥、抗焦虑和止痛作用。

近年来随着循证医学的理念不断被接受，一些癫痫治疗的指南如 AAN、NICE、ILAE 等常被临床用以指导临床选药，中国抗癫痫协会（CAAE）综合上述指南也编制了《癫痫诊治指南》。

（三）癫痫的外科治疗

频繁的癫痫发作经规范抗癫痫药物治疗两年而控制发作，影响生活质量且无器质性脑病的患者，可进行包括颅内埋藏电极的详细 EEG 检查。若能明确为起源自一侧颞叶深部结构的致痫者，手术切除该侧颞叶可在 60% 以上的患者中获得发作终止或明显改善。致痫灶始自颞叶或其他新皮质者，手术切除也有助于发作的改善，但效果不如前者显著。

（四）生酮饮食治疗

生酮饮食最早是由模仿饥饿时产生酮病状态设计发展而来，是指高脂肪、低蛋白质和低碳水化合物的一种饮食，使患者体内产生酮体并维持酮酸中毒，从而控制癫痫发作。目前主要有 3 种类型：最常用的是传统类型，即脂肪主要以长链三酰甘油饮食为主；第 2 种为中链三酰甘油饮食，脂肪以中链三酰甘油为主，由于其对肠道刺激而不常用；第 3 种是改良型中链三酰甘油饮食，30% 为中链三酰甘油，40% 为长链三酰甘油。

作为当药物单独控制无效时的另一种手段，生酮饮食多用于儿童，大量临床报道证实其对儿童癫痫，包括 Lennox-Gastaut 综合征在内的多种形式发作的综合征及难治性癫痫，尤其是肌阵挛发作、失张力发作或猝倒发作以及不典型失神发作最为有效。以往认为生酮饮食用于成人不易获得持久稳定的酮病状态，但近年来也开始不断有关于生酮饮食治疗成人难治性癫痫的报道。临床应用需特别注意其禁忌证：各种脂肪、酮体代谢障碍性疾病或线粒体病，成人糖尿病，心脑血管疾病等。此外，一些抗癫痫药物可能加重生酮饮食的某些不良反应，包括乙酰唑胺、托吡酯、唑尼沙胺，都可能导致酸中毒以及肾结石。

二、预后

一般而言，无严重或进行性脑部病因的癫痫患者，学习工作能力和平均寿命不比一般人差。发作时的突然意识丧失可能造成意外，持续状态可致生命危险。若能及早诊断，在熟悉其病情的医师指导下，坚持长期、正规的治疗，根据发作类型正确选择抗痫药物，首次选药正确与否对于疾病预后关系重大，大约70%的患者在用药后可获得发作完全控制。一般而言，癫痫的预后大致如下。

（1）属良性自限性疾病，发作频率少，发作后可缓解，并不一定需要抗癫痫药物治疗。如良性新生儿家族性惊厥、良性部分性发作、急性症状性发作、药物和高热引起的发作等。这部分病例占20%～30%。

（2）30%～40%的病例对抗癫痫药物较敏感，发作易控制，在发作控制后抗痫药可逐渐撤除。比较容易控制的发作类型包括失神发作、GTCS和一些隐源性或症状性局限性癫痫。

（3）有10%～20%的患者使用抗癫痫药物治疗后能抑制其发作，但停药后会复发，需要终身服用抗痫药，此类包括青少年肌阵挛性癫痫以及大多数与部位相关的癫痫（隐源性或症状性）。

（4）另有约20%的患者预后不佳，即属于难治性癫痫，抗癫痫药物仅能减轻而不能抑制其发作，包括West综合征，Lennox-Gastaut综合征，复杂部分性发作，先天性神经功能缺损（如结节性硬化、Sturge-Weber综合征、脑发育不全）所致的发作以及部分性持续性癫痫，进行性肌阵挛性癫痫和以失张力/强直发作为特征的综合征，另外还包括有显著结构性损伤的部位相关性发作与部位相关性隐源性癫痫。

（南在元）

第八章

痴呆与认知障碍

第一节　阿尔茨海默病

阿尔茨海默病（Alzheimer disease，AD）是一种原因未明、慢性进行性神经系统变性疾病。1907 年首先由 Alois Alzheimer 描述并以其名字命名。临床上主要表现为隐袭性起病，缓慢进行性加重的痴呆；病理上主要累及前脑基底、海马和大脑皮质，以神经元丧失、老年斑、神经纤维缠结、细胞外淀粉样蛋白沉积为特征；病因上可由 1、14、19 和 21 号染色体或其他可能因子突变所致，为多源性。

一、病因与发病机制

迄今为止，对 AD 的病因虽做了大量的研究，但病因仍不清楚。目前有多种假说。

（一）遗传学说

流行病学调查发现 AD 患者的一级亲属有极大的患病危险性。近代分子生物学技术的应用对 AD 的遗传研究取得很大进展。目前已发现至少 4 种基因的突变或多型性与 AD 有关。这些 AD 相关基因包括：21 号染色体的淀粉样蛋白前体（Amyloid precursor protein，APP）基因；14 号染色体的早老蛋白（Presenilin，PS）1 基因；1 号染色体的早老蛋白（PS）2 基因；19 号染色体的载脂蛋白 E（Apolipoprotein E，ApoE）4 基因。其中 PS1 与 ApoEε4 基因缺陷在散发性 AD 中较常见。

（二）病毒感染

Kuru 和 Jakob-Creutzfeldt 病是慢病毒感染性疾病。在病理上，AD 与之有相似之处，如脑中都有淀粉样蛋白沉积，都有神经元内空泡形成，在 AD 家族中有与 Jakob-Creutzfeldt 病并存者，提示 AD 可能也是慢病毒感染性疾病。但尚未获得将 AD 患者脑组织移种到实验动物，而传染的证据。大多数研究基本上否定了 AD 是由病毒感染引起的。

（三）炎症学说

有研究在 AD 的淀粉样斑块中发现有反应性小胶质细胞，这是一种脑组织中的炎症反应细胞，类似免疫系统中的单核细胞和巨噬细胞，其功能是清除死亡的神经细胞，而且分泌补体蛋白，当补体系统激活时，又可杀伤健康的神经细胞，从而加重脑细胞损伤，因此认为 AD 是一种像关节炎一样的慢性炎症性疾病。研究还表明，淀粉样变性作为"非自身抗原"

可激活补体系统并加速合成补体因子及各种抑制因子，造成广泛的神经元损伤和丧失。尽管许多研究提示免疫机制参与 AD 的发病过程，但只有炎症学说取得了可信的证据。

（四）铝中毒

目前铝对 AD 的病因作用尚未取得一致的意见。最初研究提出 AD 患者脑中铝含量可增高 20～30 倍，但进一步研究又未能证实其增高。实验性铝剂引起的动物脑内神经元纤维缠结与 AD 患者不同，不支持铝在 AD 的病因上起作用。近年研究发现 AD 患者脑中有神经元纤维缠结的神经元内均有铝的选择性蓄积，认为铝这种高负荷金属元素与神经元纤维缠结有特异的结合部位。

（五）胆碱能系统功能缺陷

大量研究发现 AD 患者大脑中存在广泛的神经递质系统异常，与 AD 相关较为肯定的是胆碱能系统功能缺陷。神经病理学研究证明，AD 患者以 Meynert 基底核神经元变性和脱失最明显，而 Meynert 基底核是胆碱能神经元的主要所在处。研究证明 AD 患者脑内广泛存在胆碱乙酰化酶（乙酰胆碱的生物合成酶）活性的显著下降，使乙酰胆碱合成障碍。乙酰胆碱对学习和记忆等认知功能有特殊的作用，脑中乙酰胆碱不足，致正常神经传导速度减慢，认知、记忆功能减退。

（六）细胞骨架改变

近年有研究表明 AD 的神经元纤维缠结是细胞骨架的异常改变，以双股螺旋丝为特征，而 Tau 蛋白是该螺旋丝中的主要成分。Tau 蛋白是一种功能蛋白，在正常细胞内形成细胞骨架，参与微管组装与稳定。而 AD 患者脑中的 Tau 蛋白被异常磷酸化，在聚合成双股螺旋丝后，成为非功能性 Tau 蛋白。由于 AD 脑中的 Tau 蛋白被异常磷酸化，从而降低了微管组装的能力。随之损害轴浆流，致使递质及一些不被迅速降解的神经元成分聚集在受累神经元内，导致神经功能减低、丧失，直至神经细胞破坏，认为这是 AD 临床症状的发病机制。

（七）头颅外伤

多项病例对照研究认为早年脑外伤可能是 AD 的一个危险因素。但有些研究也有矛盾结果。最新的研究发现头颅外伤与 ApoEε4 在 AD 的发病中有协同作用：在老年人中，头颅外伤和 ApoEε4 二者均有者，AD 的危险性增加 10 倍；只有 ApoEε4 者这种危险性只增加 2 倍；只有头颅外伤史而无 ApoEε4 者 AD 的危险性并不增加。

二、病理

1. 肉眼观察

AD 患者脑重量常少于 1 000 g，有脑萎缩、脑回变窄、脑沟增宽，尤其以颞叶、顶叶及前额叶的萎缩最明显。枕叶皮质和初级运动及躯体感觉皮质则无明显萎缩。冠状切面示脑室系统对称性扩大，脑皮质变薄。

2. 显微镜观察

AD 患者大脑皮质神经元不同程度减少，星形胶质细胞增生肥大。AD 最典型的病理改变是老年斑、神经元纤维缠结、颗粒空泡变性及淀粉样血管变性。老年斑集中在大脑皮质和海马，但也可见于纹状体、杏仁核和丘脑。老年斑由沉积的颗粒和残存的神经元突起组成，呈不规则球形，直径 5～150 μm，可被银深染。典型老年斑有 3 层结构：最外层为变性的神经突起，中层为肿胀的轴索和树状突，中心为淀粉样变性核心。靠近老年斑边缘有肥大星形细胞，而斑内可见小胶质细胞。在老年斑内，突触的连接性和功能改变损害了细胞间传送，破坏了突触在学习、记忆和认知上的主要作用。

神经元纤维缠结特别多见于新皮质的锥体细胞、海马和杏仁核，也见于脑干的中缝核和蓝斑的神经元中。在神经元胞浆中，神经元纤维缠结由扭曲、增厚、凝聚成奇特三角形和袢形的神经元纤维组成。缠结以银染色显示最清楚。电镜检查发现缠结由双股螺旋细丝组成。

颗粒空泡变性高度选择地见于海马的锥体细胞，它由胞浆内成簇的空泡组成。这些空泡大至 5 μm，内含 0.5～1.5 μm 大的颗粒。中央颗粒可用常规的苏木素和伊红染色，刚果红染色可见血管壁中层呈无结构的均质红染，即淀粉样血管变性。

AD 的病理组织学改变有特殊分布。颗粒空泡变性几乎无例外地发生于海马，神经元纤维缠结和老年斑也选择性地累及皮质，以颞顶枕结合区最严重，且主要累及颞叶边缘区和扣带回后部。在边缘系统皮质中，海马、内侧嗅区和杏仁核受累。

三、临床表现

AD 起病缓慢或隐匿，患者及其家人常说不清何时起病。多见于 70 岁以上（男性平均 73 岁，女性为 75 岁）老人，少数患者在躯体疾病、骨折或精神受到刺激后症状迅速明朗化。女性较男性多（女男比例为 3：1）。主要表现为认知功能下降、精神症状和行为障碍、日常生活能力逐渐下降。根据认知能力和身体机能的恶化程度分成 3 个时期。

第一阶段（1～3 年）：为轻度痴呆期。表现为记忆减退，对近事遗忘突出；判断能力下降，患者不能对事件进行分析、思考、判断，难以处理复杂的问题；工作或家务劳动漫不经心，不能独立进行购物、经济事务等，社交困难；尽管仍能做些已熟悉的日常工作，但对新的事物却表现出茫然难解，情感淡漠，偶尔激惹，常有多疑；出现时间定向障碍，对所处的场所和人物能做出定向，对所处地理位置定向困难，复杂结构的视空间能力差；言语词汇少，命名困难。

第二阶段（2～10 年）：为中度痴呆期。表现为远近记忆严重受损，简单结构的视空间能力下降，时间、地点定向障碍；在处理问题、辨别事物的相似点和差异点方面有严重损害；不能独立进行室外活动，在穿衣、个人卫生以及保持个人仪表方面需要帮助；计算不能；出现各种神经症状，可见失语、失用和失认；情感由淡漠变为急躁不安，常走动不停，可见尿失禁。

第三阶段（8～12 年）：为重度痴呆期。患者已经完全依赖照护者，严重记忆力丧失，仅存片段的记忆；日常生活不能自理，大小便失禁，呈现缄默、肢体僵直，查体可见锥体束征阳性，有强握、摸索和吸吮等原始反射。最终昏迷，一般死于感染等并发症。

四、辅助检查

1. 血、尿常规及脑脊液检查

血、尿常规检查均正常。脑脊液（CSF）常规检查正常，或仅有轻度蛋白含量增加。血 ApoA1、Hemeoxygenase-1、血小板 APP 120～130 kD 和 110 kD 异构体低于正常；尿液可见神经元纤丝蛋白 AD7C-NTP 增加；脑脊液 Tau 蛋白增加，Aβ1-42（43）减低，或 Aβ1-40/Aβ1-42（43）比值升高，以及 CSF 中 AD7C-NTP 增加。

2. 脑电图检查

AD 患者的脑电图异常无特异性，但对排除其他疾病引起的痴呆有帮助。AD 早期的患者，脑电图可正常或仅有普遍波幅下降和 α 节律减慢。随病情进展，背景脑电图为低至中波幅不规则活动。在额叶逐渐重叠有明显的 θ 活动，快活动消失。枕区为基本节律的异常慢化，几乎无 α 活动而出现弥漫性低至中波幅的 θ 活动及散在性或阵发性中高波幅 δ 活动。脑电图减慢的程度和精神状态损害的严重度非常一致。

3. 头颅 CT 检查

AD 早期，CT 可正常。海马萎缩与早期记忆损害有关。如 CT 发现海马萎缩，预示可能发生 AD。随病情发展，CT 片上可示脑萎缩、脑室扩大、脑沟和脑池增宽，并有逐渐加重的趋势。由于正常老人在 CT 上也表现脑室扩大和脑沟增宽，而临床诊断可能性大的 AD 患者的 CT 却可能正常，因此 CT 对本病的诊断有一定价值，但必须结合临床才能做出正确诊断。

4. MRI 检查

MRI 对 AD 的诊断及鉴别诊断具有重要意义。用 MRI 测量患者海马体积，或海马结构/整个脑体积比值，发现 AD 患者均小于同龄对照组。MRI 检查脑室扩大、脑池及脑沟增宽对 AD 的诊断有帮助。同样，MRI 虽优于 CT，但检查结果仍需结合临床才能诊断。

5. MRS 检查

N-乙酰天门冬氨酸（NAA）是神经元特有的物质并均匀分布于全脑，被认为是神经元的标志物，通过检测 NAA 水平，可敏感、精确地反映 AD 脑中神经元脱失的情况；而肌醇（MI）为神经胶质的标志物，其水平提高被认为是胶质增生的指标，AD 患者 NAA 水平明显下降，MI 水平则升高，灰质的 NAA/MI 比率可鉴别 AD 与正常脑老化。

6. SPECT 和 PET 检查

研究证明 AD 患者的脑血流量减少，以双颞叶后部和颞顶区的血流减少最明显。CT 和 SPECT 显像结果显示 AD 患者在 CT 发现海马及其周缘结构萎缩的同时，SPECT 显示颞部血流减少，且与其萎缩程度成正比。颞顶枕三级联合皮质在认知、学习等智能上有重要作用。因此 SPECT 的区域脑血流减少，可预示 AD 患者的认知功能减退，至晚期则呈弥漫性对称血流减少。正电子发射断层摄影（PET）证明 AD 患者的脑代谢活性降低，脑代谢普遍下降，以颞顶枕三级联合皮质下降最明显；95% 患者的葡萄糖代谢下降与其痴呆严重程度一致。

7. 神经心理学检查

可为痴呆的诊断及其严重程度评价提供客观依据，有些量表还有助于鉴别 AD 和血管性痴呆。有时有明显遗传的 AD 家族成员中，用心理测试可查出早期改变，并推测可能发生 AD。

五、诊断与鉴别诊断

（一）AD 的临床诊断

AD 的临床诊断主要依据其特殊的临床症状演变过程。起病隐袭，持续地进行性智能衰退，高级认知功能相继丧失及行为和神经系统功能障碍发生的次序：早期记忆减退，尤其近记忆障碍常为首发症状，视空间和语言障碍，人格和社交活动相对完整；随之失语、失认、失用，认知功能明显衰退，人格和行为障碍；晚期才出现初级运动障碍，锥体系和锥体外系体征。

目前对 AD 早期诊断尚无肯定、有效的生物学标志，只有病理检查才能确诊。但详细的临床过程及有关检查排除引起痴呆的其他器质性疾病，仍可从临床上诊断。当今广泛用于 AD 临床诊断的标准主要有三：①世界卫生组织的国际分类第 10 版的诊断标准（ICD-10）。②美国精神病学会的精神障碍诊断和统计手册修订第Ⅵ版的诊断标准（DSM-Ⅵ）。③美国国立神经病学、语言交流障碍和卒中—老年性痴呆和相关疾病学会工作小组的诊断标准（NINCDS-ADRDA）。这 3 种 AD 的诊断标准均有其共同点：隐袭性起病，进行性恶化，认知能力渐进性减退。

NINCDS-ADRDA 将 AD 的诊断分为可能性大的 AD，可能的 AD 和确定的 AD 3 种情况：

（1）可能性大的 AD：必须符合以下 6 项。

1）经临床检查诊断为痴呆，并用神经心理测验证实。

2）认知功能至少有两方面的缺损。

3）记忆和其他认知功能进行性衰退。

4）无意识障碍。

5）多在 40～90 岁起病。

6）无引起记忆和认知障碍的其他躯体和脑部疾病。

（2）可能的 AD：是临床具有可能性大的 AD 特征，但伴有足以导致痴呆的躯体和脑部疾病，虽认为不是痴呆的原因，但不能排除。

（3）确定的 AD：是指符合"可能性大的 AD 的诊断标准"并经病理证实者。经大量病理资料证实，据此标准诊断的 AD，其诊断符合率可达 80%～100%，被称为 AD 患者诊断的金标准。

无论是从临床上对 AD 诊断的描述，还是正规的 ICD-10 或 NINCDS-ADRDA 的诊断标准，都强调对 AD 的诊断必须遵循临床症状符合痴呆的诊断标准和病情发展符合 AD 特有模式的两项基本要求，同时排除可引起痴呆的其他脑部和躯体疾病，再结合影像学检查和其他的相关检查结果，才能明显提高 AD 的正确诊断率。

（二）鉴别诊断

1. Pick 病

与 AD 有许多共同点，有时难以鉴别。Pick 病的临床特点是缓慢发展的性格改变及社会行为衰退，早期语言受累，而遗忘出现较晚，空间定位和认知障碍也出现较晚。CT 和 MRI 检查示额叶和（或）颞叶萎缩，与 AD 的弥漫性萎缩不同。组织学可见膨胀细胞，Pick 小体及胶质增生。

2. 脑血管性痴呆

临床特点是有高血压和动脉粥样硬化及卒中史，急性起病，病程呈阶梯样进展，有局灶性神经系统体征。脑电图有局灶性慢波，CT 和 MRI 显示局灶脑血管性病灶。Hachinski 评分在 7 分以上。按这些特点不难与 AD 鉴别。但两型痴呆并存者占 10%～15%，致临床诊断上发生困难。脑血管性痴呆患者中，Binswanger 病也常以隐袭起病、慢性进行为特点，CT 检查可发现大脑半球深层白质的缺血性病灶。

3. 正常颅压脑积水

常有蛛网膜下腔出血的病史，痴呆发展快，颅内压不高，双下肢步态失调，走路不稳，尿失禁，CT 和 MRI 示脑室扩大显著，皮质萎缩不明显，依据这些特点可与 AD 相鉴别。

4. Lewy 体痴呆

Lewy 体痴呆的主要特点是累及注意、记忆和较高皮质功能的波动性认知损害；波动性意识错乱和谵妄突出，大多有明显的视幻觉，继而出现偏执性错觉；反复意外地跌倒。

六、治疗与护理

AD 迄今无特效治疗，通过药物治疗可能延缓部分患者病情进展及改善认知功能。

1. 乙酰胆碱酯酶抑制剂

该类药物通过减少突触间隙处胆碱酯酶对突触前神经元释放的乙酰胆碱的水解，增加此处乙酰胆碱的含量，从而改善症状。常用的有多奈哌齐 5～10 mg/d。利伐斯的明是双重胆碱酯酶抑制剂，开始可用 1.5～3 mg/d，以后加至 6～12 mg/d 分次口服。加兰他敏也被 FDA 批准用于治疗轻中度 AD，常用剂量为 16 mg 或 24 mg/d。还有石杉碱甲（Huperzine A）：100 μg，每日 3 次。

2. NMDA 受体拮抗剂

近年来兴奋性氨基酸尤其是谷氨酸（Glu）在 AD 中的神经毒性作用越来越受到重视。NMDA 受体为谷氨酸盐受体亚型，美金刚是一种具有中度亲和力的 NMDA 受体拮抗剂，能通过拮抗 NMDA 受体而阻断过多谷氨酸盐的释放而改善 AD 患者的临床症状。由于其具有良好的耐受性和安全性而被 FDA 批准用于中重度 AD 的治疗。是第一个在 AD 和 VD 方面有显著疗效的 NMDA 受体拮抗剂。

3. 营养和保护神经药物

如抗氧化剂、吡拉西坦、麦角类药物、银杏叶制剂等。

4. 其他药物

如降胆固醇药物、罗格列酮、非类固醇类抗炎药和皮质醇类抗炎药、B 族维生素等，因这些药物可能降低相关疾病的血管损害，也在临床研究中。

5. 免疫治疗

（1）主动免疫，Aβ 多肽疫苗刺激产生抗 Aβ 抗体，促进 Aβ 清除。

（2）被动免疫，是将体外产生的抗 Aβ 单克隆抗体应用于患者体内，促进大脑内 AB 转移或清除。

6. 基因治疗

将治疗基因（如神经生长因子）转染给靶细胞，再将其移植入脑内，通过其分泌基因产物而达到治疗目的，此类治疗目前尚处于实验阶段。

7. 对症治疗

针对 AD 患者的不同神经、精神障碍，选用对症药物。

（1）行为障碍：AD 合并抑郁者可选用抗抑郁剂，且应选用无抗胆碱不良反应者。单胺氧化酶抑制剂对 AD 患者的抑郁症比三环类和异环类抗抑郁剂可能更有效。可用反苯环丙胺 10 mg，每日 2 次，或苯乙肼 15 mg，每日 2 次，或异卡波肼 10 mg，每日 2 次，逐渐增加剂量。

对出现精神运动兴奋、焦虑、激动、攻击性的患者，应给予抗精神失常类药物，以保护患者及其家庭。可选用小剂量强安定剂如氯普噻吨、氯丙嗪等。无论强或弱安定剂在应用时均应谨慎，以避免血压下降，导致脑血流下降，增强意识错乱，损害认知功能。

（2）对 AD 患者的癫痫发作，可选用一般抗癫痫药及镇静剂。

（3）失眠患者可选用不良反应小、略有催眠作用及肌肉松弛的弱安定剂，如水合氯醛、甲丙氨酯等。巴比妥类应慎用。

8. 护理

虽然 AD 患者认知功能减退，仍应尽量鼓励患者参与社会活动和日常活动，包括脑力和体力活动。应尽可能使患者多讲话、做有兴趣的手工活动、处理自己的日常生活等，以便维持和保留其能力，延缓衰退速度。由于患者丧失了适应新环境的能力，为防止患者单独外出时迷路，应让患者随身携带必要的身份证明，以防意外。医护人员切忌言行生硬，应给予患者温暖和安慰。注意营养平衡，予以高热量、适当蛋白质、丰富维生素的食物。

（徐诗瑶）

第二节 轻度认知障碍

一、概述

轻度认知障碍（mild cognitive impairment，MCI）是介于正常衰老和痴呆之间的一种中间状态，是一种认知障碍综合征。一般情况下，随着年龄的增长老年人的认知功能不可避免地出现衰退，此间发生不同的生理和病理过程，形成不同的老年认知状态。对于正常的老年认知状态包括：①成功老龄，即老年人认知能力没有衰退，甚至超过正常年轻人，有报道估计这部分人约占老年人群的 5%；②另外就是多数人存在的正常老龄，即相对于年轻人认知能力呈下降趋势，但在没有病理过程影响的情况下，这种健康老化所致的认知改变是微小的、缓慢的，且不影响功能。对于病理状态下的认知功能状态包括轻度认知障碍和认知损害较严重的痴呆。轻度认知障碍是相对于年龄和教育程度的记忆或其他认知功能减退，又不足以诊断痴呆，且日常生活能力完好的一种亚临床状态，是介于正常老龄和痴呆的一个过渡阶段。

目前我国华北地区 60 岁以上老年人轻度认知障碍患病率为 8.08%，国外研究显示老年人群痴呆患病率为 3%～18%，我国痴呆患病率 60 岁以上人群为 0.75%～4.69%，由此可见轻度认知障碍的患病率明显高于痴呆。研究已表明轻度认知障碍是老年性痴呆的前驱阶段，每年有 10%～15% 转化为痴呆，6 年可高达 80%。而正常老人每年仅 1%～2% 转化为痴呆，因此轻度认知障碍具有发展为痴呆的高度风险。

二、临床表现及分型

轻度认知障碍可以分为不同类型，即遗忘型和非遗忘型，遗忘型多半会成为 AD，非遗忘型则是其他痴呆。

1. 遗忘型

比较常见，通常症状：忘记重要的日常安排，或者持续不断地询问同一件事情。这种遗忘可能时隐时现，只有最亲近的人才容易感受到"似乎有点不对劲"，外人几乎不可能发现，这和 AD 的表现截然不同。另外，有的遗忘型患者也会有诸如语言方面的问题，忘词、叫不上别人名字；有时候也伴有执行功能受损，就是说不再擅长安排计划日常活动、无法同时进行多线活动。

2. 非遗忘型

不会出现记忆问题，但是上述执行功能的问题比较明显，另外也会出现性情改变、易怒或神情淡漠。这些表现也会出现在正常老化过程中，尽管轻度认知障碍的表现会重一些，但也不容易区分开。如果发现家人经常有记忆力突然下降、情绪波动变化，且因为这些原因生活自理能力下降，可能需要陪他们去医院的神经内科就诊，进行一些专业的认知测试加以确定。

轻度认知障碍临床表现为记忆力、语言功能、注意力、执行功能、视空间结构功能或计算力的减退，在这些不同的认知领域中以记忆力减退为最主要、最常见的临床表现，尤其是近期记忆力减退明显，表现为"丢三落四""说完就忘""同一问题反复提问"，学习新知识困难。而远期记忆力相对保存，表现为十多年甚至几十年前的事都记得清清楚楚。同时可伴有情感障碍，如抑郁、焦虑、易激惹等。临床影像学表现头颅磁共振成像检查显示海马、内嗅皮层萎缩明显，且海马萎缩的程度预示病程进展，海马萎缩越明显发展为痴呆的可能性就越大。

三、诊断

轻度认知障碍最早于1999年由美国Moyo诊所Peterson教授等制定记忆减退的主诉（特别是由患者家属或其他知情者证实），证实存在客观记忆损害，一般认知功能正常。日常生活能力正常，没有痴呆。此标准主要针对遗忘型MCI。国际轻度认知障碍工作组在2003年制定了广泛意义的轻度认知障碍的诊断标准。

（1）无痴呆但认知功能不正常。

（2）存在认知减退，或患者主诉，或知情者报告。

（3）日常生活能力保存，或复杂的日常生活能力轻微受损。

目前国内外普遍采用的仍是Peterson教授等制定的遗忘型的诊断标准。对于诊断标准中的一般认知功能，客观记忆能力的临床判断通常应用量表评估其损害程度。临床常用的诊断评估工具如下。①简易精神状态检查表（MMSE），侧重于筛查一般认知功能（时间及地点定向力、计算力、记忆力、语言能力、视空间和运用功能）。在临床和社区调查中作为痴呆初步筛选工具具有短小、敏感性好的特点，有着广泛的实用性。目前多以MMSE 24分作为MCI的筛查标准。②临床痴呆量表（CDR），对痴呆患者认知功能和社会生活功能损害的严重程度进行临床分级，它通过临床半定式访谈患者和知情者来获得信息，评估被试者6方面的表现（记忆、定向、解决问题、社区事务、家庭生活、生活自理），按严重程度分为5级，即健康、可疑痴呆、轻度痴呆、中度痴呆和重度痴呆。描述了从正常到AD的一个连续过程，普遍认为在CDR=0.5这个阶段符合目前MCI的标准，且被广泛使用。③成套的韦氏智力或记忆检查主要检测情景记忆，被认为是对AD的早期诊断和鉴别诊断最敏感的工具之一，但操作复杂、费时长，虽然有较高的敏感性，因测验时间过长患者难于耐受。④反映听觉情景记忆的听觉词语记忆测试为一独立测试，较韦氏检查简单且耗时相对较短，包括3次即刻自由回忆、延迟自由回忆、线索回忆和再认，该测试是国内外轻度认知障碍研究的常用记忆力减退诊断工具。

尽管目前认知评估工具较多，但对于轻度认知障碍的诊断最终需要通过临床医生结合患者及其家属提供的临床病史信息辅以检测结果来综合评估诊断，而不能一味依赖工具评估的结果进行诊断。MCI 作为 AD 的早期预警已得到广泛认同，因此早期识别、早期干预，以期延缓病情进展。但目前尚不推荐在普通人群中进行 MCI 筛查，但如患者或其家属发现有记忆力减退应及时到医院记忆障碍门诊进行评估检测、临床病史采集、详细神经心理学和神经影像学检查。

四、干预措施

轻度认知障碍如果得以及时干预可延缓痴呆的进展，目前关于该病干预措施包括以下 2 个方面。

1. 非特异性干预

评估风险因子，管理可控因素如糖尿病、高血压、高胆固醇血症、抑郁等；积极控制危险因素是目前被广泛证实有效的干预错失。

2. 调节生活方式

是不可忽视的预防和干预措施。首先进行适当的运动锻炼。运动能促进大脑血液循环，增加脑细胞树枝状突起的体积和数量，增强记忆力。其次是合理的膳食结构。生活中老年人可食用对改善记忆力有帮助的食物，如蔬菜中的卷心菜、甘笋、辣椒、胡萝卜、菠菜、紫菜、花椰菜、马铃薯和白萝卜等都有助于增强记忆力，甚至可预防老年痴呆症。水果中的杏、香蕉、菠萝、葡萄、柠檬、广柑、柚子等对增强记忆力有帮助，均有益于改善记忆力。人体如缺少不饱和脂肪酸，记忆力、思维能力则难以维持正常状态，因此可常吃富含不饱和脂肪酸的鱼类食品。此外大脑的活动功能、记忆力强弱与大脑中乙酰胆碱的含量密切相关，鸡蛋与瘦肉则含有较多的胆碱，可以适当食用。经常饮茶有利于抑制乙酰胆碱酯酶的活性，此酶能破坏神经传递素乙酰胆碱而引发老年痴呆。最后积极乐观的心态对改善大脑功能也有重要作用。情绪乐观的人想得开、放得下、不悲观、不失望、无忧无虑、心理平衡，能充分调节免疫、神经、内分泌、心脑血管系统的功能，增强记忆力。

五、认知训练

研究表明采用记忆加强训练（包括记忆丧失教育、放松训练、记忆技巧训练及认知重建）可明显改善轻度认知障碍的记忆功能。日常生活中可以多动脑、多学习，如看报读书、下棋、看电视、与人交谈等，都可以帮助保持和增强记忆功能与智能。

六、药物干预

因遗忘型轻度认知障碍被认为是 AD 的前驱阶段，故而药物干预策略多沿袭 AD 的治疗方案。

1. 改善脑组织供血和脑细胞代谢的药物

常用的药物有银杏叶提取药、甲磺酸阿米三嗪萝巴新片（都可喜）、γ-氨基丁酸（GABA）衍生物及核苷衍生物（吡拉西坦、胞磷胆碱），这些药物对认知功能的改善作用较为肯定，已成为临床治疗轻度认知障碍的首选药物。

2. 改善神经递质传递的药物

常用的药物有胆碱酯酶抑制药如盐酸多奈哌齐（安理申）和重酒石酸卡巴拉汀（艾斯能），以及我国自行研制，从中草药千层塔中提取的石杉碱甲，这些药物对轻度认知障碍患者的疗效研究尚处于进行阶段，研究结果不一。

3. 抗氧化和抗炎症药物

氧化损害和炎症在神经退行性疾病和脑衰老改变中具有重要作用。目前主要有减少自由基的产生的抗氧化药物如司来吉兰，自由基清除剂如维生素 E，以及非甾体抗炎药如萘普生，这些药物对认知障碍的改善作用尚不能确定。

4. 雌激素替代治疗及其他治疗

因雌激素替代治疗存在发生心脑血管病及癌症的风险而存在争议。另外据国内多项研究报道，中医针灸和中药复方促智药能改善轻中度 AD 患者的认知功能、痴呆程度和生活自理能力，对认知障碍有积极的干预作用，但其具体机制不明，仍需更多的病例资料证明。

总之，随着人口老龄化，痴呆患者日益增多，作为对痴呆的预防和早期干预的切入点，轻度认知障碍已得到广泛的关注和研究，进一步需加强老年认知保健的宣传，开展广泛的教育，从而进行有效的一级和二级预防。

（吕　彦）

第三节　血管性认知功能损害

一、概述

1. 血管性认知功能损害（vascular cognitive impairment，VCI）

是由血管因素导致或与之伴随的认知功能损害，可单独发生或与 AD 伴发。

2. VCI 的分型

VCI 涵盖了由血管因素导致或与之相关的各种类型和程度的认知功能损害。虽然不同研究者提出过不同的分型方法，但通常包括两类：一类是血管性非痴呆的认知功能损害（vascular cognitive impairment no-dementia，V-CIND），其中包含主要表现为多认知功能域损害的血管性轻度认知功能损害（V-MCI）；另一类就是传统的血管性痴呆（VaD）。VaD 还可再分为以下类型。

（1）多发梗死性痴呆（MID），经典但少见。

（2）皮质下缺血型血管性痴呆（SIVD），最多见。

（3）关键部位梗死型痴呆。

（4）低灌注型痴呆。

（5）出血型痴呆。

（6）混合型痴呆：又称 AD 伴脑血管病。

（7）遗传性痴呆。

3. VCI 的历史

自 1907 年报道首例 AD 到 20 世纪 60 年代，认为早老期痴呆主要是 AD，而老年期痴呆可能是脑动脉硬化导致脑血流进行性下降所产生的脑功能不全。70 年代后，老年慢性进行性痴呆被认为等同于早老期痴呆，故老年期痴呆就是 AD，这样 VaD 就变得少见和含糊不清了。随着影像学技术的发展，Hachinski 提出 MID 以与传统的脑功能不全相区别，并提出Hachinski 缺血量表（HIS），以后的 VaD 标准均以之为基础。20 世纪 90 年代后，认为痴呆定义受 AD 的影响，片面强调记忆损害且不能早期识别可预防的患者，故提出 VCI 概念。

4. VCI 概念的意义

（1）痴呆严重、多不可逆转的认知功能损害用痴呆诊断就不能发现有认知损害但非痴呆的患者，而这些患者是二级预防和治疗的重点，故使用 VCI 有重要的早期发现和干预意义。

（2）VCI 患者的神经心理学改变以执行功能损害最为突出，而非目前痴呆诊断标准所强调的记忆损害。因此，对 VCI 的诊断应强调任何认知域损害都重要，强调额叶功能和皮质下功能损害会增加诊断的敏感和特异性。

（3）VCI 的起病、临床表现和病程差异很大，因而诊断 VCI 必须强调有血管危险因素或血管事件，而局灶体征、突然发病、阶梯或波动样病程及与已知卒中的时间关系并不是诊断所必须的。

（4）应用 VCI 概念有重要的预防意义，因为引起各种认知损害的血管性危险因素是可以被识别和控制的。

二、流行病学

由于 VCI 是笼统的概念，不存在唯一的诊断标准，故目前还缺乏可靠完整的流行病学资料。多数研究按照传统 VaD 标准的调查，而不同研究所得的患病率和发病率变异较大，受到选用标准及是否有神经影像学检查的影响。65 岁以上人群的 VaD 年发病率约 1.1%。卒中人群的 VaD 年发病率约 8.5%。15% 60~70 岁和 52% 80 岁以上的卒中人群会发生痴呆，其中 1/3 可能为混合型痴呆。加拿大健康与老化研究发现在 >65 岁的人中，V-CIND 患病率 2.6%，VaD 为 1.5%。在 >75 岁的人群，有血管因素参与的认知功能损害总数超过纯粹的 AD。VCI 的主要危险因素包括人口社会学因素（年龄、性别、种族、受教育程度等）、血管性危险因素（高血压、糖尿病、冠心病、心房颤动、卒中、颈动脉病、周围血管病、高胆固醇血症、吸烟、代谢综合征等）、遗传因素（伴皮质下梗死和白质脑病的常染色体显性遗传性脑动脉病和载脂蛋白 ε4 基因型）、脑损害（脑和海马萎缩、双侧病变、重要部位病变、无症状卒中、白质病变等）和可能的其他因素（高同型半胱氨酸血症、肥胖等）。

三、病理和发病机制

引起脑血管病变的重要形式包括梗死、出血、低灌注、栓塞和小血管病等，导致认知功能损害的卒中机制包括多部位梗死、关键部位（角回、颞内下、额内侧、丘脑、内囊膝部、尾状核）卒中、腔隙性梗死和脑白质病变（WML）。小血管病变是 SIVD 的病因，其病理改变主要为腔隙性梗死和 WML。血管性危险因素及脑血管病常与 AD 相关，如 60%~90% 经目前标准诊断的 VaD 患者脑内有 AD 的病理改变，实为混合性痴呆；至少 1/3 的 AD 患者有血管性病变的临床、影像学或病理学表现；导致 VaD 的血管性危险因素同样是 AD 的危险因素。

四、临床表现

VCI 具有显著异质性，表现为血管性危险因素、脑血管病变类型、脑损害类型、认知功能损害类型和精神行为异常方面的多样性，因而其临床表现自然也有很大的差异，主要特征如下。

1. 神经系统表现

MID 虽然少见，却是 VaD 的典型代表，以突然起病、波动或阶梯样病程、局灶神经功能缺失（运动、感觉和视觉缺损，失语，其他皮质高级功能损害）为主。大脑中动脉区以失语和忽略为主，大脑前动脉区以无动性缄默和淡漠为主，后循环区则以遗忘、失算和失认为主。SIVD 可能是最多见的 VCI 类型，临床表现相对均一，60% 为隐匿起病，80% 呈进展病程，易有上运动单位受累，步态异常、不稳或易跌倒，排尿控制差，假性延髓性麻痹及帕金森病样表现。

2. 神经心理学表现

由于 VCI 的异质性，其神经心理学表现多变，个体间差异大，斑片样损害是其特征。常见注意力、执行功能、语言功能、视觉空间能力、记忆力和学习功能有不同程度的损害。SIVD 突出表现为执行功能差（目标形成、起始、计划、组织、顺序、转移、保持、抽象等能力）、信息处理速度慢和注意力损害。

3. 精神行为改变

SIVD 患者容易出现各种精神行为异常，突出表现为抑郁（达 60%）、淡漠、人格改变、精神运动迟缓、情感失控、行为异常（无抑制和反常行为）。患者的抑郁主要为始动性差和精神运动迟缓而非突出的情绪低落，属于血管性抑郁。

五、诊断

1. VCI 的诊断步骤

（1）采集病史：注意认知损害领域、发病形式、个人既往史、共病情况、家族史及受教育情况，注意知情者的旁证。

（2）体格检查：包括系统检查和神经系统检查，明确共病情况。

（3）神经心理学检查：着重了解整体认知功能和执行功能，还应了解记忆、语言、应用、视觉空间等能力。

（4）功能判定：包括综合性和工具性日常生活能力。

（5）精神行为检查：评估抑郁、淡漠、人格改变和其他精神行为异常。

（6）辅助检查：明确共病和部分病因，发现危险因素，影像学检查的主要作用是诊断、鉴别诊断和治疗决策。

2. 按照类别分别制定诊断标准

VCI 代表着不同病因、发病机制、病理改变和临床表现的情况，自然也就不可能建立一个统一、可操作的诊断标准，而是应该按照类别分别制定诊断标准。

3. VaD 的诊断标准

（1）Hachinski 缺血量表，主要依据临床表现，只对 MID 敏感。

（2）美国精神病协会的诊断和统计手册标准和国际疾病统计分类 10 标准，均缺乏临床可操作性。

（3）神经疾患与卒中研究所标准，要求严格，敏感性低。

（4）美国加州 AD 病诊断和治疗中心的标准，不强求记忆损害和病灶体征，敏感性高。

4. V-CIND 的诊断标准

（1）不符合痴呆标准。

（2）认知功能损害被认为是血管性，有突然起病、阶梯样病程、斑片状认知功能损害的证据；有动脉粥样硬化证据、局灶体征和影像学证据；有血管性危险因素，但不含仅有血管性危险因素而无梗死/缺血体征者。

5. SIVD 的诊断标准

（1）临床表现：①发作性轻度上运动单位损害症状和体征；②早期出现步态异常、不稳和易跌倒；③早期出现排尿控制差；④延髓麻痹和锥体外系体征；⑤突出的执行功能和注意力差；⑥抑郁、人格、行为异常。

（2）MRI 标准：①白质损害型，广泛深部和脑室旁 WML，扩展的帽长超过 10 mm（沿脑室前角轴测量）或不规则晕（宽度超过 10 mm、不规则边、深入深部白质）和（或）弥散的融合高信号（超过 25 mm、不规则）或广泛白质病变（无边界的弥散高信号）和深部灰质的腔隙性梗死；②腔隙性梗死突出型，深部灰质至少 5 个腔隙性梗死灶，中等度 WML（扩展的帽、不规则晕、弥散的融合高信号或广泛白质病变）；③无皮质或皮质下动脉支配区的非腔隙性梗死、分水岭梗死、出血、正常颅压脑积水或其他特殊病因的白质病变。

6. 辅助检查

（1）神经心理学量表检查：可选用蒙特利尔认知评估量表（MoCA）简易智能状态检查（MMSE）、纸牌分类、连线测查、Stroop 测查、画钟测查、词语流畅性和数字跨度、神经精神问卷（NPI）、流行病学研究中心抑郁量表（CES-D）及汉密尔顿量抑郁及焦虑量表。

（2）神经影像学检查：主要作用是描述而非诊断，应了解大血管病变、WML、腔隙性梗死（额、底节）和重要部位梗死，注意排除其他疾病。

（3）其他常用检查：如血常规、红细胞沉降率、葡萄糖、叶酸、维生素 B_{12}、甲状腺功能、血脂、心电图、心动超生、血管多普勒超声、胸片等。

六、防治

VCI 的防治需要多学科长期、联合治疗，同时要重视对患者及其家属的教育咨询。

1. 改善认知功能

（1）有循证医学证据的治疗。①胆碱酯酶抑制剂，病理研究提示至少 40% 以上的 VaD 患者有胆碱能神经损伤，故提高胆碱能水平可以改善患者的认知功能。研究证明，多奈哌齐、卡巴拉汀、加兰他敏对认知功能（ADAS-cog 评分）有一定的改善作用，但应注意不良反应。②Ca^{2+} 通道拮抗剂，尼莫地平有扩张小血管和阻断 Ca^{2+} 超载的作用，能延缓患者的认知衰退，且降低患者心脑血管事件。③兴奋性氨基酸受体拮抗剂，美金刚对认知功能（ADAS-cog 评分）也有一定的改善作用，且安全性较好。

（2）己酮可可碱、丙戊茶碱、吡拉西坦、奥拉西坦、银杏叶制剂、尼麦角林、胞磷胆碱等，可能有一定的疗效，但需要更大样本的临床试验证实。

2. 针对精神行为改变的治疗

（1）对情感障碍可用选择性 5-羟色胺重摄取抑制剂（SSRI），其疗效和安全性可靠。有试验报道联合使用 SSRI 和尼莫地平可以提高血管性情感障碍的疗效。

（2）对激越、精神症状和异常行为等可选用不良反应小的不典型抗精神病药物，需密切观察。

（3）近期研究证明胆碱酯酶抑制剂和兴奋性氨基酸受体拮抗剂均能相当程度地改善患者的精神行为异常。

3. 预防措施

（1）预防包括一级预防（预防卒中发生）和二级预防（卒中急性期治疗、卒中康复和预防复发）。

（2）预防 VCI 的关键是在早期识别和控制危险因素，虽然缺乏直接的预防研究的循证医学证据，但控制血管性危险因素、预防卒中发生和复发肯定是最为重要的措施，包括治疗高血压和糖尿病、调脂、抗栓、颈动脉狭窄干预等，卒中后有效的康复亦很重要。

（3）重视生活方式的调整，包括饮食控制、戒烟和适度锻炼。

（臧福才）

第四节　Lewy 包涵体痴呆

Lewy 包涵体痴呆（dementia with Lewy body，DLB）是中枢神经系统变性疾病，临床主要表现为进行性痴呆、帕金森综合征及以视幻觉为突出代表的精神症状。病理特征为大脑皮层及皮层下核团弥散分布 Lewy 包涵体（Lewy body，LB）。Okazaki 等首先描述了 2 例患者的临床及病理改变，第一届 Lewy 包涵体痴呆国际工作会议统一了该病命名，称为 Lewy 包涵体痴呆。许多西方学者认为老年期痴呆中，Lewy 包涵体痴呆仅次于老年痴呆症而居于第二位。我国虽有少数 Lewy 包涵体在脑内分布的病理报告和个别病例报道，但目前尚缺乏系统、详细的临床病理资料。

一、概述

Lewy 包涵体（LB）是胞浆内球形、嗜伊红神经源性包涵体，分为脑干型 LB 和皮质型 LB。脑干型 LB 直径多数在 15 μm 以上，极嗜伊红，有球形玻璃样致密的核心，环绕清晰的苍白"晕圈"，分布于脑干核团（黑质、蓝斑）、Meynert 基底核、下丘脑。皮质型 LB 直径小，较少嗜伊红，缺乏清晰的"晕圈"，用传统 HE 染色难以识别，应用针对泛素的抗体作免疫组化染色，其敏感性比 HE 染色增加 2 倍。皮质型 LB 见于较深层的中型、小型非锥体神经元中，多见于扣带回、脑岛皮层、杏仁核和额叶皮层。常规免疫组化染色时，在 LB 中没有发现 Tau 蛋白。DLB 大多数有老年痴呆症的病理特点，如散在的老年斑及神经原纤维缠结，但比老年痴呆症要轻。最近发现，α 突触核蛋白是 LB 的成分之一，这是一种突触前神经末梢蛋白，在 DLB、帕金森病的 LB 中异常积聚，其标记阳性的 LB 中，泛有素、synaptophysin 和神经微丝（非 Tau 蛋白）标记亦阳性，而 Tau 蛋白标记阴性。

DLB 认知障碍的生理基础复杂，它与 LB 数、胆碱乙酰转移酶（choline acety transferance，ChAT）活性、老年痴呆症病理改变等有关。LB 积聚和 ChAT 耗竭产生 DLB 的中度痴呆，加上 AD 病理改变，则 DLB 的痴呆程度更加明显。

二、临床表现

DLB 临床表现有三大组症状：波动性的进行性痴呆，自发性帕金森综合征运动特征和精神症状。DLB 可以痴呆或锥体外系症状起病，多在 60 岁之后起病，以锥体外系症状起病者，起病较早。男性多于女性，且预后差。

（一）痴呆

DLB 患者的痴呆早期较轻，主要影响远事记忆，而老年痴呆患者主要影响近事记忆。与痴呆程度相同的老年痴呆患者相比，DLB 患者在视空操作、执行功能、解决问题能力、言语流畅性方面受累更严重。DLB 患者有皮质性痴呆特征（如失语、失用、失认），也有皮质下痴呆特征（如注意力减退和言语流畅程度受损）。

DLB 患者认知障碍的一个重要特征是波动性，表现为定向、记忆、行为和言语，尤其是注意力和警觉性等方面的波动，这种波动性可在一天之内或数天之间。有的可白天过度嗜睡及行走时短暂意识障碍，并在无刺激环境中加重，而在新奇环境中反应及言语改善，但这种改善持续时间短暂。

（二）帕金森综合征运动特征

在 DLB 中，50% 以上有帕金森综合征运动特征，锥体外系症状可以是某些患者的起始表现，与原发性帕金森病很难区分，且均对左旋多巴有效。运动迟缓、肌强直多见；低音调言语、面具脸、前倾姿势、慢细碎步态也不少见；静止性震颤和症状的左右不对称性较为少见。Mckeith 等建议，若在锥体外系症状后 12 个月内出现痴呆，可能为 DLB；超过 12 个月者，宜诊断为帕金森病合并痴呆。DLB 自发出现的帕金森综合征多数提示预后不良。

（三）精神症状

精神症状见于绝大多数 DLB 患者，以视幻觉最多见，谵妄及抑郁也不少见。视幻觉可反复发生，形式完整，内容具体。患者对其反应有害怕、愉悦或漠不关心，并有一定认知力。谵妄多有固定、复杂、稀奇古怪的内容。DLB 谵妄发生率比老年痴呆症和帕金森病均高。抑郁发生率高于老年痴呆症，而与帕金森病无区别。

其他临床表现如对精神抑制药不良反应的高敏感性亦是 DLB 的一个特征。最近的一个前瞻性研究提示，DLB 痴呆患者使用精神抑制药后，智能衰退更快，这可能与精神抑制药的抗胆碱能作用，使注意力减低有关。但皮质 Lewy 小体病理并不能解释精神抑制药与智能的更快衰退有关。另还有反复摔倒，晕厥和短暂意识丧失等表现。

实验室检查及影像学检查无特异性，仅有鉴别诊断意义。DLB 患者早期脑电图可发生非特异性改变。SPECT 检查显示 DLB 患者有双颞叶皮层低灌注，也可有枕叶低灌注。另外患者脑脊液中高香草酸明显降低。

三、诊断与鉴别诊断

（一）诊断

根据第一届 DLB 国际会议上提出的标准，其诊断的中心特点是进行性加重、影响正常社会社交和职业能力的认知功能减退。以下诸特征中有两点可拟诊 DLB：①波动性的认知障碍伴明显注意和警觉改变；②反复发作形式完整、内容具体的视幻觉；③自发性帕金森综合征运动特征。

（二）鉴别诊断

DLB 需要与老年痴呆症、血管性痴呆、额颞痴呆、帕金森病、Creutzfelde-Jacob 病、进行性核上性麻痹相鉴别。

1. 帕金森病

DLB 锥体外系症状可以是某些患者的起始表现，且均对左旋多巴有效，与原发性帕金森病很难区分。静止性震颤和症状的左右不对称性较帕金森病少见。帕金森病早期不出现痴呆，若锥体外系症状后 12 个月内出现痴呆，可能为 DLB；超过 12 个月者，宜诊断为帕金森病合并痴呆。

2. Creutzfelde-Jacob 病

本病又称亚急性海绵状脑病、皮层—纹状体—脊髓变性，现在认为属朊蛋白病。中年起病，以迅速进行性痴呆为突出表现，可伴有锥体束、锥体外系及小脑受累征象，若脊髓受累可见广泛肌萎缩。此病另一个临床特点是持续进展，多在 1 年内死亡，确诊依靠病理学检查发现脑组织海绵样变性。

3. 进行性核上性麻痹

是一种原因未明的中枢神经变性病，主要累及皮层下结构，包括苍白球，丘脑底核，中脑的红核、黑质及导水管周围灰质。主要的临床表现如下。

（1）50～70 岁发病，表现为运动减少、肌强直，偶见震颤的帕金森综合征。

（2）特征性的核上性眼球运动障碍，特别是垂直运动障碍（尤其向下）。

（3）假性延髓性麻痹。

（4）轻中度痴呆。

（5）影像学检查示脑干、小脑局限性萎缩。

四、治疗

对 DLB 的治疗是对症治疗，包括提高记忆力（如用增加胆碱能系统功能的药物，包括毒蕈碱乙酰胆碱 M_1 受体激动剂和胆碱酯酶抑制剂，如盐酸多奈哌齐），抗帕金森症状（小剂量多巴制剂，如美多巴），治疗精神症状（精神抑制药改善幻觉，5-羟色胺再吸收抑制剂抗抑郁）。

DLB 是中枢神经系统变性病，目前尚无特异性治疗，预后较差。自然病程为 1～20 年，多数学者认为 DLB 较 AD 病程短而进展迅速。

（刘　悦）

第九章

运动障碍性疾病

第一节　帕金森病

帕金森病又称震颤麻痹，1817 年詹姆斯·帕金森首先描述了本病的综合征，后人为了纪念他的重要贡献，因而命名。

帕金森病是好发于中老年的神经退行性疾病，临床主要特征为进行性运动徐缓、肌强直及震颤。

一、流行病学

帕金森病 50 岁以前少见，随着年龄增加，发病率增加。世界各地均有本病发生，白人发病多于黑人区域。帕金森病的发病率（按年龄调整的发病率）美国纽约为每年 13.5/10 万，瑞典为 9.7/10 万，日本 Yanago 为 11.7/10 万。

患病率在 60 岁以上的上海人群中为 1.24%。中国四地区调查 65 岁以上男女的帕金森病的标化患病率为 2.06%（男性 2.12%，女性 1.98%）。中国 6 个城市帕金森病及帕金森综合征调查发现，两者患病率为 44.3/10 万（帕金森病为 34.8/10 万，帕金森综合征为 9.5/10 万）。其中男性帕金森病患病率为 57.5/10 万，帕金森综合征为 12.8/10 万；女性帕金森病患病率为 12.6/10 万，帕金森综合征为 26.3/10 万。有研究提示近年来我国帕金森病患病率有增加的趋向。

二、病因及发病机制

1. 基底节皮质环路学说

纹状体（壳核和尾状核）是基底节环路的主要传入部分，接受来自运动皮质及其辅助区绝大部分皮质的冲动传入，其神经元活动受黑质—纹状体多巴胺能通路的明显影响。纹状体抑制性冲动投射到苍白球内侧区和黑质网状部，两者一起构成了基底节的输出通路。通过从苍白球内侧区到丘脑运动核（丘脑腹外侧核）的抑制性 GABA 能神经投射，和丘脑到额叶皮质之间的兴奋性联系，基底节与皮质形成调控运动的环路。

基底节的传入和传出部分存在两条通路：一条是直接从壳核至苍白球内侧区的抑制性通路（GABA 能通路）；另一条则是涉及苍白球外侧段（GPe）与丘脑底核（STN）的间接通路，这条间接通路对苍白球内侧区活动可能起兴奋作用，因为它涉及两条抑制性通路，即

GABA 能通路，以及另一条从丘脑底核到苍白球内侧区的兴奋性通路——谷氨酸能通路。

大多数研究认为，源于基底神经节的运动障碍是由于"运动"回路功能异常，引起苍白球内侧区和黑质网状部（SNr）传出改变，从而使运动发生障碍。

正常情况下，直接投射到苍白球内侧区的壳核神经元受多巴胺激动，壳核投射到苍白球外侧区的神经元受多巴胺抑制。

在帕金森病发病的环路学说中，由于纹状体多巴胺的缺少，导致直接投射到苍白球内侧区的抑制性纹状体神经元活动降低，纹状体多巴胺的耗竭导致纹状体投射到苍白球外侧区神经元的过分活动，继而将丘脑底核从过度抑制中解脱出来，致使丘脑底核神经元兴奋性活动增强，这种增强的活动能激动苍白球内侧区的神经元，最后引起许多冲动从基底节传到丘脑。壳核多巴胺减少既导致直接抑制通路的活动减弱，也导致间接兴奋通路的活动增强，共同引起苍白球内侧区活动增强。因为苍白球内侧区到丘脑投射为抑制性，苍白球内侧区释放冲动增强后导致丘脑皮质神经元受到抑制，致使皮质兴奋性减少，引发帕金森病少动强直的临床症状。

2. 生化病理学说

纹状体中多巴胺—乙酰胆碱是一对互相拮抗的递质，多巴胺是抑制纹状体的递质，乙酰胆碱是兴奋纹状体的递质，在正常人两者处于平衡状态。帕金森病患者是因纹状体中多巴胺含量显著减少，以致乙酰胆碱的兴奋性作用相对加强而发病，因此，应用多巴胺的前体——左旋多巴可以补偿脑中多巴胺的不足，或者应用抗胆碱能药物抑制乙酰胆碱的作用，均可治疗本病。

3. 环境毒物因素学说

20 世纪 70 年代，美国圣约瑟城的化学师私自合成一种违禁的抗精神病药物，其副产品中含有神经毒物 MPTP，后来以 MPTP 可制成猿猴的帕金森病动物模型。1979 年 Davis 等在美报道 1 例 23 岁男性，用自己合成的与哌替啶类似的 1-甲基-4-苯基-丙氧哌啶（MPPP）后出现帕金森病症状，该药中含有污染物 MPTP，用药过量者死后尸检发现黑质 DA 能神经元严重死亡，但当时未被重视。1982 年 6 月 1 例 42 岁药瘾者因瘫痪住入圣约瑟医学中心。1周后，其姐亦因帕金森病症状而来院，此两例患者均注射过自己合成的海洛因。当时恰巧邻近的神经病学家 Tetrud 也发现有两例因注射自己合成的海洛因而发生帕金森病的患者。事后证实上述自己合成的海洛因中均含有 MPTP，其代谢产物是 MPP+，能选择性破坏黑质的多巴胺神经元。此后，MPTP 成为人们制作小鼠、猴帕金森病动物模型的有效工具。

除草剂百草枯、有机氯农药氧桥氯甲桥萘、杀菌剂代森锰等也可导致帕金森病动物模型。百草枯与 MPP+ 化学结构类似，在稻田等农业中广泛利用，成为一种致帕金森病的危险毒物。流行病学证实，种水稻者比种果树者帕金森病多见，饮用井水者比饮用河水者帕金森病多见，庭园中用除草剂者比用人工除草者帕金森病多见。在合成含有 MPTP 或与 MPTP 类似结构的药厂（如生产除草剂、杀虫剂药厂）有帕金森病的小流行。帕金森病患者尸检时脑内发现有杀虫剂氧桥氯甲桥萘的残留。此外，食物中含异喹啉类化合物（如去甲猪毛菜碱）可能诱发本病。

4. 神经细胞的老化加速

在正常人中黑质神经元每 10 年减少 4.7%，但并不导致帕金森病的发生。环境毒物的暴露、氧化应激损伤、谷氨酸等兴奋性氨基酸损伤线粒体呼吸链 Complex I 等因素使正常人中黑质致密部、额叶、颞叶和顶叶等神经元易于老化，黑质—纹状体的多巴胺神经元老化加速，一旦其数量减少到正常的 50% 左右，纹状体内多巴胺递质减少 80%，就会引起帕金森病症状。

5. 氧化应激和线粒体损害导致黑质细胞损害

在动物实验中发现 MPP + 通过纹状体中多巴胺神经元末梢多巴胺转运体转运到胞体，造成多巴胺神经元的损害。在细胞代谢中产生许多氧自由基及多巴胺产生的羟自由基等，大量积聚在线粒体内，致使黑质细胞内富含的 Fe^{2+} 代谢转变为 Fe^{3+}，后者对线粒体呼吸链 Complex I 产生损害。谷氨酸或其他代谢毒物与呼吸链中 Complex I 结合，阻断呼吸链，导致线粒体损害。氧化应激和线粒体损害互为因果，形成恶性循环。

6. 遗传易感性

5% ~20% 的帕金森病患者有家族史。已发现家族性帕金森病的相关致病基因在第 1、第 2、第 4、第 6、第 12 号染色体。其中约 50% 家族性及 15% ~20% 年轻起病的散发性帕金森病患者存在 Parkin 基因的突变，其他致病基因包括 a - synuclein、UCH - L1、DJ - 1、PINK1 等。

如在家族性帕金森病中，已知常染色体显性遗传的有 PARKl、PARKs。已知常染色体隐性遗传的有 PARK2、PARK7。近年发现 LRRK2 基因突变在家族性和散发帕金森病中均有意义。

尽管原发性帕金森病患者有上述多种发病学说，但确切的病因并不清楚。

由于脑部感染、药物和毒物、外伤、肿瘤及其他遗传变性病等继发原因造成的帕金森病病样表现，则称为帕金森综合征。帕金森病可与其他神经系统疾病合并发生，此时称为帕金森叠加综合征。

三、病理

主要病理变化为黑质和蓝斑含色素的神经细胞减少、变性和空泡形成，胞质内有嗜酸性包涵体（Lewy 小体），其主要组分为异常聚集的 a-synuclein。神经胶质增生，网状结构和迷走神经背核等处也有类似变化，而苍白球和壳核的变化较轻。此外，中枢神经系统的其他部分还呈现散在的老年性或炎症后变化。

四、临床表现

帕金森病 60 岁后发病多见（约占 80%）。约 20% 的患者在 40 岁以前发病。男女均可发病。患者的主要症状包括震颤、肌张力增高（强直）、运动障碍及姿势和平衡障碍等。起病缓慢，逐渐加重，首发症状因人而异。上述症状并非全部出现，症状多自一肢或一侧开始，然后扩展至多肢或对侧或全身。但少数患者症状也可始终局限于单一肢体或偏身或某一局部。故对早期或症状不典型的患者，临床医师应有高度的警惕性。70% 左右的患者以震颤先起病。

1. 震颤

震颤是因肢体的促动肌与拮抗肌接连发生节律性（4 ~6 Hz）收缩与松弛而引起。震颤的节律与速率可用肌电图等记录。震颤最先出现于肢体的远端，多由一侧上肢的远端（手指）开始，然后逐渐扩展到同侧下肢及对侧上、下肢。下颌、口唇、舌头及头部一般最后受累。上、下肢皆有震颤时，上肢震颤的幅度比下肢大，仅有个别患者只限于下肢出现轻微震颤。手指的节律性震颤形成所谓"搓丸样动作"，手部不断地做旋前旋后动作。在本病早期，震颤仅于肢体处于静止状态时出现，故称静止性震颤，随意运动时可减轻或暂时停止。晚期则变为经常性（包括静止性震颤和动作性震颤），随意动作中也不减轻或休止，情绪激动可使震颤加重。在睡眠或麻醉中震颤则完全停止。强烈的意志努力可暂时抑制震颤，但持续时间很短，过后反有加剧之趋势。有的患者静止性震颤可与姿势性震颤合并发生。

2. 强直

强直是由于锥体外系性肌张力增高，促动肌及拮抗肌的肌张力都有增高。在关节做被动运动时，增高的肌张力始终保持一致，而感到有均匀的阻力，称为"铅管样强直"。如患者合并有震颤，则在伸屈肢体时可感到在均匀的阻力上出现断续的停顿，如齿轮在转动一样，称为"齿轮样强直"。四肢、躯干、颈部及面部均可受累。由于这些肌肉的强直，患者出现特殊姿态：头部前倾，躯干俯屈，上肢之肘关节屈曲，腕关节伸直，前臂内收，双手置于前方，下肢之髋关节及膝关节均略为弯曲。手足姿势特殊，指间关节伸直，手指内收，拇指对掌，形成特征性屈曲的"猿猴姿势"。疾病进展时，这些姿势障碍逐渐加重。在严重的患者特别是脑炎后，有时腰前弯可成直角。头部前倾严重时，下颌几可触胸。个别脑炎后患者颈可过伸。这些异常并非真正的挛缩所引起，而是姿势异常或节段性肌张力不全所致，因为屈曲的关节可随意主动或被动地伸直。肌强直严重者可引起肢体的疼痛，易被误诊为风湿痛、"冻肩（肩周炎）"及腰痛。有一种对早期患者有诊断价值的体征称"路标现象"，是腕关节伸肌的强直所引起。令患者把双肘搁于桌上，使前臂与桌面成垂直位置，并请其两臂及腕的肌肉尽量放松。在正常人，此时腕关节与前臂约成90°屈曲，而在本病患者则腕关节或多或少仍保持伸直位置，好像铁路上竖立的路标。

3. 运动障碍

肌强直加上姿势、平衡及翻正反射等障碍可引起一系列的运动障碍。在本病初期，因肌强直患者的动作缓慢或运动减少，常因臂肌及手指肌的强直，使患者上肢不能做精细动作，表现为书写困难，所写的字弯弯曲曲，越写越小，尤其在行末时写得特别小，称为写字过小征。日常生活不能自理，坐下时不能起立，卧床时不能自行翻身，系鞋带和解纽扣、穿脱鞋袜或裤子、剃须、洗脸及刷牙等动作都有困难。腕关节的旋前、旋后运动障碍尤为明显。靠视力的帮助，运动障碍可稍改善，例如扣衣袖的纽扣比扣颈部的纽扣要稍容易一些。步态障碍甚为突出。在早期，表现走路时下肢拖曳，随病情的进展，步伐逐渐变小变慢，起步困难，但一迈步后，即以极小的步伐向前冲去，越走越快，不能即时停步或转弯，称为慌张步态。因此，患者感到奔跑比步行更容易。在轻型患者，慌张步态只限于走下坡路时出现。因有平衡与翻正反射障碍，所以行走时可有踌躇、前冲、后冲或侧冲步态，造成患者特别容易跌倒。路上若遇有极小的障碍物，也要停步不前。有的患者在黑夜见不到障碍物时，行走可比白昼快得多。当患者企图转弯时，平衡障碍特别明显，此时因躯干僵硬，乃采取连续小步使躯干和头部一起转弯。

患者因失去联合运动，行走时上肢的前后摆动减少或完全消失，这往往是本病早期的特征性体征。

面肌运动减少，形成面具脸，表现为面部无表情、不眨眼、双目凝视等。患者发笑或做其他面部表情时反应既非常迟钝，又过度延长，而且肌肉运动的幅度减少。有的患者只一侧肢体受累，则其面部表情障碍也可只限于患肢同侧一半，或该侧一半特别严重。

大量流涎是由口、舌、腭及咽部等肌肉运动障碍所引起，而唾液分泌并无增加，仅因患者不能把唾液自然咽下所致。严重患者亦可发生明显的吞咽困难。

4. 非运动症状

（1）消化系统症状：自主神经症状在本病中颇为常见，迷走神经背核的损害是自主神经症状的病理基础。患者常出现顽固性便秘，钡餐检查可显示大肠无张力甚至形成巨结肠。食管、胃及小肠的运动障碍引起吞咽困难、食管及胃痉挛以及胃—食管反流等，另有人认为胃—食管反流及便秘是因肠系膜神经丛的神经元变性，而致胆碱能功能不足所引起。

（2）皮肤症状：有的患者大量出汗，出汗可只限于震颤一侧，行丘脑破坏术后，震颤消失，多汗也停止，因此有人猜测大量出汗可能是由于肌肉活动增加所引起，并非因交感神经障碍所致。有的患者出汗减少，影响体温调节，故夏天容易中暑。皮脂溢出在本病亦相当多见，特别是脑炎后患者尤为显著，但其真正的发生率尚无精确统计。也可出现头皮屑增多。

（3）泌尿生殖系统症状：男性患者可有阳痿。有些患者可有尿频、尿急、排尿不畅，甚至尿潴留。可有性欲减退。

（4）动眼危象：是一种发作性两眼向上或一侧窜动的不自主眼肌痉挛动作，多见于脑炎后帕金森综合征患者，原发性帕金森病患者甚少见。少数患者尚可出现调节辐辏障碍、垂直性（向上、向下）凝视麻痹等。

（5）言语障碍：晚期患者可有言语障碍，语音变低，发音单调，无音调变化，言语极快速，咬音不准，使旁人难以听懂。

（6）认知障碍与精神症状：抑郁、焦虑是本病最常见的症状，尤其出现药物疗效减退的左旋多巴长期综合征，病情波动和加重时，抑郁和焦虑症状十分明显。认知障碍出现在病程中晚期和晚期，约30%的晚期患者均有不同程度的认知障碍。

（7）其他症状：早期患者就有嗅觉减退或消失，有肢体肌肉的酸胀和疼痛，尤其出现在左旋多巴剂量不足和无效时。患者有思睡，少数出现睡眠—窒息综合征和睡眠中喊叫。少数患者视敏度减弱。少数晚期患者，尤其应用多巴胺受体激动剂者，可有视幻觉。

五、辅助检查

脑脊液中多巴胺的代谢产物 HVA 含量降低，尿中多巴胺及其代谢产物 HVA 含量亦降低。

基底节多巴胺神经元的功能显像：[18]F 标记的 FPCIT PET 中可显示基底节多巴胺转运蛋白（DAT），能早期诊断出偏侧帕金森病。患者的患肢对侧基底节多巴胺转运蛋白比同侧基底节和正常人明显减少。[123]I 标记的 IBZM 在 SPECT 中可显示早期帕金森病患者病侧基底节区多巴胺 D_2 受体功能超敏，晚期则下降。

六、诊断及鉴别诊断

根据本病有震颤、肌强直及运动徐缓三主征，诊断不困难。

有学者提出原发性帕金森病的诊断如下。

1. 在中老年人同时具备 3 个主要条件

（1）逐渐出现进行性加重的活动和动作缓慢，持久活动后动作更慢、幅度更小。

（2）颈和（或）肢体肌张力增高。

（3）4～6 Hz 的静止性震颤或姿势不稳。

2. 确诊本病时必须在上述条件中再附加至少 3 个或 3 个以上的下列条件

（1）偏侧肢体起病。

（2）一侧肢体受累后，较长时间才扩散到另一侧肢体，病情呈现明显不对称性。

（3）良好的左旋多巴试验反应（评分记分法判断，可好转 70% 以上）。

（4）左旋多巴制剂的良好疗效可持续 5 年以上。

（5）病程中体征呈现十分缓慢的进行性加重，但病程至少 9 年以上。

（6）PET、SPECT 检查显示黑质—纹状体区多巴胺能神经元受累依据：①纹状体区多巴胺转运体摄取值降低，后壳核损害更严重；两侧纹状体损害可呈不对称性；或②纹状体区多巴胺 D_2 受体在疾病早期功能上调，疾病晚期功能减退；或③^{18}F-fiurodopa 在纹状体区摄取减少，双侧纹状体区可以呈不对称性。

3. 本病不应该有下列疾病和体征

（1）反复发作后出现阶梯样加重的活动徐缓、震颤、肌张力增高、姿势不稳。

（2）视力障碍、前庭疾病和感觉障碍造成的姿势不稳。

（3）小脑体征。

（4）头颅反复外伤。

（5）脑炎。

（6）精神药物治疗的迟发性运动障碍。

（7）一个以上的亲属有同样临床表现。

（8）病情逐渐缓解和恢复。

（9）核上性凝视麻痹。

（10）病程早期出现直立性低血压等自主神经障碍症状。

（11）3 年以上的病程，表现明显的单侧肢体受累。

（12）早期出现痴呆，出现语言和行为障碍。

（13）Babinski 征阳性。

（14）神经影像学证实的脑瘤、脑积水、血肿和基底节钙化。

（15）接触百草枯、氟桂利嗪、锰等多种毒物和药物。

本病首先应与各种帕金森综合征鉴别。脑炎后帕金森综合征可发生于任何年龄，但常见于 40 岁以前的成年人，过去常有发热、眼肌麻痹及昏睡或被蚊虫叮咬等病史。但有许多患者并无脑炎病史，只有类似流行性感冒的病史。此型帕金森综合征的发病及进展都比原发性帕金森病快，常见有动眼危象、皮脂外溢及流涎增多。昏睡性（甲型）脑炎是第一次世界大战中的流行病，现已不存在，但其他各种脑炎（流行性乙型脑炎）也可后遗帕金森综合征。腔隙状态的血管性帕金森综合征是由纹状体的腔隙性梗死所引起，临床表现以步态障碍为突出，可有痴呆和锥体束征，而震颤、运动减少则少见。

颅脑损伤引起的帕金森综合征者，必有头颅损伤或曾为拳击运动员的历史。一氧化碳中毒会发生缺氧性脑病。因为一氧化碳中毒后，基底节尤其是豆状核细胞对缺氧特别敏感而获病。因此，中毒后存活的患者可出现震颤和强直，但总的症状并不像典型的帕金森病。锰中毒见于矿工、拆船工、用高锰焊条的焊接工，工作数年后可产生类似帕金森病的症状，有时亦可出现以强直为主的症状。利血平可阻止 DA 的储存，氯丙嗪及氟哌啶醇类药物为突触后 DA 能受体阻滞剂，这三类药物过量或中毒都可因干预 DA 的功能而引起帕金森综合征，一般停药后即可逐渐恢复。其他如抗抑郁剂、二硫化碳、汞、氰化物等中毒亦可引起帕金森综合征。有基底节钙化者，需查明引起钙化的原因，特别是有无甲状旁腺功能异常。但有基底节钙化者（Fahr 病）未必都出现帕金森综合征。

由其他原因所引起的震颤必须与帕金森病鉴别。老年性震颤见于老年人，四肢、下颌及舌头均可受累，震颤以速率更快、节律更规则及幅度更小为特征。这种震颤主要出现于随意运动中，一般无强直，但痴呆很常见。麻痹性痴呆也可有手的震颤，但程度较轻，常合并有面肌及舌肌的震颤，梅毒血清学试验呈阳性及有阿·罗瞳孔等，可资鉴别。酒精中毒的震颤常呈持久性，合并有面肌震颤、胃肠道症状及谵妄，无强直，也无帕金森病的其他症状。特发性震颤有时可误诊为帕金森病，常见于男性，一般当肢体静止时减轻，随意运动时加重，往往仅限于两手或两臂，亦可扩展至口唇及面部，常有震颤家族史，当饮酒或用普萘洛尔后震颤可显著减轻。焦虑症或甲状腺功能亢进症患者所出现的震颤，根据病史，不难识别。

只有一只手部强直而无震颤的早期帕金森病患者应与书写痉挛鉴别。书写痉挛仅于书写时出现，执笔和书写有关的肌肉痉挛并疼痛，其他动作完全正常，亦无客观的病理体征，不难鉴别。书写痉挛现被认为是局限性肌张力障碍。帕金森病以四肢强直为突出症状者，应与高颈位病变所引起的两侧上、下肢肌痉挛鉴别，肌痉挛是锥体束受损的表现，有肌张力增高，呈"折刀征"、腱反射亢进及巴宾斯基征阳性等，与病变的锥体外系性肌强直不同。帕金森病尚应与进行性核上性麻痹、夏伊—德雷格综合征、Jacob-Creutzfeldt 病、AD、橄榄体脑桥小脑萎缩、正常压力脑积水等鉴别。根据患者的症状、体征、服药反应及既往史有助于鉴别帕金森病与不同类型的帕金森综合征。

CT 和 MRI、MRS 对帕金森病诊断一般无多大帮助。只有当诊断有怀疑、对左旋多巴反应不良、有痴呆或锥体束征时，才可考虑做 MRI 检查。

七、治疗

本病无根治方法。各种药物治疗虽能使患者的症状在一定时间内获得不同程度的好转，但皆不能阻止本病的自然进展。应鼓励患者尽可能多地进行体力活动，继续工作，培养业余爱好。用体疗训练患者可使其能更好地从事行走、进食等日常活动。

1. 药物治疗

药物治疗为首选方法，累及一侧肢体的患者或年轻患者应用多巴胺受体激动剂和单胺氧化酶 B 抑制剂。尽量推迟左旋多巴的应用。65 岁以上患者，病情严重则宜用左旋多巴。晚期严重患者，而且长期服用左旋多巴疗效减退者，左旋多巴可与多巴胺受体激动剂或儿茶酚氧位甲基转移酶抑制剂（COMTI）合用。

药物治疗可使相当一部分患者症状得到一定程度和时间内的改善。治疗中剂量和方法应个体化。每种药物宜从小剂量开始，缓慢增加到适量，然后长期维持。长期服用后都存在效果减退或出现严重不良反应的问题。

（1）抗胆碱能药物：适用于早期轻症患者，也可作为左旋多巴的佐药。常用的有以下 4 种。

1）苯海索（安坦）：2~4 mg。每日 3 次。

2）东莨菪碱：0.2~0.4 mg，每日 3 次。

3）苯扎托品：1~3 mg，每日 1~2 次。

4）丙环定（开马君）：5~10 mg，每日 3 次。

抗胆碱能药物的不良反应主要有口干、眼花、无汗、面红、恶心、失眠和不宁，严重者可引起谵妄，停药或减量后可消失。有青光眼者禁用此类药物。在老年人有引起精神障碍和中暑的可能，以选用左旋多巴为宜。

（2）金刚烷胺：适用于轻症患者，口服 100 mg，每日 2 次，用药后 1~10 天即可见效，有效时间维持不长。本药能促进神经末梢释放多巴胺并阻止其再摄取而起作用。晚期患者若单服此药，几周后药效可减退，若合用左旋多巴可维持疗效。不良反应有恶心、失眠、头晕、幻觉、精神错乱、皮肤网状青斑及足踝水肿等。剂量过大可引起抽搐，故有癫痫病史者禁用。

（3）多巴胺替代疗法：多巴胺本身不易通过血脑屏障，故需选用能通过血脑屏障的左旋多巴，左旋多巴在脑中脱羧变成多巴胺。近年来为增加多巴胺进入脑实质的量并减少其在外周的不良反应，同时应用一些多巴脱羧酶抑制剂或增效剂以提高疗效。

1）左旋多巴（L-多巴）：开始治疗时 250~500 mg/d，分 1~3 次服用，以后每隔 3~5 天增加剂量，每日增加 250~500 mg，直至疗效最著而不良反应尚轻为宜。每日最适剂量在 2~4.5 g，多数为 3.5~4.5 g，最大剂量不应超过 5 g/d。每日剂量达 3 g 以上时，应分 4~6 次服用。应在饭前服药。

本药是目前治疗帕金森病最有效的药物。主要不良反应有恶心、呕吐、厌食、轻度血压降低、心脏症状、各种不随意运动（如舞蹈样动作、手足徐动）、"开—关现象"和精神异常等。所谓"开—关现象"是动（开）和不动（关）交替出现的双相现象，患者可在几分钟内肢体、口、面部等处的多动突然转变为强直性的不动状态，后者可持续数分钟至 1 小时。胃肠道不良反应在治疗初期多见。不随意运动及"开—关现象"在长期治疗中多见，减量或停药后这些不良反应均可消失。在服用左旋多巴期间，禁用维生素 B_6 和 A 型单胺氧化酶抑制剂（MAOI）。因为维生素 B_6 是多巴脱羧酶的辅酶，用后可加强外周多巴脱羧酶的活性，使脑外多巴加快变成多巴胺，使血中左旋多巴浓度降低，从而减少左旋多巴进入脑组织中的量，降低其疗效，并加强其在外周的不良反应。

2）脑外多巴脱羧酶抑制剂：这类药物的特点是本身不易通过血脑屏障，故当应用小剂量时，仅抑制左旋多巴在脑外的脱羧作用，而不影响其在脑内的脱羧作用，因此与左旋多巴合用时可阻止血中多巴转变成多巴胺，使血中有更多的多巴进入脑内脱羧成多巴胺，从而减少左旋多巴的用量，加强其疗效并减少其外周（脑外）不良反应（如胃肠道及心血管系统症状），但不减少中枢（脑内）的不良反应（如不随意运动、"开—关现象"及精神症状）。应用此类药物时应加用维生素 B_6，使脑内左旋多巴的脱羧加快、加强。苄丝肼和卡比多巴都是多巴脱羧酶抑制剂。

常用的有美多巴及复方卡比多巴（森那特）。

美多巴：是左旋多巴和苄丝肼的复方制剂。美多巴"125"含左旋多巴 100 mg 和苄丝肼 25 mg，供开始治疗用。美多巴"250"含左旋多巴和苄丝肼的量各为前者的 2 倍，供维持治疗用。第 1 周，美多巴"125"每日 1 片，其后每隔 1 周美多巴"125"每日增加 1 片，一般每日最大量不超过 8 片，并应分成 3~4 次服用。剂量稳定后改为美多巴"250"，片数减半。美多巴的控释片可延长有效血药浓度时间。

复方卡比多巴（森那特）：是左旋多巴和卡比多巴的复方制剂，有 10/100、25/250、25/100 三种片剂（分别含左旋多巴 100 mg、250 mg、100 mg，以及卡比多巴 10 mg、25 mg、25 mg）。开始时用森那特 10/100 半片，每日 3 次，以后每 3 天增加 1 片，直至达到最适剂量为止，每日最大量不超过森那特 25/250 4 片。对顽固性难治患者，最后才考虑用 25/100 片剂，每日最大量不超 4 片。息宁是森那特的控释片，可延长有效血药浓度时间。

（4）多巴胺受体激动剂：早期帕金森病患者可单用多巴胺受体激动剂。在长期服用左旋多巴类药物出现疗效减退和（或）"开—关"现象、每剂末症状恶化加重等情况时可与上述左旋多巴复方制剂合用。

常用多巴胺受体激动剂大致按其化学结构分为麦角碱（溴隐亭、培高利特、卡麦角林）、非麦角碱（普拉克索、罗匹尼罗、阿扑吗啡、N-丙基去甲阿扑吗啡、吡贝地尔）两大类。多巴胺受体激动剂对多巴胺 D_2 受体激动起主要作用。长期应用培高利特等麦角碱类药会引起心脏瓣膜病和脏器纤维化，现已少用。

多巴胺受体激动剂均应从小剂量开始，逐渐加量，一直到出现满意疗效而无不良反应为止，长期维持。较易出现恶心、食欲减退、精神症状和直立性低血压等不良反应。

常用的有以下 5 种。

1）普拉克索：起始用 0.125 mg，每日 3 次。第二周 0.25 mg，每日 3 次。第三周 0.5 mg，每日 3 次。均为餐后服用。

2）吡贝地尔（泰舒达）：起始用 50 mg/d，以后每周增加 50 mg，有效剂量范围为 150~250 mg/d。每日剂量分 3 次在饭后服用。

3）溴隐亭：起始用 1.25 mg/d，以后每 5 天增加 1.25 mg，每日剂量分 3 次在饭后服用。有效剂量范围为 10~20 mg/d。因为属于麦角类多巴胺能受体激动剂，有致心脏瓣膜纤维化等风险，目前临床已经少用。

4）罗匹尼罗：盐酸罗匹尼罗片有 1 mg，2 mg，5 mg 三种剂量，可逐渐增加剂量。常用治疗量为 4~10 mg/d，分为 3 次饭后口服。控释型罗匹尼罗片规格为 2 mg、4 mg，治疗逐渐增加剂量。最大剂量 24 mg/d。

5）阿扑吗啡：阿扑吗啡是一种治疗帕金森病强烈的 DA 受体激动剂，其结构式与 DA 有类似之处，故也能模拟 DA 的作用，能激动 DA 的 D_1、D_2 及 D_3 受体，治疗帕金森病。皮下注射阿扑吗啡与口服左旋多巴制剂合用时，虽可加强左旋多巴的疗效，并减少左旋多巴引起的不良反应，但用本品必须皮下注射，且必引起呕吐，是本品的缺点。皮下一次性注射或用简易泵皮下连续滴注阿扑吗啡都可改善帕金森病的运动不能、肌强直及静止性震颤。本品一次性皮下注射后 10~25 分钟即可起效，疗效可持续 20~120 分钟不等。阿扑吗啡口服剂或肛栓剂疗效不及皮下注射剂。常见的不良反应包括恶心、呕吐、直立性低血压、打哈欠等。在应用本品前 1~3 天先开始口服多潘立酮，每次 10~30 mg，每日 3 次，以后两药合用，可以减轻或消除外周不良反应。在应用阿扑吗啡前半小时用 50 mg 多潘立酮也可减轻不良反应，精神的不良反应比麦角碱少见。总之，皮下注射本品最适合于以下情况：解除严重的"关"期，令患者迅速转为"开"期；不动性危象；手术前后的治疗。目前国外尚有阿扑吗啡鼻腔喷雾剂和舌下含剂。

（5）B 型单胺氧化酶抑制剂（MAO-BI）。

1）司来吉兰：1960 年匈牙利合成此药，用于治疗抑郁症，作用机制不明，只知其中间代谢物为苯丙胺及甲基苯丙胺，过量时可引起失眠。其后发现本品能选择性不可逆地抑制 DA 降解成高香草酸的神经元内外的 B 型单胺氧化酶（MAO-B），阻止 DA 降解，增加 DA 蓄积，以期延长外源性及内源性 DA 的作用时间而加强左旋多巴的疗效。Reider 等还发现它能减少 DA 的再摄取，促进 DA 的释放。20 世纪 70 年代欧洲已提出用此药治疗帕金森病，但未被重视。至 80 年代才开始用它治疗帕金森病，每日口服量为 5～10 mg，PET 研究显示 MAO-B 酶被不可逆地抑制可长达 3～8 周。司来吉兰与左旋多巴合用时，左旋多巴的量可减少 10%～15%，甚至减少 30%，约半数患者仍能维持临床疗效。加用司来吉兰可减轻左旋多巴引起的轻度症状波动，但可能会加重左旋多巴诱导的异动症状。初次加用本药时还可促发帕金森病患者发生多梦或幻觉，故对有精神病史的帕金森病患者应禁用或慎用本药。本药也不应与选择性 5-羟色胺再摄取抑制剂（SSRI）合用，如氟西汀。如果患者病情必须要用 SSRI 类药物，则应在开始应用 SSRI 之前先停用司来吉兰满 6 周，因为司来吉兰抑制 MAO-B 的活性时间甚长。司来吉兰可与其他抗抑郁药如米安色林合用，它们之间并无相互药物作用。

现已知 MAO 有 A 和 B 两型，前者主要存在于神经元中，后者不仅存在于神经元，也存在于胶质细胞中，人脑中以 MAO-B 为主。A 型单胺氧化酶抑制剂（MAO-AI）如氯吉兰可阻止去甲肾上腺素降解。使血中去甲肾上腺素蓄积，而使血压升高，甚至发生高血压危象，称为奶酪效应。MAO-B 司来吉兰与左旋多巴合用，可加强左旋多巴的疗效，并减少其不良反应。MAO-B 司来吉兰与左旋多巴合用非常安全，有半数甚至 2/3 的患者早期剂末现象获得改善，但对晚期严重的左旋多巴诱导的"开—关"现象无效。

司来吉兰用法为口服 5 mg，每日 2 次。午后用药会引起夜间失眠，过量时则变为非选择性 MAO-B 抑制剂，也会抑制 MAO-A，引起高血压。司来吉兰的不良反应还包括轻度心律失常、骨骼肌不适感、轻度 AST 与 ALT 升高等，在中重度帕金森病患者中还可能引起幻觉、焦虑或精神错乱。

司来吉兰是否具有保护神经作用仍然存在争议。1993 年北美帕金森病研究组的一个 DATATOP 研究，观察 400 例未经任何治疗的患者接受司来吉兰，另 400 例接受安慰剂治疗，主要终点指标为必须应用左旋多巴才维持独立的日常生活，结果，司来吉兰组需要用左旋多巴的时间延迟约 9 个月。此结果可用司来吉兰本身具备症状改善的作用来解释，也可用该药的本身疗效加上该药有保护神经作用来解释。但随访 3 年后，在安慰剂加左旋多巴组与司来吉兰加左旋多巴组两者之间，无论在临床症状进步上及治疗需要上都无统计学的差异。再进一步分析发现用司来吉兰治疗未见有症状进步，但需要用左旋多巴的时间确比用安慰剂治疗组明显延迟很多，这提示司来吉兰有一些神经保护作用。但从 PET 研究及司来吉兰对中枢的作用时间甚长的角度来看，本组研究的洗脱期起先只是 1 个月，以后改为 2 个月，似属太短，不足以消除本品对症状的作用。

英国的帕金森病研究组用随机、开放式研究，观察 3 年后，发现早期合用左旋多巴和司来吉兰联合组不论从临床疗效上或不良反应的发生频率上并不优于左旋多巴单独治疗组。在同一研究经平均治疗 5 年、6 年后，发现左旋多巴和司来吉兰联合组的病死率反而高于左旋多巴单独治疗组。左旋多巴和司来吉兰联合组与左旋多巴组的病死率比例为 1.57：1（$P = 0.0152$），即左旋多巴和司来吉兰联合组患者比左旋多巴单独治疗组死亡率高 50% ~ 60%。这两组不良反应的发生率（如发生异动症及剂末症状波动等）却相似。病死率高的原因并不清楚，是否归咎于司来吉兰治疗尚有待确定，因为该研究的统计学设计也存在问题，受到多方的批评。所以，至今尚无结论性的证据证明司来吉兰能减慢帕金森病的长期自然进展。但司来吉兰能延迟 9 ~ 12 个月才需要应用左旋多巴的事实已被普遍接受。总之，司来吉兰是否有神经保护作用，能否阻止帕金森病的自然进展，尚有争议，有待今后继续研究。

我国曾报道用进口的司来吉兰治疗 18 例经左旋多巴或复方多巴治疗后有疗效减退、症状波动、有剂末现象、"开—关"现象及不自主运动等症状的患者，剂量一般不超过 10 mg/d，个别达 15 mg/d。在 13 例有疗效减退的患者中，10 例有明显增效作用；4 例有剂末现象者，治疗后剂末现象消失或显著进步；1 例有僵硬现象者用药后症状消失；对"开—关"现象无效，对不自主运动反而加重。部分患者用司来吉兰后可减少左旋多巴或复方多巴的药量。不良反应有口干、胃肠道症状、直立性低血压、精神症状、不自主运动等，但皆不严重。

2）雷沙吉兰：可与人脑内的 MAO-B 不可逆地结合，其对 MAOA 抑制较司来吉兰强 17 ~ 65 倍。对 MAO-B 抑制比司来吉兰强 5 ~ 10 倍。雷沙吉兰治疗帕金森病的剂量为每日 1 mg。

（6）儿茶酚氧位甲基转移酶抑制剂：DA 通过 MAO 及 COMT 两酶交替作用最后降解成高香草酸。应用此两酶抑制剂均可阻止 DA 的降解而加强左旋多巴的疗效。

恩他卡朋：此药不通过血脑屏障，只抑制脑外的 COMT。对猴的 PET 研究显示它能抑制血浆氟多巴的代谢，而增加纹状体对氟多巴的摄取。单剂 200 mg 与左旋多巴合用可加强左旋多巴的疗效。

恩他卡朋的有效率为 74.6%。日本学者报道，恩他卡朋 100 mg 单剂与左旋多巴合用可加强左旋多巴的疗效，当然疗效没有恩他卡朋 200 mg 与左旋多巴合用更明显。

2. 外科治疗

（1）长期脑深部刺激：在锁骨皮下埋置带电池的刺激顺序脉冲调节器，通过电线连接颅内靶点针极，有效脉冲因人而异（135 ~ 180 Hz）。刺激靶点区分别在丘脑底核、丘脑腹中间核或苍白球，以丘脑底核为多选。适用于复方左旋多巴制剂仍然有效但出现疗效减退或药物造成的运动障碍患者，尤其适用于帕金森病出现异动症及原发性震颤的患者。但 5 年以上疗效随访的研究仅有个别文献报道。

（2）苍白球毁损术：由于缓解帕金森病的症状时间不长，国外已趋少用。

（朱晓君）

第二节　运动过多障碍性疾病

运动过多障碍性疾病特征性表现孤立性或组合性的不自主运动，表 9-1 概括了属于运动过多障碍性疾病的类型。

表 9-1　运动过多障碍性疾病

疾病	临床表现
震颤	由于间歇性的肌肉收缩引起身体的某部分有节律摆动
肌张力障碍	不自主的持续性或重复性的肌肉收缩导致扭转性运动和反常姿势
手足徐动症	通常是远端上肢和手不自主的缓慢、扭转性运动
舞蹈症	躯体近端或远端肌肉群发生一些不自主的快速、无目的、优雅的动作
肌阵挛	快速短暂（< 100 ms）的无节律的肌肉颤搐
痉挛抽搐	可以被抑制的短暂、重复、固定的肌肉收缩，可以简单地累及一组或多组肌群而影响一系列活动

一、震颤

（一）临床表现

震颤是指收缩机和拮抗肌有节律的交替收缩。它可以在安静的时候比较突出（静止性震颤），做出姿势时出现（姿势性震颤），或是活动时出现（动作性震颤）。震颤也可以根据分布的范围、发生的频率和相应的神经功能缺损来评估。

PD 是以静止性震颤为特征表现，特发性震颤（ET）是以姿势性震颤为主，小脑性疾病主要是意向性震颤。正常人可以有生理性震颤，主要表现为轻微、高频率、姿势性或动作性震颤，通常没有临床意义，只有幅度、频率加快时才有临床意义。这种加强的生理性震颤在人群达 10%，与焦虑、疲乏、潜在的代谢紊乱（如甲状腺功能亢进、电解质紊乱）、药物（如丙戊酸钠、锂盐制剂）或是有毒物质（如酒精）有关。治疗方案主要是以控制病因为主，β 受体阻滞药可以改善这种震颤。

ET 是最常见的运动障碍性疾病，在美国约影响 5 000 万至 1 亿的人。可以在童年时出现，但是在 70 岁以上的人群中戏剧性地增加。ET 特征表现为高频率震颤（达到 11 Hz），主要影响上肢。通常是姿势性或动作性震颤。典型的是双侧对称性，也有很多单侧起病并持续不对称性。严重的 ET 患者有意向性震颤伴运动过度和动作迟缓。震颤中头部占 30%，声音占 20%，舌头占 20%，脸/下颌占 10%，下肢占 10%。饮酒可以改善症状，紧张时震颤加重。可能出现轻微的共济失调或是走路不协调。有报道说，这类患者可出现听力、认知甚至嗅觉障碍，但是神经科检查除了震颤外无明显异常，这不同于肌张力障碍性震颤或是 PD 震颤。PD 通常可以通过运动迟缓、肌强直、写字过小和其他帕金森综合征的表现与 ET 区分。但是，检查者需知道 PD 患者也可能有姿势性震颤，而且 ET 患者也可出现静止性震颤。典型的表现总是在延迟几秒后出现震颤，检查者必须注意区分开 ET 患者检查中出现的震颤与 PD 患者出现的齿轮样肌强直。

（二）病因学和病理生理学

目前 ET 的病因学和病理生理学还不清楚。约 50% 的患者有家族史，常染色体显性遗传。基因连锁分析已发现染色体 3q13（ETM-1）、2p22-25（ETM-2）和 6P23（ETM-3）与 ET 有关。最近基因组学研究发现 LINGO1 基因与 ET 有关联性，特别是年轻的 ET 患者，可能还有很多其他没被发现的相关基因。候选基因包括多巴胺 D_3 受体和构建小脑的蛋白。基于在部分患者中小脑和下橄榄核出现的小脑指征、代谢活动增强和血流速度加快提示这两部位可能是"震颤的启动者"。最近的病理学研究描述了该病患者小脑的浦肯野细胞丢失及轴突破损。但是，ET 直接相关的病理学还不明确。

（三）治疗

许多患者症状较轻，不需要治疗。偶尔震颤加重并且影响吃饭、写字和日常生活活动，这种通常可能随着患者年龄增长而出现，并且震颤频率会减少。β 受体阻滞药或是去甲苯巴比妥可以用于 ET 治疗，有效率达 50%。普萘洛尔（每天 20～80 mg，分开服用）通常小剂量有效，但是大剂量对某些患者也可能有效。有心动过缓和哮喘的患者禁用这种药物。手震颤通常可以被改善，但是头震颤具有难治性。扑米酮对其治疗是有帮助的，但是必须从小剂量开始（12.5 mg），逐渐增量（125～250 mg，每天 3 次），防止出现镇静作用。加巴喷丁和托吡酯也有治疗效果。肉毒杆菌注射可能有利于控制肢体或声音震颤，但是这种治疗可能会有肌无力的不良反应。对于病情严重且药物控制不佳的进行外科治疗，以丘脑的 VIM 核为靶点是有效的。

二、肌张力障碍

（一）临床表现

肌张力障碍是一种特征性表现为随意肌持续和重复收缩导致的扭转或重复动作及姿势异常。肌张力障碍可以是由单一肌肉轻度收缩到多个肌肉群参与下的严重收缩、运动不能。有报道称在美国约有 300 000 肌张力障碍患者，但是实际可能会比这更多，因为有些人还没能诊断。肌张力障碍通常是在自主活动时发生（动作肌张力障碍），可以保持在某种状态或是发展至身体其他部位。压力和疲惫都可以加重症状，放松和感觉调节如接触患病处（手势调节）可以改善症状。肌张力障碍可以根据起病年龄、分布特点（单灶性、多灶性、部分性还是广泛性）或是根据病因学（原发性还是继发性）来分类。

（二）分类

1. 主要的肌张力障碍

肌张力障碍与某些基因突变有关。先天扭转性肌张力障碍（TID）或是奥本海姆式肌张力障碍是一种常染色体显性遗传病，主要可发生于德系犹太人家庭，通常在儿童时期即可出现肌张力障碍。大部分患者发病年龄小于 26 岁（平均年龄 14 岁）。在年轻起病患者中，肌张力典型先起始于足或上肢，60%～70% 会进展涉及其他肢体包括头与颈。在重症患者中，患者会出现姿势障碍性残疾而限制活动，在一个家庭中，严重程度也是不同的，有些患者可出现严重残疾，有些患者轻微的肌张力障碍甚至没有临床意义。很多儿童期患病者与 DYT1 基因突变有关，其位于染色体 9q34，可导致编码存在于扭转蛋白 A 的谷氨酸的三核苷酸 GAG 缺失。DYT1 基因突变在伴有 ITD 的德系犹太人中发生率达 90%，第 1 个发生突变的人有可能是在 350 年前。外显率是不同的，仅有 30% 基因携带者表达出临床表型。为什么有些基因携带者表现出肌张力障碍而有些患者不表达的机制还不清楚。扭转蛋白 A 的功能还不清楚，但是它是 AAA +（ATP 酶）的成员之一，类似于热休克蛋白，可能与蛋白质调节有关。肌张力障碍的病理学改变还不清楚。

多巴反应性肌张力障碍（DRD）或 Segawa 变异体（DYT5）主要是在儿童期发病的遗传性疾病，它是由编码 GTP 环化水解酶-1 的基因发生突变，它是四氢生物嘌呤的合成限速酶。这种基因突变导致酪氨酸羟化酶的生物合成障碍，其是多巴胺合成的限速酶。DRD 通常在儿童早期出现（1~12岁），足部出现肌张力障碍影响走路。患者症状有昼夜变化，白天姿势步态比较严重，夜间睡眠会好转。DRD具有对小剂量左旋多巴持续有效性的特点。一些患者可以有帕金森病的症状，但是通过PET检查纹状体是否有氟多巴性吸收降低并且出现左旋多巴不足所致的运动障碍是可以与青年型帕金森病相区别的。DRD偶尔可能会与大脑性麻痹相混淆，因为有些患者可能出现痉挛状态、反射增强、巴宾斯基征阳性（可能是由于肌肉强直收缩而不是上运动神经元损伤），任何被怀疑是童年型肌张力障碍的患者都应该行左旋多巴的一系列试验来排除这种情况。在孟诺教派家族中已确定位于染色体8p21q22 THAP1基因（DYT6）突变，这是非DYT1基因突变的年轻型患者表现出扭转性肌张力障碍的主要原因（占25%）。这类患者更可能首先出现臀部及颈部的肌张力障碍，后可能发展为言语障碍。肌阵挛（DYT11）是位于染色体7q21的肌聚糖基因发生突变所致，它特征性的表现为同时出现肌张力障碍和肌阵挛，经常伴有精神障碍。

2. 局部的肌张力障碍

这是肌张力障碍中最普遍存在的形式。这种疾病通常在出现肌张力障碍的第4~6年出现，而且女性多于男性。主要有以下5种形式。①眼睑痉挛—眼睑收缩所致的肌张力障碍：使得眨眼次数增加，影响读书、看电视和驾驶。严重时可以出现功能上的失明。②口与下颌肌张力障碍（OMD）：下面部、嘴唇、舌和口角处（张嘴或闭嘴）肌肉障碍性收缩。Meige综合征是指包含OMD和眼睑痉挛的一组症状，主要发生在大于60岁的女性患者。③痉挛性发音障碍：主要是发声时声带肌肉痉挛引起的说话困难。很多患者主要影响的是内侧肌群，引起说话声音哽咽或紧张。特殊情况下，外侧肌群受累，导致说话声音透着喘息或耳语音。④颈部肌张力障碍：颈部肌肉肌张力障碍性收缩引起头向一侧偏斜（斜颈），向前倾斜（垂颈症）、向后倾斜（颈后倾）。这些肌肉收缩会产生痛苦，引起继发性的颈神经根病。⑤肢体肌张力障碍：可发生在上肢也可发生在下肢，通常在执行某种任务时出现，如书写（作家的书写障碍）、弹奏乐器（音乐家的弹奏障碍）或是投掷（打高尔夫球时紧张状态）。局部肌张力障碍还包括其他部位的肌肉收缩障碍（约占30%），并且在刚开始时经常被误诊为精神疾病和整形外科疾病。这类疾病发病机制不清，但是一般认为遗传因素、自身免疫及外伤对其有影响。局部肌张力障碍经常表现出类似于ET的高频率震颤。肌张力障碍性的震颤是能与ET震颤区分开的，因为前者震颤是与肌张力障碍同时出现，当这种障碍缓解时，震颤消失。

3. 继发的肌张力障碍

这类疾病发生于服用药物或者是有其他神经功能紊乱之后。引起肌张力障碍的药物最常见于神经安定类的药物或PD患者中长期服用的左旋多巴制剂。继发的肌张力障碍还可见于下面不同部位的损伤：纹状体、苍白球、丘脑、皮质和脑干，多是由梗死、缺氧、外伤、肿瘤、感染或毒物如锰或一氧化碳中毒引起的损伤。这类患者的肌张力障碍具有节段性分布的特点。比较少见的是肌张力障碍可以发展为周围神经损伤，引起长期慢性的局部疼痛症状。

4. 肌张力障碍叠加综合征

肌张力障碍可能是神经变性病的一种症状，如HD、PD、Wilson疾病、CBGD、PSP、Lubag引起的帕金森综合征中的肌张力障碍（DYT3）和线粒体脑病。不同于主要的肌张力障碍性疾病，这种肌张力障碍在以上这些疾病中不是主导的神经特征性症状。

（三）病理生理学

肌张力障碍的病理生理学还不清楚。这种症状主要以收缩肌群和拮抗肌群同时收缩为特征，这与神经系统多水平抑制作用缺失及大脑皮质兴奋性增加和重组有关。人们开始把关注点放在基底节区，基底节区结构血流和代谢发生改变是某些类型的肌张力障碍的起源点。深一层来说，切除苍白球或是刺激苍白球都可以诱导或改善肌张力障碍。多巴胺系统被证实也涉及这种疾病的发生，因为应用多巴胺制剂治疗可以诱导治疗某些肌张力障碍。

（四）治疗

肌张力障碍的治疗主要是对症治疗，除了仅有的少数患者可以针对潜在病因治疗。Wilson病应该排除有肌张力障碍的年轻患者。左旋多巴应尽可能在所有儿童型的肌张力障碍患者中应用，以排除DRD的可能。大剂量的抗胆碱药物（如苯海索每日20~120 mg）可能对儿童有治疗效果，但是成人很少能耐受大剂量抗胆碱类药物，因为会引起认知损害、出现幻觉。口服巴氯芬（20~120 mg）可能也有效，但是这种效果会因有镇静、疲乏、健忘的不良反应而遭到质疑。鞘内注射巴氯芬很可能是有意义的，尤其是腿部和躯干肌张力障碍，但是这种疗效通常是不持续的，而且会带来一些并发症包括感染、癫痫和昏迷。丁苯那嗪（通常起始剂量每日12.5 mg，平均治疗剂量为每日25~75 mg）对某些患者是有用的，但是可能因为其镇静作用及可引发帕金森综合征而使用受限。精神安定类药物诱导改善肌张力障碍，但是这类药物并不提倡使用，因为这种药物可引起锥体外系不良反应，包括运动迟缓。氯硝西泮和地西泮对肌张力障碍基本无效。

肉毒杆菌毒素是治疗局部肌张力障碍的常用方法，尤其是只涉及较小的肌肉群，如眼睑痉挛、斜颈、痉挛性发音困难。肉毒杆菌毒素主要是通过阻断乙酰胆碱在神经肌肉接头的释放，使得肌张力下降，从而达到治疗效果，但是过度的肌肉张力下降，如颈肌和咽喉肌，可能会产生比较棘手的问题。肉毒杆菌毒素分两种（A和B），这两种都是有治疗效果的，目前还不清楚哪一种更有优势。这种治疗方法在安全剂量下没有遇到系统性的不良反应，但是疗效比较短，通常要间隔2~5个月后重复注射。一些患者再次治疗时效果不佳，这是因为已形成抗体，但前提是排除不合理的肌肉选择、注射技术和不足剂量等影响因素。

对于有严重肌张力障碍并且对其他治疗方法无效的患者可以选择外科治疗。外科手术方法像神经根切断术和肌切开术在过去是治疗斜颈的，但现在已经很少使用。对苍白球行DBS术可以让DYT1型的肌张力障碍出现戏剧性的改善，这代表着治疗方法的巨大发展，因为先前没有治疗方法是持续有效的，尤其是对有严重残疾的患者。低频刺激是有治疗趋势的，相比于PD，这种治疗效果需要经过一个较长时间的潜伏期（数周）。越年轻的患者疗效越好。最近的研究表示DBS可能对局部肌张力障碍和继发性肌张力障碍也是有疗效的，尽管这种结论很少。一些支持治疗如物理治疗也是很重要的，应该将其作为治疗的一部分。

内科医师应该知道急性的肌张力障碍虽然很少见却有致命风险，它可以发生在应激状态下，如已存在肌张力障碍的患者做手术的情况。它包括一些常见的稳定存在的肌张力障碍急性发作，像声带或喉肌收缩导致气道狭窄。肾衰竭的患者可能出现横纹肌溶解。如果需要的话患者应进入ICU治疗，保护气道通畅。治疗可以是单用药，也可以是将抗胆碱类、苯海拉明、巴氯芬、苯二氮䓬类和多巴胺受体激动药联合用药。肌痉挛比较难控制，可能需要麻醉使得肌肉瘫痪。

三、舞蹈症

（一）亨廷顿病（HD）

HD 是一种慢性进展性、致命性、常染色体显性遗传疾病，主要症状为舞蹈样动作和进行性认知及行为障碍。这种疾病是以乔治·亨廷顿命名的，他是一位家庭医师，在 19 世纪描述了在美国长岛的第一位患者。典型症状出现是在 25～45 岁，流行病学统计每 100 000 人有 2～8 个这样的患者，去世平均年龄在 60 岁。HD 在欧洲、美国的南北部和澳大利亚比较流行，但是在非洲和亚洲比较少见。特征表现为快速、无画面感、无目的的不随意舞蹈样运动。在疾病早期，舞蹈症通常是局部性或是部分性的，随着疾病进展可累及躯体的多个部位。构音障碍、步态异常和眼球运动障碍是该病共同特征。随着疾病进展，舞蹈症的表现可能减少，开始出现肌张力障碍、肌强直、运动迟缓、肌阵挛和痉挛状态。尽管摄入充足能量，但体重进行性下降并导致功能下降。在年轻患者中（约占 10%），HD 可以表现为运动不能—肌强直或帕金森综合征（韦斯特法尔变异）。HD 患者最终会出现行为和认知障碍，严重时可出现痴呆。有自杀倾向的抑郁情绪、攻击行为和精神错乱可为突出表现。HD 患者可能出现糖尿病和神经内分泌疾病，如下丘脑功能障碍。有明显的阳性家族史时临床上要高度怀疑 HD 的可能。该病主要病变发生在纹状体，位于侧脑室侧缘的尾状核进行性萎缩，通过 MRI 可以看到。在疾病中晚期可以看到广泛的皮质萎缩。支持这一点的是尾状核和壳核的代谢活动减低。HD 的神经病理学包括神经元明显丢失和在尾状核、壳核中胶质细胞增生，在大脑皮质也广泛出现类似病理变化。在受损的神经元细胞内容物中发现有泛素蛋白聚集和突变的亨廷顿蛋白。

1. 病因学

HD 是由位于第 4 染色体短臂亨廷顿基因上的多聚谷氨酰胺（即 CAG，三核苷酸）重复序列扩增所致（>40）。CAG 重复序列越多，发病年龄越早。CAG 重复序列扩增次数增加常在男性 HD 患者中发生，导致其后代有更多的 CAG 重复序列，发病年龄提前，这种现象称为早现。该基因所编码的亨廷顿蛋白是一种高度保守的细胞膜蛋白，广泛分布于中枢神经系统神经元，但其功能尚不清楚。细胞毒性物质（如红藻氨酸，3-硝基丙酸）可诱导出具备类似纹状体病理改变的 HD 模型，这些毒性物质促进钙离子进入细胞内并产生细胞毒性。在已表现临床症状或尚未表现临床症状的 HD 患者的纹状体、骨骼肌中已证实存在线粒体功能障碍。突变的亨廷顿蛋白片段可能转位至细胞核内，干扰转录调节蛋白的负转录调控，因而也可具有细胞毒性。而在受累部位发现的神经包涵体可能反映了一种隔离及清理毒性蛋白的保护机制。

2. 治疗

HD 的治疗涉及多学科，包括医学、神经精神病学，社会学等。多巴胺能阻滞药可控制舞蹈症症状。丁苯那嗪在美国已获得批准用于 HD 治疗，但可能导致继发帕金森综合征。抗精神病药可能导致其他更加严重的运动障碍，同时因 HD 舞蹈症状趋于自限性且通常不致残，故通常不推荐使用抗精神病药。抑郁、焦虑障碍可能是更为重要的病情，患者应予以抗抑郁、抗焦虑药物并监测躁狂状态和自杀倾向。精神症状可由非典型抗精神病药物控制，如氯氮平（每日 50～600 mg）、喹硫平（每日 50～600 mg）、利培酮（每日 2～8 mg）。对于认知和行为障碍尚缺乏有效治疗。HD 急需一种有效、可减缓或停止疾病进展的神经保护治疗。线粒体前驱剂如泛醌、肌酸可能作为疾病调控治疗手段，目前正在研究中。抗谷氨酸药物、酶联反应抑制剂、蛋白聚集抑制药、神经营养因子及纹状体胚胎细胞移植目前是研究热点，但尚未证明相应的疾病调控作用。

（二）其他舞蹈症

许多疾病可表现为舞蹈症症状。Sydenham 舞蹈症（最初称为圣维特斯舞蹈症，St. Vitus' dance）是一种在女性中更为常见的舞蹈症，一般发生在儿童（5～15 岁），常在感染 A 组溶血性链球菌后发生，其本质被认为是一种自身免疫性疾病。随着风湿热发病率减少，Sydenham 舞蹈症的发病率也下降，但在发展中国家仍可发生。Sydenham 舞蹈症常表现为突发的舞蹈样动作、行为异常及偶尔发生的其他运动障碍。多巴胺能阻滞药、丙戊酸和卡马西平对舞蹈症状的治疗有效，但舞蹈症状常具有自限性，药物治疗仅在症状严重的患者中使用。舞蹈症可日后复发，尤其与妊娠（妊娠性舞蹈症）、性激素替代治疗有关。

舞蹈症—棘红细胞增多症（神经棘红细胞增多症）是一种进展、常致死的常染色体隐形疾病，表现为舞蹈症及外周血红细胞涂片异常（棘红细胞）。该舞蹈症症状可较为严重，且可有自残行为、肌张力障碍、抽动、癫痫表现和多神经病改变。位于 9q21 染色体上、编码 chorein 蛋白的 VPS13A 基因突变可能与该病发生有关。McLeod 综合征与其具有类似疾病表型，是一种 X 连锁疾病，在较为年长的个体中发生，患者与 kell 血型抗原具有反应性。发生在儿童期的良性遗传性舞蹈症（benign hereditary chorea，BHC1）是由编码甲状腺转录因子-1 的基因突变所致。还存在一种老年人良性舞蹈症（BHC2），其发病较晚。确保这些舞蹈症患者并非 HD 是非常重要的。

一系列与大脑铁沉积有关的神经退行性疾病（neurodegenerative diseases with brain iron accumulation，NBIA）也可表现为舞蹈症和肌张力障碍，包括常染色体显性遗传的神经铁蛋白病、常染色体隐性遗传的泛酸激酶相关神经退行性疾病（pantothenatekinase-associated neurodegeneration，PKAN；又称 Hallervorden-Spatz 病）及遗传性铜蓝蛋白缺乏症。这些疾病在 MRI 上具有过量的铁沉积表现，特征性的"虎眼征"就是由于苍白球铁沉积所致。

舞蹈症也可在血管相关疾病、低血糖、高血糖、感染性及退行性疾病中发生。系统性红斑狼疮是一种最常见的导致舞蹈症的系统性疾病，其导致的舞蹈症可以持续数日至数年。舞蹈症还可在甲状腺功能亢进症、自身免疫性疾病（如干燥综合征）、感染性疾病（如 HIV 感染）、代谢改变、真性红细胞增多症（儿童接受心脏直视手术后）中发生，且与多种药物治疗（尤其是抗惊厥药、可卡因、中枢兴奋剂、雄激素、锂剂）有关。舞蹈症也可发生在具有抗 crmp-5 或抗 Hu 抗体的副肿瘤综合征中。

（三）偏侧投掷症

偏侧投掷症是一种强烈的舞蹈样动作，表现为身体一侧的剧烈、甩动样、大振幅运动，往往主要影响肢体近端肌肉。这个动作可能严重到引起疲惫、脱水、局部损伤，并在极端情况下，可能引起死亡。最常见的病因是丘脑底核的局部病变（梗死或出血），但罕见的情况下，也可以发生在壳核病变的患者中。幸运的是，偏侧投掷症通常是自限性，往往在数周或数月后自发缓解。多巴胺能阻滞药可以帮助改善运动症状但其本身也可以导致运动障碍。在极端的情况下，手术治疗如苍白球切除术可能非常有效。有趣的是，帕金森病患者丘脑底核 DBS 引起的局部损伤并不引起偏侧投掷症的发生。

四、抽动—秽语综合征（TS）及肌阵挛

（一）Tourette 综合征（Tourette's syndrome，TS）

抽动—秽语综合征（TS）是一种神经行为疾病，以法国神经学家 Georges Gilles de la Tourette 的名字命名。它主要影响男性，其患病率为 0.03% ~ 1.6%，但病情较轻的患者往往并不就诊。其特点是多种形式运动性抽动并常伴有异常发声（发声性抽搐）。抽动是一种简单、快速、反复、看似没有目的、刻板的动作收缩。运动性抽动可以是简单的运动，只影响某一部位的肌肉群（如眨眼、鼻子抽动、颈部抽动），也可是复杂的、累及多肌肉群的协调抽动（如跳跃、嗅、撞头、模仿动作）。发声性抽动也可以是简单的（如哼鸣）或复杂的［如模仿言语症（重复别人的话）、语言重复症（重复自己的话）和秽语症（表达秽语秽字）］。患者还可能出现感觉性抽动，表现为脸、头或颈局部不愉快的感觉。患者特征性地表现为可以短期抑制抽搐，但是随后会经历急于抽动的欲望。抽搐的频次不同，可数天或数周才出现，偶尔具有不同的模式。抽动—秽语综合征往往发生在 2 ~ 15 岁（平均 7 岁），成年期往往发作次数减少甚至消失。相关的行为障碍包括焦虑症、抑郁症、注意力缺陷多动障碍和强迫症。患者可能经历人格障碍、自残行为、就学困难和人际关系受损。成年发生的抽动症状可在其他多种疾病中发生，包括 PD、HD、创伤、肌张力障碍、药物不良反应（如左旋多巴、抗精神病药）和中毒。

1. 病因和病理生理

TS 是一种遗传性疾病，但特定的基因突变尚未确定。目前的证据支持其可能是一种复杂的遗传模式，与一个或多个主要基因、多个基因位点、低外显率以及环境影响有关。一个有 TS 儿童的家庭其第二胎患病概率约 25%。TS 的病理生理学改变尚不清楚，但可能与多巴胺神经传递、阿片类系统和第二信使系统有关。一些 TS 的病例中发现，TS 可能是一种 β 溶血性链球菌感染诱发的自身免疫反应结果（与球菌感染相关的小儿自身免疫性神经精神障碍），然而这种说法仍存在争议。

2. 治疗

轻症患者仅需教育和疏导治疗（包括患者自身及其家庭成员）。药物治疗仅在严重抽动障碍及影响生活质量的患者中进行。初始药物常为 α 受体激动药可乐定，以小剂量开始，逐渐增加剂量至症状控制满意。胍法辛（每日 0.5 ~ 2 mg）也是一种 α 受体激动药，因其仅需每日 1 次服用，常在临床上优先选用。若该类药物无效，可选用抗精神病药，优先选用非典型抗精神病药（利培酮、奥氮平、齐拉西酮），因其锥体外系不良反应较小。若非典型抗精神病药无效，可试用低剂量典型抗精神病药，如氟哌啶醇、氟奋乃静或匹莫齐特。肉毒毒素注射可有效控制小肌群的局部抽动。行为异常，尤其是焦虑和冲动行为，可能导致患者严重的功能障碍，需予以治疗。内囊前部的脑深部电刺激治疗可能具有潜在的治疗价值，目前正处于研究阶段。

（二）肌阵挛

肌阵挛是一种简单、快速（小于 100 ms）、电击样的急促肌肉运动，一次或重复的肌肉放电引起。肌阵挛可为局灶性、多灶性、节段性或全面性，且可有自发性，与随意运动（动作性肌阵挛）或外部刺激（反射或惊吓肌阵挛）有关。负性肌阵挛是指由于肌肉活动的

简短的丧失引起的抽动（如扑翼样震颤）。肌阵挛的抽动与抽动症不同，表现为前者干扰正常的动作执行，且不可抑制。肌阵挛的发生与皮质、皮质下、脊髓区域的病理改变、缺氧损伤（特别是心搏骤停）、脑病和神经退行性疾病有关。可逆性肌阵挛可在代谢障碍（肾衰竭，电解质代谢紊乱，低钙血症）、毒素中毒和许多药物反应中见到。原发性肌阵挛是一种相对良性的家族性疾病，以多灶性、闪电般的动作为特点。当肌阵挛干扰正常的动作执行时，其可能致残。在正常人醒来或入睡（睡前抽动）时可发生肌阵挛，但这是正常的。

治疗主要是对症治疗和去除诱因治疗。药物治疗包括一种或多种药物联合应用，使用 GABA 能药物如丙戊酸（每日 800 ~ 3 000 mg）、吡拉西坦（每日 8 ~ 20 g），氯硝西泮（每日 2 ~ 15 mg），或扑痫酮（每日 500 ~ 1 000 mg）。最近的研究表明，左乙拉西坦可能有独特的疗效。

五、药物相关的运动障碍

这类运动障碍主要与药物阻断多巴胺受体（地西泮，抗精神病药）或者阻断中枢性的多巴胺转运有关。此类药物主要用于精神科，但应认识到用于治疗恶心或呕吐（如丙氯拉嗪）或胃食管功能障碍（如甲氧氯普胺）时使用的药物也是抗精神病药。继发于抗精神病药物的运动增多性运动障碍目前可以被分为急性、亚急性、药物长期作用（迟发综合征）。与可逆性帕金森综合征相关的多巴胺的阻断药常与抗胆碱能药同时使用，但是要关注的是这种联合用药也许会增加迟发性综合征的风险。

（一）急性

肌张力障碍是最常见的急性运动增多性药物反应，在儿童常为广泛性，而成人常为局灶性（如眼睑痉挛、斜颈、口—下颌肌张力障碍）。该药物反应可在用药后数分钟内发生，通过注射抗胆碱能药物（苯扎托品或苯海拉明）或地西泮（劳拉西泮或地西泮）可有效治疗大多数病例。舞蹈症、刻板行为和抽动症也可发生，尤其在中枢神经系统兴奋药如哌甲酯、可卡因或安非他明的急性用药期间。

（二）亚急性

在这类药物相关运动障碍中，静坐不能是最常见的反应。它主要表现为不停地运动和运动需求，并可通过前者满足后者。治疗包括消除致病因素。当致病因素不能消除时，症状也许可以通过使用苯二氮䓬类、抗胆碱能药、β 受体阻滞药或多巴胺受体激动药得到缓解。

（三）迟发综合征

此类运动障碍在首次应用抗精神病药物治疗后数月至数年发生。迟发性异动症是最常见的症状，典型表现为涉及口、唇、舌的舞蹈样运动。在严重的病例中，躯干、肢体、呼吸肌也会受到影响。在约 1/3 的患者中，迟发性异动症在停药 3 个月之内减轻，并且大多数患者若干年后症状逐渐改善。然而，停用相关药物也可能导致异常运动的发生。停药后发生的异常运动症状通常较轻，患者家属比患者更为烦恼，但是在一些情况下也可能是严重并且致残的，尤其是在有潜在的精神障碍的患者中。非典型抗精神病药物（如氯氮平、利培酮、奥氮平、喹硫平、齐拉西酮和阿立哌唑）和传统的抗精神病药物相比，发生迟发性异动症的风险较低。年轻患者发生抗精神病药物导致的迟发性异动症的风险比较低，而研究发现老年人、女性和那些伴有潜在器质性脑功能紊乱的患者的风险较高。除此之外，长期使用也会增加风险。因为迟发性异动症可为永久性且治疗无效，应辩证地使用抗精神病药物，条件允许的情况下，非典型抗精神病药物应该作为首选，并且对于是否有持续使用的需求应规律监测。

治疗主要是消除致病因素。如果患者给予的是传统的抗精神病药物，不可撤药，应该尝试替换为非典型抗精神病药物。因急性撤药可能导致症状恶化，应避免抗精神病药的突然停止。撤药后，迟发性异动症可以持续存在且治疗困难。使用丙戊酸、抗胆碱能药或者输注肉毒毒素也许会获得一定效果。在顽固性（难治性）病例中，儿茶酚胺耗竭药如丁苯那嗪也许有帮助。丁苯那嗪可能引起剂量依赖性的镇静作用和直立性低血压。其他治疗包括巴氯芬（每日 40～80 mg）、氯硝西泮（每日 1～8 mg）或丙戊酸（每日 750～3 000 mg）。

长期抗精神病药物的使用也与轴向肌肉优先参与的迟发性肌张力障碍和躯干与骨盆的摇摆运动有关。即使停止药物治疗，迟发型肌张力障碍仍持续存在，且药物疗效不佳。丙戊酸、抗胆碱能药和肉毒毒素也许偶尔有效。迟发性静坐不能、迟发性抽动—秽语综合征和迟发性震颤这些症状较少见，但在长期抗精神病药物使用后也可发生。

抗精神病药也可与神经阻滞药恶性综合征有关。神经阻滞药恶性综合征主要表现为肌肉强直、体温升高、精神状态改变、高热、心动过速、血压不稳定、肾衰竭和肌酸激酶水平的明显升高。典型症状在开始用药后几天或几周内发生。在帕金森病患者中，抗帕金森病药物的突然撤药也会导致神经阻滞药恶性综合征发生。治疗方法包括停用相应抗精神病药物并且引入多巴胺制剂（如多巴胺受体激动药或左旋多巴）、丹曲林或苯二氮䓬类。治疗也许需要在监护室中进行，治疗包含支持疗法如控制体温（退热剂和冰毯）、补充血容量、补充电解质、控制肾功能和血压。

5-羟色胺活性药物（色氨酸、哌替啶）或 5-羟色胺再吸收抑制药会导致一种罕见、但具有潜在致命性的 5-羟色胺综合征，这种综合征以混乱、高热、心动过速、昏迷，以及强直、共济失调、震颤为特征。与它相类似的神经阻滞药恶性综合征相比，肌阵挛经常是 5-羟色胺综合征一个突出的特点。患者可以用普萘洛尔、地西泮、苯海拉明、氯丙嗪或赛庚啶等药物及支持疗法进行治疗。

各种各样的药物也与帕金森病和运动增多性运动障碍有关，包括苯妥英（舞蹈症、肌张力障碍、震颤、肌阵挛）、卡马西平（抽动症和肌张力障碍）、三环类抗抑郁药（异动症、震颤、肌阵挛）、氟西汀（肌阵挛、舞蹈症、肌张力障碍）、口服避孕药（运动障碍）、β肾上腺素（震颤）、丁螺环酮（静坐不能、异动症、肌阵挛）、地高辛、西咪替丁、二氮嗪、锂、美沙酮和芬太尼（异动症）。

六、不安腿综合征

不安腿综合征是一种神经功能障碍性疾病，大约影响 10% 的成年人（亚洲罕见），且在某些地区具有较高的发病率。该病由一名英国内科医生（Thomas Willis）在 17 世纪首次报道。其诊断所需的 4 个核心症状如下：强烈活动双腿的愿望，常伴有腿部不适的感觉症状；症状于静息时出现或加重；活动后部分或完全缓解；傍晚或夜间加重。

通常大部分症状始于下肢，但是可以蔓延或者甚至开始于上肢。不适的感觉症状通常被描述为蠕动感、皮肤异常感觉、烧灼感。在约 80% 的不安腿综合征患者中，睡眠时或偶尔在清醒下可伴有周期性肢体运动。这些不自主运动通常是短暂的，持续数秒，每 5～90 秒重复出现。不安腿综合征和周期性肢体运动是引起患者睡眠障碍的一个重要原因，会导致睡眠质量差和白天嗜睡。

不安腿综合征是一种异质性疾病。原发性不安腿综合征是遗传性的，并且发现若干个基因位点与常染色体显性遗传模式有关，虽然外显率不同。具有遗传特点的不安腿综合征平均发病年龄是 27 岁，但儿童病例也有发现。症状的严重程度不同。继发性不安腿综合征也许与妊娠或一系列诱发疾病有关，包括贫血、铁缺乏、肾衰竭和周围神经病。发病机制也许涉及周围性或中枢性多巴胺功能障碍，与铁代谢异常有关。诊断基于临床表现，多导睡眠图监测周期性肢体运动可以支持和证实诊断。神经系统检查正常。应通过检测铁水平、血糖及肾功能排除继发性不安腿综合征。

大部分不安腿综合征患者症状轻，不需要特殊治疗。应首先改善睡眠卫生和质量。如果症状仍然加重，可以在睡前 1~2 小时给予低剂量多巴胺受体激动药，如普拉克索（0.25~0.5 mg）和罗匹尼罗（1~2mg）。左旋多巴是有效的，但是可能导致增强现象（不安腿症状的发展与恶化出现于一天的早期）或反弹现象（与药物半衰期相符时间后的不安腿症状的再现并伴有恶化）。其他有效的药物包括抗痉挛药、镇痛药甚至是阿片类制剂。继发性不安腿综合征的治疗应该直接治疗原发病，如贫血患者行补铁治疗。对于严重的原发性不安腿综合征，补铁也许也是有用的，但是要求专业监测。

七、心因性运动障碍

基本所有的运动障碍，包括震颤、抽动症、肌张力障碍、肌阵挛、舞蹈症、投掷症和帕金森病，都可由心理因素产生。影响上肢的震颤是最常见的心因性运动障碍。心因性运动可能由躯体形式障碍或转换障碍，诈病症（如想寻求经济获益）或装病症（如寻求心理安慰）引起。心因性运动障碍是常见的（运动障碍的门诊患者中有 2%~3%），女性更为常见，可能使患者及其家属失去正常功能，对于社会代价也是昂贵的（约每年 200 亿美元）。临床表现提示心因性运动障碍包括急性发作和与已知的运动障碍不一致的异常运动模式。诊断应基于无实质性运动、无器质性疾病发现、存在阳性特征，特别提示为精神疾病如多样性和可分散性。如心因性震颤的幅度会随着注意力集中和增加，当患者被要求执行一个不同任务或没有意识到他（她）正在被观察时幅度会减小甚至消失。其他阳性特征提示心因性问题的震颤频率是可变的，或者与对侧肢体运动的频率联动，和对安慰剂治疗的积极反应。相关特征包括无具体解剖部位的感觉异常，让路无力，站立—行走异常（一种奇怪的旋转步态）。患者也可能出现共存的精神问题如焦虑、抑郁、情感创伤，但这对于心因性运动障碍的诊断并不是必需的。心因性运动障碍可以作为一个独立的疾病发生也可以联合一些器质性疾病出现。诊断可以仅根据临床表现，避免不必要的测试和药物。患者可能存在潜在的精神问题，应该被确认和治疗，但是心因性运动障碍的许多患者并没有明显的精神病理改变。精神疗法和催眠疗法也许对于转换障碍的患者是有价值的，认知行为疗法也许对于躯体形式障碍的患者是有用的。疑病症、装病症、诈病症患者预后差。

（李大维）

参考文献

[1]王伟,卜碧涛,朱遂强．神经内科疾病诊疗指南[M]．北京:科学出版社,2019.

[2]王璇,胡兰,陈峰,等．神经内科诊断与治疗学[M]．西安:西安交通大学出版社,2018.

[3]胡晓丽,秦霞,杨波,等．神经内科疾病诊断与临床[M]．北京:科学出版社,2018.

[4]保罗·W. 布拉扎斯．临床神经病学定位[M]．王维治,王化冰,译．北京:人民卫生出版社,2018.

[5]鲁在清．临床脑电图学概论[M]．南京:东南大学出版社,2018.

[6]吕佩源．血管性认知障碍[M]．北京:人民卫生出版社,2019.

[7]梁名吉．神经内科急危重症[M]．北京:中国协和医科大学出版社,2018.

[8]罗伯特·W. 赫斯特．神经介入诊断与治疗[M]．吕明,孙勇,译．合肥:安徽科学技术出版社,2018.

[9]饶明俐．脑血管疾病影像诊断[M]．北京:人民卫生出版社,2018.

[10]丁新生．神经系统疾病诊断与治疗[M]．北京:人民卫生出版社,2018.

[11]曲鑫,王春亭,周建新．神经重症医学[M]．北京:人民卫生出版社,2018.

[12]曾昭龙,陈文明．神经内科常见疾病诊断与治疗[M]．郑州:河南科技出版社,2018.

[13]王拥军．神经病学新进展[M]．北京:人民卫生出版社,2018.

[14]冷冰．神经系统血管性疾病 DSA 诊断学[M]．北京:人民卫生出版社,2018.

[15]Stephen L Hauser. 哈里森神经内科学[M]．王拥军,译．北京:科学出版社,2018.

[16]朱丹．癫痫的诊断与治疗·临床实践与思考[M]．北京:人民卫生出版社,2017.

[17]刘亚欣．中枢神经系统脱髓鞘疾病影像学[M]．北京:人民卫生出版社,2018.

[18]吴尚洁,张智博．神经系统常见疾病最新诊治指南解读[M]．长沙:中南大学出版社,2018.

[19]安德仲．神经系统疾病定位诊断[M]．4 版．北京:人民卫生出版社,2018.

[20]刘晓燕．临床脑电图学[M]．2 版．北京:人民卫生出版社,2017.